叶橘泉医集·医话三书

# 叶橘泉点滴经验回忆录

叶橘泉 著

中国中医药出版社
·北京·

图书在版编目(CIP)数据

叶橘泉点滴经验回忆录/叶橘泉著. —北京:中国中医药出版社,2014.6
(2019.12重印)
(叶橘泉医集)
ISBN 978-7-5132-1884-9

Ⅰ.①叶… Ⅱ.①叶… Ⅲ.①中医学-临床医学-经验-中国-现代 Ⅳ.①R249.7

中国版本图书馆 CIP 数据核字(2014)第 072726 号

中国中医药出版社出版
北京经济技术开发区科创十三街31号院二区8号楼
邮政编码 100176
传真 010 64405750
三河市同力彩印有限公司印刷
各地新华书店经销

\*

开本 710×1000 1/16 印张 28.5 字数 381 千字
2014 年 6 月第 1 版 2019 年 12 月第 3 次印刷
书 号 ISBN 978-7-5132-1884-9

\*

定价 89.00 元
网址 www.cptcm.com

如有印装质量问题请与本社出版部调换(010 64405510)
版权专有 侵权必究
社长热线 010 64405720
购书热线 010 64065415 010 64065413
书店网址 csln.net/qksd
官方微博 http://e.weibo.com/cptcm

# 《叶橘泉医集》丛书编委会

主　编　叶加南
副主编　马永华　陶沙燕　叶雨今
编　委　叶加南　马永华　陶沙燕
　　　　叶雨今　叶庭兰　叶建南
　　　　叶晓南

# 内 容 提 要

本书是中医临床家叶橘泉先生的代表作之一。

叶橘泉先生历任江苏省中医院院长、江苏省中医研究所所长、南京中医学院（现南京中医药大学）副院长、南京药学院副院长等职。《叶橘泉医集》丛书主要包括"医话三书""方证三书""药证三书"，其中"医话三书"包括《叶橘泉方证药证医话》《叶橘泉临症直觉诊断学》《叶橘泉点滴经验回忆录》；"方证三书"包括《叶橘泉近世国药处方集》《叶橘泉经方临床之运用》《叶橘泉临证实用方剂》；"药证三书"包括《叶橘泉现代实用中药》《叶橘泉实用经效民间单方》《叶橘泉食物中药与便方》。

作为中医临床家、教育家、中药学家的叶橘泉先生，十分重视中医药的基础研究和临床实践。本书《叶橘泉点滴经验回忆录》是关于"中医药学"研究与实践的论著。

本书收载了叶橘泉先生于1927～1988年间撰写的148篇文章，内容丰富，涉及范围较广。书中既有中医基础理论方面的论述，也有中医临床的各种医案；既有他多年来精心研究与临床使用中医方药的经验，也有讨论中医文献研究的方法。此外，他还结合自己的临床经验列举了各种有效的中草药疗法。

本书不仅可供中医药专业人员参考，也是普通群众的有益读物。

# 丛书前言

叶橘泉先生是中国近现代中医药发展史上的重要人物之一，祖籍为浙江省吴兴县（现湖州市）。他年轻时随吴兴名医张克明学医，以后一边在家乡开业行医，一边参加上海恽铁樵中医函授学校的学习。1935年，39岁的叶橘泉先生受聘于苏州国医专科学校，任中医学讲师，同时在苏州挂牌行医。1949年以后，叶橘泉先生历任江苏省中医院院长、江苏省中医研究所所长、南京中医学院副院长、南京药学院副院长等职。

叶橘泉先生在其一生的临床诊疗中善于使用经方，积累了很多成功的经验。例如从他发表的165例医案中可以分析出，共使用方次220次，其中使用经方原方75次，经方与其他方合方55次（经方与经方合方43次，经方与后世方合方12次），经方加味方51次，后世方39次。由此可见，叶橘泉先生在诊疗中既侧重经方原方，又不乏使用经方与经方及其他方合方，同时也不薄时方。

叶橘泉先生还是采用现代数理统计方法来研究经方疗效的第一人。他认为，中医学是实用之学术，绝不是纸上谈兵式的研究所能成功的。证候之鉴别、病型之断定、药物之疗效等，均在于临床之探讨，用实验统计之方法归纳其特点，才可以说是科学方式的研究。1935年他率先提出"整理中国医药必须开设有病房的医院，进行临床研究"，主张建立设备完善的医院，根据临床观察和病历记载，统计治疗成绩，并将成果公开发表，教授给青年医师。这种学术观点推动了当时中医的发展。

1939年，当时堪称国内领先的拥有病房的正规中医院"苏州国医医院"成立后，时任该院医务主任的叶橘泉先生带领多名学有专长的医师进行了中医药疗效的统计工作，即采用表格形式进行分析统计。他将自己使用中医"经方"后的132个病例进行了11个角度的统计研究（在医治结果之总统计表里，有效率达到93%，其中痊愈者62%，有一定疗效者31%），实现了以统计来核定经方疗效的目的。

1988年，年逾九旬的叶橘泉先生在"坚持中医特色，把握辨证施治"一文中仍继续强调"方证学"是中医学的灵魂和根。他认为，具有上千年历史的仲景经方已被众多医家证实其具有科学性及临床的可操作性和规范性，因此，让中医更科学而不虚玄的首要任务就是在"方证"上的"规范化"。

叶橘泉先生亦十分关注从辨证应用角度对本草学的研究。他不但写有大量关于中药的研究论文，主张统一中药名称，并不断对各种中药进行考证。他提倡改良制剂以提高有限的中药资源的利用率。他率领研究小组进行了"精简处方组合""定型方剂及小剂量研究"等临床实验，很早就建议人工种植一些重要的药用植物。1960年，他研究开发出能够替代名贵中药的202种冷门草药应用于临床，为中药的可持续发展做了很多工作。

"人不能与草木同腐"，"要用小跑步走完人生"，这是叶橘泉先生终生"身体力行之"的信条。叶先生一生行医不息，著书不止。在给后人留下的卷帙浩繁的著作后面，跃动着的是老先生对中医药事业矢志不渝的至爱情怀。

我们整理出版《叶橘泉医集》丛书，为的是将叶橘泉先生的临床经验和学术体系完善地保存和继承下来，这对于振兴祖国中医药事业，推广普及中医药知识具有现实而深远的意义。该丛书不仅对中医药专业人员有重要的参考价值，而且对西医师以及爱好中医药的人士也有很大的参考价值。

《叶橘泉医集》丛书在策划、整理、编辑、出版的过程中，得到了中国中医药出版社的大力支持和悉心指导。《医集》丛书编委会全体人员尽心竭力，精工细琢。这一切使《医集》丛书得以如期出版。在此，一并谨致诚挚的谢意。

叶加南<br>2013年8月

# 编辑的话

## 叶橘泉先生——"方证药证"学说临床家

叶橘泉先生（1896—1989），中国科学院学部委员（现称院士）、一级教授。"方证药证"学说倡导者、实践者，杰出的中医经方临床家、教育家、中药学家。

叶橘泉先生早在上世纪 30 年代就首次提出了"方证学"的概念，此后他不断地向中医界呼吁"应该重视中医方证学的研究"。从他的经方临床研究成果中可以看出，他不但具备临床经方家的一般特性，而且有他自己独到的学术思想和风格。他认为："中医的主要特色是辨证论治，以及辨症求'证'，论治施'方'，方证相对，疗效卓著。"他提出的"方证学"，是现代经方研究史上的一次重大突破。

在中华中医药学会主办的"全国经方论坛"上，诸多与会专家们认为：叶橘泉先生作为"方证药证派"的代表，与"脏腑经络派"的代表刘渡舟先生、"谨守病机派"的代表胡希恕先生，构成中国现代伤寒学术史上的三座高峰。

叶橘泉先生一生著作颇丰，至 93 岁辞世时，先后编著出版 44 册著作，并发表了 500 多篇文章。最近，中国中医药出版社经过全面整理，归纳出叶先生的学术体系主要包括"医话三书""方证三书""药证三书"：其中"医话三书"包括《叶橘泉方证药证医话》《叶橘泉临证直觉诊断学》《叶橘泉点滴经验回忆录》；"方证三书"包括《叶橘泉近世国药处方集》《叶橘泉经方临床之运用》《叶橘泉临证实用方剂》；"药证三书"包括《叶橘泉现代实用中药》《叶橘泉实用经效民间单方》《叶橘泉食物中药与便方》。

随着时间的推移，叶橘泉先生关于"方证学"的理论和实践已为越来越多的人所认同。只要大家能熟练掌握这种"方证学",中医必将出现新的鼎盛时期,当今全世界悄然兴起的中医热就是证明。叶先生在大半个世纪为中医发展而奔走呼号、身体力行、充满艰辛的一页将永远留存在我国中医学的史册中。

今天我们整理出版《叶橘泉医集》,为的是将其宝贵经验和学术体系完整地保存下来,同时也为了让后继者永远怀念他。他的学术生命将在一代又一代后学者的血液中延续。

**刘观涛**

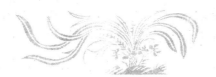

# 目 录

全蝎天虫蜈蚣祛风之原理 … 1
征求婴儿脐风口噤之病理预防及治法 … 2
热病发狂得冷水浴与恣食鲜桑椹自然疗治记 … 4
情志之研究 … 6
七情病理之研究 … 9
葡萄球菌酿成化脓性疾患中西混合治疗一例 … 12
巴毕那儿与当归龙荟丸方治疗肝火头疼目肿之成绩报告 … 14
暑湿伏气证 … 15
近世最普遍之疾病 … 17
国医馆成立后对于整理医药之商榷 … 18
现代国医之六要 … 20
中央国医馆成立之刍议 … 22
征求病理及治法 … 25
一个治疗之报告 … 27
国药改良炮制谈 … 28
虚痨病理治疗谈 … 33
虚痨（结核病）中西学识平议 … 35
湿温论治 … 36
答赵君国廉征求疑证案 … 39
奔豚证问答 … 40
胸胁苦满、心下痞硬、结胸三者之证治浅释 … 43

| 药物——郁金考证（一） | 44 |
| 药物——郁金考证（二） | 45 |
| 二十年医药闻见录 | 47 |
| 药物讨论 | 49 |
| 发展中国医药方案 | 51 |
| 流行性化脓性脑膜炎之中西疗法比较 | 53 |
| 肺痨与钙质之关系 | 55 |
| 存济医庐诊疗日记之一 | 56 |
| 试制国产新药之感想 | 58 |
| 介绍对于小儿科屡奏良效的几种国产药物 | 61 |
| 介绍一张有价值的丹方——回生起死丹 | 63 |
| 饶有研究价值的古方 | 66 |
| 科学常识问答 | 69 |
| 妇女带下的病理及疗法 | 71 |
| 锦纹将军传略及其战绩 | 73 |
| 锦纹将军传略及其战绩（续） | 76 |
| 《增纂（编）国药新辞典》自序 | 78 |
| 药店亟应纠正之一问题 | 80 |
| 单方汇报（一） | 82 |
| 单方汇报（二） | 87 |
| 单方汇报（三） | 92 |
| 单方汇报（四） | 95 |
| 单方汇报（五） | 98 |
| 读黄著《伤寒杂病论集注》书后 | 105 |
| 《针灸经穴图考》序 | 106 |
| 就《近世内科国药处方集》的旨趣和新医药界做公开的探讨 | 107 |
| 几种民间生草药的研讨 | 111 |

治疗夜盲症之古方的价值 …………………………………… 115
介绍一种皮肤疗法的新研究 …………………………………… 118
发泡医治疟疾的原理 …………………………………………… 123
《千金方》新释 ………………………………………………… 125
《千金方》新释（续） ………………………………………… 128
痔疾的预防、摄生和治疗的方法 ……………………………… 133
中毒性及溶血性黄疸（旧称伤寒发黄、蓄血发黄等）之处方 …… 136
苏州国医专科学校旅杭记略 …………………………………… 142
文献研究的意义与方法 ………………………………………… 149
叶橘泉为《汉药新觉》一书序 ………………………………… 153
对卫生署中医委员会拟定中医专校课程之意见 ……………… 155
《中西医药》两周年纪念中几点小贡献 ……………………… 159
商讨的信 ………………………………………………………… 161
复朱师墨先生之商讨 …………………………………………… 163
鉴定药病是否相符之公函 ……………………………………… 164
果子药 …………………………………………………………… 169
谈谈民间医药 …………………………………………………… 172
汉方治疗之一斑 ………………………………………………… 174
黑烧漫谈 ………………………………………………………… 178
民间疗法四百种（一） ………………………………………… 180
民间疗法四百种（二） ………………………………………… 182
民间疗法四百种（三） ………………………………………… 184
民间疗法四百种（四） ………………………………………… 185
民间疗法四百种（五） ………………………………………… 187
湿温治验录（苏州国医医院医案） …………………………… 190
住血丝虫乳糜尿之治验 ………………………………………… 197
肠伤寒非尽属湿温 ……………………………………………… 199

| 肠伤寒非尽属湿温（续） | 201 |
| --- | --- |
| 家庭药物"茶"之研究 | 204 |
| 重印《古本康平伤寒论》序 | 206 |
| 《古本康平伤寒论》二次重印附言 | 209 |
| 国药蜕化之新药 | 210 |
| 民间药的补充说明 | 212 |
| 现代医疗与民间药 | 214 |
| 现代医疗与民间药（续） | 217 |
| 《中国医学论文选》序 | 220 |
| 希望与建议 | 223 |
| 健康指导社宣言 | 225 |
| 驱虫剂（肠寄生虫驱除药） | 226 |
| 百日咳之临床诊断及中药治疗 | 232 |
| 伏龙肝（火砖）汤的效用 | 236 |
| 治疗哮喘的中药验方 | 238 |
| 痢疾经验药方的初步整理（上） | 243 |
| 痢疾经验药方的初步整理（下） | 250 |
| 如何研究中医中药治疗血吸虫病 | 260 |
| 民间验方（五则） | 268 |
| 决明子代茶和增进健康的功效 | 273 |
| 祖国的医疗体育——气功疗法 | 275 |
| 有关避孕药"薰草零陵香"的考证 | 280 |
| 瘰病与结核 | 284 |
| 数息观与练腹力 | 286 |
| 枳实枳壳古今演变的初步考证 | 288 |
| 肺病卧养中的四肢运动 | 292 |
| 腹式呼吸之伟效 | 293 |

金钱草及其类似品种的介绍 …… 294
关于金钱草问题的考证和解答 …… 301
一种苏州特产的中药——紫梢花 …… 307
治痢良药野麻草（江苏苏州的血见愁） …… 310
继续鼓足干劲大力开展中医药学术研究工作 …… 314
蚤休与拳参混淆原因的探索 …… 318
点滴经验回忆录 …… 323
半夏厚朴汤之治验 …… 325
对巴豆剂的一些经验和体会 …… 327
尸厥两例与防治冻疮验方 …… 330
中药琐谈——北沙参、防风 …… 333
古方药品考：紫参汤里的紫参 …… 335
黄连解毒汤的应用 …… 337
有关治癌的中药方剂和草药介绍 …… 340
关于"厥逆"证治病机的探讨 …… 351
异病同治的实例（桃仁承气汤） …… 356
古方药品考：麻黄连翘赤小豆汤之连翘 …… 358
几种值得重视的民间药 …… 361
白头翁品种的考实 …… 365
中药琐谈——紫背浮萍 …… 369
农村实用药物介绍（一） …… 373
农村实用药物介绍（二） …… 380
农村实用药物介绍（三） …… 388
农村实用药物介绍（四） …… 396
农村实用药物介绍（五） …… 404
农村实用药物介绍（六） …… 412
五加皮与杠柳皮 …… 418

有关甜瓜蒂的参考资料 …………………………………… 422
栀子的炮制问题 …………………………………………… 425
大青叶与板蓝根 …………………………………………… 428
甲亢二例治验 ……………………………………………… 430
乌头与附子小议 …………………………………………… 433
伪药厘正点滴谈 …………………………………………… 434
骨痨的治疗 ………………………………………………… 438

# 全蝎天虫蜈蚣祛风之原理

全蝎、天虫、蜈蚣，三者皆善治风邪，对惊风之抽掣，中风之麻痹、瘫痪，风痉之强直角弓，风毒之发颐、肿硬，具有特殊之功效，故总名之曰风药。古人所称之种种风病，实以病之形态定其名。因病形强直、动摇故名曰风，并非外来八方之风。病之所以出现强直动摇者，乃运动神经紧张之故。神经全赖血养，故古人有治风先治血、血行风自灭之说。然治血乃间接安妥其神经，风药皆直接弛缓神经也。以上虫类药物之能治风者，古人谓其性窜善走，其实三者之质，皆含毒素，有刺激血管、宽缓神经之功能。如血行阻绝、神经强硬，而成动摇强直诸风者，得此所以有意想不到之效力也。

[《三三医报》1927年第4卷第20期第2页]

# 征求婴儿脐风口噤之病理预防及治法

初生婴儿，往往于七八朝时发生口噤、不能吮乳之病。啼声拘紧不扬，有如鸦鸣，睡中惊搐而醒。如是三四日，绝乳而死，无法可治。笔者所见小儿，殇于此病者不知凡几。言之何可痛心，是病吾乡简称曰"噤"。统全社会初生儿计之，恐殇于是病者，达百分之四十强，有谓断脐受风而成是病。有迷信者云，有一儿神，名噤娘娘者，于七八朝内必欲光降。故致一般人家生一小孩而不敢开门，每每封闭，新产十二朝者，人心之怕噤神者如此，可见斯病之猖獗。凡关心婴儿病理者，不得不一研究之。因特提出请海内高明同志讨论而答复之为荷。

考旧本儿科书云，初生口噤，名马牙。急视上下龈，有白斑如粟米状，挑破出血，墨磨薄荷汁点之愈。余所见者并无白点，谅不是马牙也。

又有所谓撮口脐风者，脐必湿烂。腹有紫筋由脐上冲，可用灸法。余见者脐皆干好，紫筋时有，灸亦无效。

又谓小儿口噤，病在咽中如麻豆许，令儿吐沫，余见者往往吐沫声紧，吞乳不利，惜无法可看视其咽中。

以上三者，唯脐风谓脐口受风。其余二者不言病理。

余儿之病，默观其状，似乎病在颊车口腔咽喉神经，因儿若一啼，则颜面眉额紧促，啼不出声，意欲吮乳，而口不能张，如勉强塞入乳头，则略能吮乳二三口。唯不便吞咽，甚则手足拘蜷，稍一静置，俟儿假寐，则口宽颜和，唯一触觉，即惊啼跳搐，拘紧急促，面紫唇青耳，如是三四日绝食而死。据此病理，确关神经。古人所谓惊风，即神经拘紧为病，但古方亦尽有用虫类药以祛风舒缓神经，如天虫、全

# 征求婴儿脐风口噤之病理预防及治法

蝎、蜈蚣等。余会遵而用之,亦无效,良由初生柔脆,病系至重。既病则药力难恃乎,然是病究是何病源?外受六淫,抑得之母腹先天为病?有何预防方法及治疗方法?再者,何以此病必发于七八朝之间?历历不爽,务请海内高明详细指示,不独笔者感激,即此后患噤婴儿,陈重生之德,其功岂不伟且大哉。

[《医界春秋》1929年第3卷第33期第21页]

# 热病发狂得冷水浴与恣食鲜桑椹自然疗治记

邻里有丁姓者，少孤，年约三十余，向鬻长工于余家。其人性粗鲁，嗜酒，体壮力大，一壮丁也。上年因媒说合，入赘于邻村一农家，入门后颇勤实，得岳家欢。

今年夏历三月间，忽病壮热恶寒，头痛、烦闷、呕吐、躁扰连宵者，数日。会延医，不知作何病治，服药无效。热高神经受炙，昏狂为痴癫，见人辄打骂。弃衣奔走，非数男子不能制（斯时颇类阳明实热）。是晚乘人之不备，即奔持切菜之刀，将其妻砍伤臂部，乘机狂越。出门后跌仆狂奔，不辨方向，夜宿草地上。其家因女伤，深恨狂婿，故置之不追。

病者宿草中，尽弃其衣，赤身如洗。尚恶热，复每至河边洗澡。口渴甚，恣食鲜桑椹（是时桑园鲜椹颇多）。如是四五日，病渐愈，神渐清，遍身出现红紫之斑块，大者如钱，小者如豆，颇痒。每忆病时如梦，恍能记忆。

笔者前日会遇病者于途中，询其颠末，彼乃言其所以，并示以肤间之斑迹，尚隐隐可数耳。彼又云，病中如梦境，第以气闷难过，大热口渴，见冷水颇快活，澡浴时，兴吃桑椹，最为凉爽适意，故有不自主之势耳。

【橘泉按】此病似属伤寒，实系温病，神昏发狂，想系阳明实热。发斑之原因，西医谓病原尚未明了，依中医学理推测，是血中热毒发泄于皮肤，是病虽失医治，而澡浴于冷水中，当可灭制其热度，何异西医冰罨。况洗澡又可助皮肤之排泄。恣食鲜桑椹，又可解热。

桑椹一物，考《汉药实验谈》曰："爽神经，清泻解热，并有微利性。"李时珍亦谓桑椹有利水气、消肿、轻泻之效，并能补肝肾、祛风湿、愈消渴、乌须，洵佳品也。此病之愈，想是恰合的自然疗法，值得一为研究之。然笔者臆测之见，以为如是，未知理由正确否。因记其事，刊诸报端，以供海内高明同志讨论，俾明白其病之原因，及自疗之真相，亦解决医学上一问题也。

[《医界春秋》1929年第4卷第37期第24—25页]

# 情志之研究

中医主心，其理颇确。西医主脑，尚欠充分。情志之病，发源于心，动于交感神经，分应各脏。

七情者，即《内经》之五志也。五志之外，尚余有二。总之曰喜、怒、忧、思、悲、恐、惊。然情虽有七，无非出于五脏。如《阴阳应象大论》曰："心在志为喜，肝在志为怒，脾在志为思，肺在志为忧，肾在志为恐。"此五脏五志之分属也。喜则伤心，怒则伤肝，思则伤脾，悲则伤肺，恐则伤肾。情志太过则伤及五脏。古人所谓七情五志者，即现世新生理学家所谓交感神经也。神经之总汇虽藏于脑，而脑之感觉触动，则又发源于心。所以古人云："心为君主之官，神明出焉。"如喜为心志，而喜本有益于身心，太过则放纵邪恣，狂荡无拘，神经松懈，心气大开，心主无权。所谓过喜伤心者，即伤心病狂也。怒伤肝者，以怒则眉戟须张，神经兴奋，血管膨胀，筋脉虬结。因肝司交感神经，其脏藏血，原为应付紧迫之需。多怒则神经失其调节，血行因而逆乱，于是目赤、吐衄、气逆、暴厥等症来也。古人称肝为将军之官者，职是故也。思虑伤脾者，以脾为消化之器官。《内经》所说之脾，即胰液甜汁等分泌消化之液汁皆是，非独指制造白细胞之脾也。如思虑过度，则神经疲钝，肠胃分泌失司，消化于是无力，胃纳因而乏味。过思有碍于消化，即所以伤脾也。肺司呼吸，以营循环。悲苦则气消神颓，涕泪交零，呼吸顿挫，气息之展舒不利。郁遏既久，则必发生肺病，所以悲能伤肺。恐有惊惧之象。肾为藏精之脏，即人体内分泌生殖之腺，《内经》名曰作强之官，乃阴部兴奋勃起神经之属。恐伤肾者，以恐惧则神经刺激，心神惝焉不能下交于肾，发生肾虚、多遗、阳痿、早泄等患。试观患梦遗及遗尿者，于入眠时，如惴惴然虑其遗，则其遗更甚。此宁非恐则伤肾之一证耶。然五志虽归于五脏，而情志之病要皆统隶于神经。心为主，脑为用，而五脏又互为相系。如喜本属心，而《内经》有曰"肺喜乐无极则伤魄"，即心与肺系连也。又若怒本属肝，而《内经》又有曰"胆为怒"者，以肝胆相为表里也；又曰"血并于上，气并于下，心烦悗善怒者"；又曰"肾盛怒不止则伤志"者；又曰"邪客于足少阴之络，令人无故善怒"者。此则肝、胆、心、肾四脏，皆能病怒也。又若思本属脾，而《内经》有曰"思则心有所存，神有所归，正气留而不行，故气结矣"，盖心脾相通也。又若忧本属肺，而《内经》又曰"心之变动为忧"者；又曰"心小则易伤于忧"；又曰"精气并于肝则忧"；又曰"脾忧愁而不解则伤意"。是心肺肝脾四脏皆能病忧也。又若恐本属肾，而《内经》有曰"恐惧则伤心"者；又曰"血不足则恐"；曰"肝虚则恐"；曰"恐则脾气乘矣"；曰"精并于脾则畏"，畏即恐也；曰"胃为气逆为哕为恐"者，是五脏皆病于恐也。其外尚有病悲者。《内经》曰"肝悲哀动中则伤魂"；曰"精气并于肺则悲"；曰"悲则肺气乘矣"。曰"心虚则悲"。曰"神不足则悲"。曰"悲哀太甚则胞络绝，胞络绝则阳气内动，发则心下崩，数溲血"者，皆悲伤于心矣。此肝、肺、心三脏皆病于悲。有病惊者，《内经》曰"东方青色，入通于肝，其病发惊骇"，乃肝连乎胆也；曰"阳明者胃脉也，闻木音则惕然而惊"；曰"惊则心无所倚，神无所归"，此肝、胆、胃、心四脏皆病于惊。由是言之，情志之伤，虽五脏各有所局，然求其所由，无不从心所发。故《本神》篇曰"忧愁恐惧则伤心"，《病形》篇曰"怵惕思虑则伤神，神伤则恐惧自失"，《口问》篇曰"悲哀忧愁则心动，心动则五脏六腑皆摇"。于此可见心为全身脏腑之君主，志意发动之源头。故忧动于心，则肺应；思动于心，则脾应；怒动于心，则肝应；恐动于心，则肾应。宁非情志唯心所使，而五脏六腑肢体百骸唯心之命应。心脏不愧君主之称。心灵感触，缘交感神经而遍传脏腑，周达全身，器官感觉，此呼彼应。近世解剖发现者，叹为奇妙。闻之者，惊为神异。而不知我国古人已于数千年前道其精确之理，毫末无遗矣。

[《医界春秋》1929年第38期第7-8页]

# 七情病理之研究

七情病出于五脏，古圣数千年前道及，无一不合乎新理。

古之所谓七情者，喜、怒、忧、思、悲、恐、惊也。然情虽有七，无非出于五脏，即《内经》所谓五志也。如《阴阳应象大论》曰：心在志为喜，肝在志为怒，脾在志为思，肺在志为忧，肾在志为恐，此五脏立志之分属也。如喜伤心，怒伤肝，思伤脾，悲伤肺，恐伤肾。情志太过则伤及五脏，古人所谓五志七情者，即现世新生理所谓交感神经与副交感神经之平衡也。

神经之总汇于脑，而脑之感觉触动则实发源于心。古人所以以心为君主之官，神明出焉。如喜为心志，喜本有益于心身，太过则放纵邪恣，狂荡无拘，神经松懈，心气大开，心主无权，所谓过喜伤心者，即伤心病狂是也。

怒伤肝者，以怒则眉张须戟，神经兴奋，血管膨胀，筋脉虬结，而肝司交感神经，其脏藏血，所以应付紧迫之需，多怒则神经失其调节，血行因而逆乱，于是目赤吐衄、气逆暴厥等症来也。古人称肝为将军之官者，职是故也。

思虑伤脾者，以脾为消化之器官，《内经》所说之脾即胰液胆汁等分泌消化之液汁皆是，非独指制造白细胞之脾脏也。如思虑过度则脑神经疲钝，肠胃分泌失度，消化无力，胃纳无味，过思有碍于消化，即所以伤脾也。

肺司呼吸，以营循环，悲苦则气消神颓，涕泪交零，呼吸顿挫，肺气为之遏郁，久必发生肺病，所以悲能伤肺也，恐有惊畏之象。

肾为藏精之脏，即人体内分泌生殖之腺，《内经》名谓作强之官，即阴部兴奋勃起神经之属。恐伤肾者，以恐惧则神经刺激，心神不能下交于肾，发生肾虚多遗及阳痿早泄等患，试观患梦遗及遗尿者，于入眠时惴惴然虑其遗，则其遗更甚，此宁非恐能伤肾之一证耶。

然五志虽归五脏，而情志之病要皆统隶于神经，心为主，脑为用，而五脏又互相关及。如喜本属心，而《内经》则有曰"肺喜乐无极则伤魄"，心与肺连也。又若怒本属肝，而经又有曰"胆为怒"者，肝胆相为表里也，曰"血并于上，气并于下，心烦悗，善怒"者，曰"肾盛怒不止则伤志"。有曰"邪客于足少阴之络，令人无故善怒"，此肝胆心肾四脏皆能病怒也。又若思本属脾，而又曰"思则心有所存，神有所归，正气留而不行，故气结矣"，盖心脾相通也。又若忧本属肺，而又曰"心之变动为忧"，曰"心小则易伤于忧"，曰"精气并于肝则忧"，曰"脾忧愁而不解则伤意"，是心肺肝脾四脏皆能病忧也。又若恐本属肾，而经又曰"恐惧则伤心"，曰"血不足则恐"，曰"肝虚则恐"，曰"恐则脾气乘矣"，曰"精并于脾则畏"，畏即恐也，曰"胃为气逆为哕为恐"，是心、肝、脾、肺、肾五脏皆主于恐也。尚有病悲者，而经又曰"肝悲哀动中则伤魂"，曰"精气并于肺则悲"，曰"悲则肺气乘矣"，曰"心虚则悲"，曰"神不足则悲"，曰"悲哀太甚则胞络绝"。此肝、肺、心三脏皆能病悲。有病惊者，曰"东方青色，入通于肝，其病发惊骇"，曰"阳明者胃脉也，闻木音则惕然而惊，曰"惊则心无所倚，神无所归"，此肝、胆、胃、心四脏皆病于惊。由是言之，情志之司，虽五脏各有所属，而求其所由，则无非从心所发其端也。故《灵枢·本神》篇曰："忧愁恐惧则伤心。"《灵枢·邪气脏腑病形》篇曰："怵惕思虑则伤神，神伤则恐惧自失。"《素问》曰："悲哀忧愁则心动，心动则五脏六腑皆摇"。于此可见心为脏腑之君主，神灵之府窟，故忧动于心则肺应，思动于心则脾应，怒动于心则肝应，恐动于心则肾应，所谓五志唯心所使。古人之论精确有如此者，彼医谓神经总汇于脑，密布全身，周络脏腑，器官感觉，此呼彼应。近世解剖发见者惊为其妙，闻之者叹为神异。殊不知情志之感觉虽由神经意识之贮蓄虽在大脑，而发觉触动全在于方寸灵台之中遍应乎脏腑。古圣人已于数千年道及，精密无遗矣。吾人生今之世，读古人书，乌可不以新理而证明其旧学乎。

［《医药学报》1930年第1卷第11期第14–15页］

# 葡萄球菌酿成化脓性疾患中西混合治疗一例

沈姓男，业农，年五十七，始起右腰胯痛，发寒发热，继即小便闭涩不利。医以分利套药治之不效，改延西医诊，断为梅毒。先用导尿管导尿，尿通。又注射"九一四"，于是寒热大发，谢食不寐。腰背之侧肾俞穴，漫肿如覆盆，难以转侧。予诊时，病将匝月，瘠瘦已甚，热渴舌光剥，脉虚细数，盗汗。阴虚血中酸素自燃，五心烦热，肌肤甲错。用牡丹皮散合地黄汤，服后热退寐安，稍稍进谷，唯腰胯肿痛，依然转侧不能，细按之绵软引指，内似化脓。因予本内科，嘱渠另延外科施刀针。

数日后，又来延诊。据云外科医生以患在腰部紧要之处，且皮色不变，即有脓亦在深部。而年老，久病虚弱特甚，开刀恐有晕厥之忧，故不敢施以刀术。以咬头膏盖贴，用代刀针云云。予思病之症结在于腰，病灶不去，何以能愈。乃用10毫升注射筒针入采取，竟抽出脓液约70毫升。适药中备有谦信雷佛奴耳（RIVANOL），即化为1∶500溶液，注入70毫升，患者因毫无痛苦而脓尽取出，已快慰万分，感激无比。

患者从此精神上得着乐观，眠食俱安。5日后复诊，拟再抽取余脓，谁知竟抽不到脓水，只有清淡血液。因再注入1∶1000雷佛奴耳溶液约20毫升，由此渐愈。

【橘泉按】此症若非用抽脓及注入消毒药水法，病者之生命纵不妨碍，而苦痛不知要受到多少耳。然自抽脓时至痊愈，共只两星期。用中法开刀拔毒生肌至愈期，恐无如是容易也。虽然，当先前西医打

"九一四"后，热甚如烧，血虚烦心，寐食俱废之际，会服西药退热剂，无如愈服愈剧，斯时又全藉中药之地黄、丹皮等清血养营耳。睹此，可知提创混合治疗之非臆见而盲从也。

[《世界医报》1930年第1卷第13期第99页]

# 巴毕那儿与当归龙荟丸方治疗肝火头疼目肿之成绩报告

黄姓，男，业机械匠，年三十一，春季患传染性赤目。经一周期余，目之赤痛渐瘥（注：痊愈之意）。继因与他人争口舌，几致打架，入暮热暴升，头大痛欲裂，目赤肿突，呼号欲死。邀笔者往诊。诊脉洪大，每分钟103～110次，舌苔黄厚，质红，大热大渴。怒目吁痛如暴裂，两太阳穴处静脉怒张，且呕吐，汤药不能入，转辗烦忧，无一刻之宁静。甚至以头撞床壁，或请人以拳击自己头部。病情如此，其为肝火冲激，充血于上，神经紧张，明矣。理宜用药通便泻肝，以折其上亢之势，无为呕甚，药不易进，竟有害目之倾向。笔者乃先用巴毕那儿（镇静西药）1毫升，皮下注射。10分钟后，痛渐缓，吐亦止。乃书当归龙荟丸方（去麝香），作煎剂，服2帖，便通痛减，热亦退，唯至晚仍痛，且不寐。又注射巴毕那儿1毫升，中药前方剂量略为加减，兼令吞服拍拉米同（止痛西药）0.5毫克，日3次，内服生军（生大黄）共4剂，热悉退清，黄苔亦净，而旧有之赤目痊愈矣。

**【橘泉按】** 此病治愈之功效，当属当归龙荟丸方，且主效在大黄。但头痛时，烦乱大吐，汤水且不能进，用巴毕那儿之镇静。此药进后，势必呕吐无余，诚有英雄无用武之地之感。第三日，便虽通，而仍痛不寐，因神经有反射之功能，期时若不以拍拉米同定痛，势有死灰复燃之虑。倘非借用西药以辅助，则是病即能治愈，亦无如是之直接见功效也。

[《世界医报》1930年第1卷第14期第110页]

# 暑湿伏气证

六气之中，唯暑湿二气，确可伏匿于人体组织中，至于长时间而方潜移默化者。小学教员章万箱，于丁卯九月患热病，始延甲医，以为伤寒，以羚、犀、石斛等寒凉方药治之，热少退。经月余，忽右足若挫筋状，痛甚剧，自膝腘至环跳穴，牵引不可屈伸。改延乙医，以为伤络，以为痈脓。又阅月，依然如故，病家妄测多端，以为痛风，以为伤筋，杂治乱医，均属罔效。又迁延两月，时夏历戊辰正月，乃邀余诊。脉息细涩，肌瘠肉脱，痛处略形漫肿，重著觉冷，舌苔则白腻而厚，病久津液虽耗，口味殊腻，不渴，暑湿伏气，无路宣泄，以体之偏于阳虚，久服寒凉药物，邪从寒化，深着筋骨之间，湿盛谓之着痹，痹者，闭也，闭而不通则痛。但病久营卫两虚，正气不能抗邪外出，阴津未免内耗，寒热微形，大便不解。但痹者当通，须与脏腑经络并宣通之，用木防己、元明粉、川桂枝、薏苡仁、牛膝、归尾、桑叶膏、威灵仙、独活、滑石、赤苓为剂，数剂后大便行而痛缓。胸部满布白痦，良是脏腑通利，营卫得以循环，而能载邪外达之兆也。后守方稍为加减，嘱服十余剂，寒热之势渐减，大便使其通畅，以渐而愈矣。

又王姓妇人，于秋季患寒热如疟，医治疟，疟止而身热不退，时而烦呕，时而腹痛，不食少寐。迁延月余，病加甚，肌热如蒸，体渐消瘦。医作肝气治，不效。改医作阴虚治，又不效。服清骨散、左金丸等，至仲冬之梢，邀余诊视。骨瘦如柴，肌肤枯燠，食则沾唇即呕，夜则通宵目不暂合，颇觉胸中痞闷，热烦口渴，唇干而已。脉左右皆小数，尚有胃气，苔微黄，便调溲短，余认为暑湿伏气，热蕴气分，病虽日久，阴虚无关，不食不寐，由于邪伏不达。用青蒿、扁豆、荷叶、银花、淡豆豉、山栀、细生地、冬瓜皮、生甘草、鸡苏散、赤苓等二剂后，黏焦之皮肤略有汗润，白痦隐现。继以鲜石斛、银花、连翘，从原方加减，又两剂，白痦密布，溲利而渴解热减，稀粥亦能进矣。调理半月痊愈。

先贤称暑为熏蒸之气，如烟如雾，湿为黏腻之邪，如胶如漆，良不谬也。六气之中，此二者最不易化，且易混医者之目，有潜伏人体中经年半载之可能性，医者于此，可不加之意乎。

[《康健报》1930年 第144页]

## 近世最普遍之疾病

胃脘痛俗称心痛，以痛当心下胸脘之间，为近世最普遍最多数之病。吾人临床应诊，若以精密之估计，当占百分之四十左右，并谓有九种之分。西医则谓胃溃疡、胃癌、胃酸不足及过多皆能为病，其痛则称之谓胃神经痛。至于近世患此病者，何故更多，实医学上一重大问题，吾人值得一为研究之。仆因尝研究其理，良由近世民智进化，人事繁复，生活程度增高，人类无论贤、智、愚、不肖，无日不在忧虑困难之中营其生活，用脑则胃神经疲弱，遂起消化不良现象，消化不良，则食入作胀，胃壁之神经紧张，血管收缩，遂觉悠悠而痛。或肥甘不节，饥饱失常，久而久之，则胃溃疡、胃癌于是成也。在中医学理，谓之七情逆肝，肝气犯胃而成胃病。此为假定之术语，虽似空泛，实含至理。用药理肝舒气，确有奇效。余以应症之际察其由，于寒者温之，食者导之，夹饮者分化之，夹气者疏利之。然必以健中安脑之药以为诸药之佐，而每获应手之捷效。如新近发明保胃药片以调肝（调肝即所以安脑）、健胃之品为主剂，推其理而配合成方，故对于九种心胃痛症皆有奇效。其实古人所谓九种者，肝郁胃弱气滞为主要之因也，其他血、寒、热、食、痰、疰、虫、悸等，不过病中之副因也。

《康健报》1930年 第145页

# 国医馆成立后对于整理医药之商榷

吾国医药学说，虽似不合科学，而其中治疗功效，确较彼根据科学。自命新医之西医，有过之无不及也。以诊察病形，推测病能，据证投药，妙合天然。此项成绩，不知积几亿万先民之体验，由经过之事实积验而成。至神农、黄帝而后，始著为定例，垂示后人。故《内经》《神农本草经》《伤寒论》《金匮要略》等，诚为吾国医药学说之渊源。惜当时科学未萌，解剖无律，致病理药效不能明说其所以然，只得假设为词，推测为理。于是左肝、右肺、湿土、金郁等学说所由来也。见神经之病，搐搦动摇，乃援《易经》"风以动之"之例，称之曰"风"。《内经》乃言曰"东方生木，木生风，风生酸，酸生肝，肝生筋"。"肝风""肝气"实皆神经系统病也。精神抑郁，神经虬结，谓之"肝郁气滞"。此指体功机能曰肝，非若"肝藏血"之指五脏中之肝也。胃主纳谷，脾主消化。脾胃悉例中土，且脾胃往往并举而言，此指脺液胃液等一切消化功能曰脾，非指制造白细胞之脾也。此种说法为医学草创时期之理论，原赖后之学者随时代而演进，逐步阐明方合学术进化之公例。今中央提倡国医药，筹设国医馆，以政治之力统驭全国医药界，群向一致之目标，从事研究改进，故国医馆成立有期。施政之方针，虽尚未发表，筹备诸公已广延国医药界闻人，为发起组织内部诸要人。对于研究发扬入手办法，想已筹之熟矣，固毋庸仆之饶舌。橘特性耽爱医药，对国医药学之主保存、主改进、主发扬光大、主整理建设，自存一种浅见。在兹国医馆成立声中，用敢不辞简陋，提出与海内同志商榷之。窃以为国医药学，若编讲义，非将近世生理证明《内经》，则不能阐明《内经》之精髓。其有不能以生理证实者，留待考证……又将《伤寒论》《金匮要略》所论病理，用科学的体功受化解释其所以然，并用法解释药效，如是方可保存国粹的药物及疗法。其不合实际之学说，如五行生克，及温热病之三焦、心包、逆传、顺传等，当毅然铲除。欲建设，须先破坏其朽腐，再进而"重发明"实验药物，则庶乎能使国医药光大，得与世界医药携手。若不愿放眼环宇，专以四千年历史为护符，古人之说为铁案，埋头于阴阳五行病理之中，盘旋于升降浮沉药理之间，而高呼保存国粹，不问精粗，一概予以保存，恐将国医之精微特点，连累而没灭矣。

尝见有少数中医死守古人之说，仇视容纳科学新理而主张动摇旧说者不视为非驴非马，即目为古人之不肖子孙也。彼专事抱残守缺，反日呼阐扬国粹。试问除以科学整理之外，将以何法使国医药发扬光大乎。试观历来汗牛充栋之医书，研究者不可谓不多，何以不能列入于教育系统，参加于国际医会？此其弊，即坐于学说不合科学故也。然则国医果真不能以科学法则整理耶？非也。特全在国医药界能否一致向此目标进行为断耳。虽有国医馆，提倡于上，然亦须各地医团自动改进，则庶有豸乎。一得之愚，为国医前途计，成败利害计，故不辞冒昧，敢贡陈于海内诸同志之。

[《医林一锷》1931年第1卷第5号 第60-61页]

# 现代国医之六要

## 一、要有健全的思想

研究国医，不可误以为靠此谋生的职业。一旦业务发达，收入丰富，就把有余的精神和时间，耗费到无聊的消遣上，不肯再事研究。假使业务清淡，又要心堕志懒，什么社会国家，根本就没有观念。要知道医学是国家强弱所系，社会卫生所恃。国医的思想，应该从发展学术上着想，时时为民族、为人类谋健康的幸福。

## 二、要有良好的习惯

国医应负起卫生的责任，为社会树卫生的模范。每有睡晏起迟，犯嗜好、留指甲、随地涕唾等不良习惯，应该矫正。至嫉妒同道，守秘自私，尤其是最大的坏习惯，须即改革。否则于国医前途影响不浅。所以我认为良好的习惯尤其是现代国医家必要的资格。

## 三、要有科学的知识

任何学术都逃不出科学范围。国医学术本来暗合科学，不过以时代的关系，一部分理论不以科学说理。现在科学昌明，我人曷不用科学来说明原理，如解剖、生理、病理、物理、卫生等科学的知识，必不可少的。如此，则国医药的治疗，可以知其然，而且说明其所以然。

## 四、要有继续的求进

故步自封，有保守心而无进取心，是国医药衰落的最大原因。一部分医家，每存着先入为主的见解，往往以为自己所守的及师傅所传给的知识都是好的，遇到别种学说，必以为非。其实学术无界限，学问无止境。宜不拒派别，兼收并蓄，弃人之短，取人之长，唯知学问是求。继续不断地努力，才有长足的进步。

### 五、要有公开的研究

有些医家，以师傅的一些经验，或自己所得的一纸效方，看做宝贝一般。尤其是专科卖药的，保守住几张验方，恃以为生的，死守传子不传女的旧习，秘而不宣，生怕给人家学了去，就不值钱了，饭碗就给人家夺去了。根本谈不上什么公开研究，如是的延下去，良方失传，妙法湮没，影响到医药前途，很是不浅。但是在今日的情势之下，因一部分西医的排挤，吾人应自动觉悟，公布出来研究，以求其发皇。如果仍旧这么开倒车，即使政府提倡，恐怕也没有发达的希望。

### 六、要有发明的创造

吾人研究国医，若一味地模仿古人，不专心钻研，力求创造，充其极也只有达到古代的医学程度为止。吾人所希望的，是要集中外各派学说，舍短取长，镕冶欧亚，融合古今，改造旧的国医，发明新的国医。现在所最需要的，就是这种有创造能力的国医家，为当代医界第一紧要。

[《现代国医》1931年第2卷第1期第5-6页]

## 中央国医馆成立之刍议

中央国医馆既成立，凡爱护中国医药，而志在整理改进者，莫不同声称庆。夫国府提创国医药，统驭全国，使群趋一致，发扬光大，自较易易。本社庆幸之余，因出纪念特刊，编辑部诸同志征文及橘，不敢辞。盖橘虽国医队中一小弱者，亦愿效千虑之一得，进质高明也。窃谓中国医药，有四千余年之历史，逐步发明，至仲圣集成经方。后之学者，益有所依据，各本其所心得，据证案，据方药，屡屡试验，而或奇验或不验，则又深思而得其故，此所谓经验。夫其所经过之试验，显在治疗，疗法是实。而五行生克之理论是虚，虚者实之。所以能推衍数千年，而名辈代出，其道不至于竟绝。

据今而论，亦有西国医博士，广视为绝证者，国医能活之，此即谓为偶然。而中药之能治西医不治之病，则不得谓药之偶灵也。医苟能因此一偶然，而深思其故，积为经验，益以参变，于是可以言心得。普通科学之学，即尚格格不相入，而既名为国医，则于中国审证用方诸名著，自必能极深研几，发为左右逢源之论说，以启导国中。凡为医者之意识，是为国民之希望。各国医博士之学问高、资格深者，不复治病，专研究内部诸系，且分功而专于一部。故精诣之理学，日出而不穷。吾国之国医馆，岂谓此陈义太高，逊谢不敏。

抑谓中国医术，五行生克为总纲，十二经络为统纪，研深之可参造化耶，此则橘所不敢知。夫中国自昔名辈，著书传后，不秘其所得。其及门第之聪明而实好学者，亦得其心传，治疗之成绩，昭然在人耳目，故不尽由游扬致虚声也。医药无过温凉攻补之所主，治法而各有所偏。若河间、丹溪、东垣、子和，岂能纯粹，是故医书愈多，统系愈乱。甄选医书，整理统系，是为急先之务。长沙而下，兰台而上，统系存焉，主甄选主整理，入选其难其慎。当此时代，国中大有人任。而或隐焉，聘则必至，学深才旷者，即避世忌宦，而事关民生切要，宁不动心奋起。

馆既已成立，中央必已预备，橘特赘言而已。于是言药材，医药不相离。古之道，医药离绝，莫考始何时。药肆著名者且难恃，何况其他。药学已有专校，徐真有检查之一政，此他日病者之福。然而医之于药，终不可分离也。药之良苦真伪，与夫所产地之同形而异性，及制法之宜不宜，医皆不涉己事，仅仅审病立方，方即极对证，其效几何，必待每药肆，各有一药剂师主其任，而监督检查焉。此今日陈义又太高。故夫医不可不兼药学，业药者且宜略知医。

橘于医药为学皆至浅，而深慨外医外药之侵略。浸浸危迫，抵御之者，知合群矣，知徒口徒手之不济事矣。亟亟回顾学问之修治矣。而且知中与西有可以相通之途径，有可以相参之理论矣。仅仅保国粹，何知急急扩国识。今国医馆赫然成立，我知中国医道中，有确然足以为我国之粹者，必日出而不穷，以与外医相印证，而相悦以解。且不讳青出于蓝，而转得主，善为师之美名，快哉。此国医馆之预祝，茂矣，美矣，岂非各方医社之所乐闻，而为民国通国民之幸福哉。另条刍议。仅就所闻扼要，以冀医药界外人阅之，亦骤增普通知识云尔。

1. 整理书籍。审定古书，存精汰芜，划一统系。

2. 编辑教材。重视辨证论治，尤其是"方证学"等精华部分。医学、药学均趋向科学化。

3. 侧重治疗。广征验方，解释疗效，重金奖励特效良方、秘法，普及全国。

4. 提倡移植重要药用植物。国药植物居多，大半求之于山野，野生功力虽尤胜，频年采伐，产额日少，价值日增，赝品遂出。不事移植，将虑绝种。浙之象贝，即川贝移植而来，功用亦不减川贝。它种如能栽培合法，必得良好效果。

5. 设置动物实验中心。中国药物,功效尽有,然化验不能知其究竟。如石膏、人参、大黄之经西人化验成分与功用不符,而日本学者以动物实验,方知真正效力。

6. 提倡培植药科人才。既学药科,须兼习医科。

7. 积极宣传伪药形态。禁止贩售赝品药物,科以重罪。

8. 奖励发明。凡有特效治疗之药品发明者,应予以保护与专利。

9. 附设医院。以备学者临诊之实践。因医是实用之学,不得空论学理。附设中央国医医院,俾一切疑难奇病由医团荐介入院。研究其真相,并施疗治。治愈后,公布全国医团,使众周知而增进。

10. 馆员人选。须富国学而完具科学知识,于中外医学皆兼极深者,对中西毫无主客之见者。方可期国医发扬光大,渐趋于世界医学之境地。

[《中医世界》1931年第3卷第13期第66-70页]

# 征求病理及治法

我们相信世人的病都有医药治愈的可能。假使有一顽固的疾病，医来医去医不好，这并不是病的顽抗，缘故一定是医药程度不及耳。因为一人的智识脑力有限，无论如何聪明才大，决没有万全的能才。所以无论哪一种学问，非共同研究，集众人的脑力而归结于逐渐进步的境地不可。

目前中医界人士都提高了觉悟，如出版物的公共讨论，问病栏的公开研究，亦常看到《医界春秋》杂志的问答栏。有许多疑难大病，把它提出来征求外埠的高明医师论断处方。总该有博学而热心的医师，根据病理答述出来，并处相当的药方。叫病家去照法医治后的成绩，虽没有见他们报告，然而详论得非常透彻，当然有一部分功效。最好今后应规定问病者，照治后效与不效，必须有一篇报告，那么得到的成绩就更加切实了。

我现在经医过一位顽固的疑难证候患者，施用过几番医药，竟不得其究竟。故特提出来供海内的同志们大家研究，并希将研究结果，处一特效的方药。我决计把成绩如何报告于后来不误。

病者姓郑，是舍亲，业农，男性，年龄三十四岁。"民国"十六年（1927年）三月间，患牙痛，请牙科医师拔去病牙后，并无不适。但此后，旁人每见他口唇常有小动，似乎在那里说"鬼话"的光景，然而却并不大动。他自己并不在意。一年后，即"民国"十七年春，渐觉足膝颤动，自后逐渐进程，现在两手两足皆颤动起来。唯饮食起居，俱皆照常。不过吃粥饭时，因两手颤动而不便。假使稍微有点惊慌或胆怯，见人羞涩的时候，颤动得更厉害。并且头额易出汗，秋冬天寒时亦很怕热，常人穿棉衣，他只薄絮衣足够。舌苔、大小便、胸腹等均无特殊异常，脉息因为两手颤动的缘故，略觉弦细，并无歇止等现象。夜间睡亦安神，眠中并不颤动。

近一年里，其颤动的程度，没有进退，势仍如是。经过许多医生诊断，有的说是血虚，有的说是内风，有的说是因惊伤肝。曾用过滋阴养血、祛风平肝，如蛇虫类之物，及天王补心丹和柔肝之菊花、芍药、钩藤、天麻等。服药无虑数百剂。如水沃石。

笔者曾介绍至申，请恽铁樵先生诊治过。恽先生亦谓与寻常风病不同，处方用天麻、白芍等。此事在上年春间，我意此病完全在神经。中医安抚神经，究少特效药。曾嘱服远志、枣仁及养心汤等，终属无效。究竟不知何故，望外埠高明同志，有以教正，并希发论赐方。定嘱照服。服后如何，决定从实报告，以明中国医药学的实在功用。想海内不乏高超之士，中医药定有治愈这个病的可能。至望大家注意，多为发表伟见，俾早彻底明了，并告治愈。那么不但我与病人感激，而中医药的真价值亦足以表扬不尠耳。

[《医界春秋》1931年第5卷第53期第22页]

# 一个治疗之报告

舍亲郑君的颤动病，经笔者于本刊（《医药春秋》）五十三期上征求病理及治法后，五十六期得杨君华亭谢君安之之答复。至杨君之答述，不可谓不详，治理不可谓不精。笔者即命郑君照办。先请针灸师按穴针刺灸焫，因麻黄无备，故以印度麻膏代，照方配制，连服半月余，仍无动静。后又服谢君方，亦无效。唯电疗迄未试过，想电流亦不过传达神经，使暂时流通，非根治之计。但此病为时四载余。初起由微而渐，近二三年来，不进又不退，无论如何施治，均无应效。如是奇特怪症，真出乎常理之外，但不知究是病属不治，抑或是医药之治疗尚未中肯乎。特作诚实之报告，尚希海内大医家注意为幸。

［《医界春秋》1931年第6卷第64期第24－25页］

# 国药改良炮制谈

中国药物,确者有独特的功效。西医亦多艳羡,外人正在搜罗。当归畅销于德国,麻黄利用于英美,远志、半夏已列入日本《药局方》。他们(外国)的药学研究有一日千里的进步。

我们虽有久远的历史,而反日形退步,何也?此无他,因他们善于剔除糟粕而取其精华。而我国药界,恰得其反。药之功效在于所含的有效成分。这有效成分,有些含在皮的滋液中,有些含在质的油液内,有些取其辛辣的刺激,有些全靠芳香的气味。所以古时的方剂分许多煎法及服法。发散药用轻煎趁热服;补益药用浓煎持续服;攻导药急火煎顿服。有的病宜用散药,饭后水冲服;有的病宜用丸药,空腹时吞服。桂枝汤服后必须吃热粥饮汤,以助药力等。此无非利用方法,发挥各药的特性。至于药物的修治制炼,自古本有此道。如地黄蒸而为熟地,取其滋汁浓厚;生姜炮而为黑姜,去其辛烈而俾以暖中止泻;麻黄去根节,取其力纯效准;虫类去头足,减其杂毒。

药界的同志咸抱利济之心,虽然守着"精选饮片""遵古法制"八个大字的店训,但是对于药物的炮制却并没有书本可据。只守着他们的苏(苏州)宁(宁波)两帮老先生遗下来的真传口诀,竭尽愚忠地炮制他们的饮片,使这树皮草根出落得非常漂亮,就以为自问无愧,诚心可以对天了。其实他们到今日之下,究竟遵什么时候的"古",没有根据,自己尚且不知,恐怕就是清代的一些时方派所弄的玄虚,致使有用的好药,过事炮制,失却功用,真正可惜。兹得最要者数种列后,请药界的热心同志们起来提创改良,并请将《本草纲目》修治栏的方法作为参考的根据,不胜致盼。

[附子] 日本吉益东洞《药征》曰："主治逐水散寒。"最近由章太炎先生证明附子"能兴奋全身细胞，强心而利循环系也"。用于心脏衰弱，脉搏细微之际，远胜西药强心各剂，因新出强心药针，都为一时性的刺激心脏，犹之鞭策疲马，屡起屡踣。附子兴奋全身细胞，给生理上以自然恢复的机能。仲景制方，每利用它的兴奋利循环性，以救垂危诸疾患，称为回阳药。《本草纲目》修治法，只云用童便浸一宿，去皮脐生用，或入灰火中爆至皮裂，去皮切块用，谓之熟附子。现在药店中的炮制，是把原来（四川出盐藏）的盐附子，用水漂几十次，漂至吮嚼毫无味觉只余渣滓，尚有什么效力。现在的一些医生，有的时候也轻轻地写上淡附片三四分。这岂非滑稽可笑吗。在下常遇到附子证，虽然明明写炮附块二钱，但不知他们药店是不是用《本草纲目》的修制品应付哩。

　　[半夏] 吉益东洞《药征》曰："主治痰饮呕吐。"功能降冲，治呕吐不止等症最为有效。有些西药及不上它。所以半夏浸剂，现在日本的《药局方》已经列入应用。效力全在螫麻的气味。但是麻螫太过，多吃容易损喉，因此《本草经集注》一书将其列入下品，不比服食养生的上品药，可以长服久服的。不过药物利用它的特性来治病。有这病时，正应当取它（药物）的特别气味来治其病。原不必畏其猛烈，然而现在的半夏，炮制又过于矫揉造作了。有一种制法，药店家称做"法制半夏"，拿原来的半夏泡之浸之，又恐泡浸之后，其粒（半夏系植物根类，其形如豆）酥松而散，故又放入些明矾在水中。经过多次换水，工夫到门（大概吮嚼无味）的时候，捞起来切成极薄的片子（他们称做亮片），外表看起来薄白如纸，雪白光亮，着实精良。讲到它的有效成分，恐怕已丧失了许多。这个法制，不知他们根据什么"法"，是古"法"还是新"法"，恐怕他们也无从考据了。或许也有一层"秘密"在里面罢。但现在部分时医的这种名目花式，却是很受欢迎的。写起方子来偏偏"法半夏，宋半夏……"，闹了许多花样景。不知他们自己的心目中是否了解，这法半夏究竟有什么功用。或者这

半夏余滓，另有其他特别的效用吗？

热心的药界同志和抱仁术的中医同志们，大家忠实从事，还是用姜半夏或清水半夏为妥。姜半夏是《本草纲目》的制法，姜汁能制半夏的毒，即用生半夏略漂去滑涎，晒干拌入生姜汁即可。清水半夏是近贤盐山张锡纯先生主张的炮制法，即用生半夏，清水漂洗数次，去滑涎，尝之略带麻舌味，晒干候用的。如是遇到应服半夏的患者，服下去才可见效的。

写到这里，我又记起一事。两年前，我诊治过一位病人，腹痛呕吐清水，面目阴黄，已有四载，遍医无效。我诊得脉沉迟滑实，断为寒饮凝结。处方用生附子、清水半夏、桂枝、茯苓等药物，嘱服八剂。讵知他连服十剂，不见动静。因怪而问其药购何处，他（病家）说："药是市上最有名望的某药店配制的。"并云，内有二味药，店家说没有，并称服了要出人命。但是我们素来相信叶先生，故不去听信他们，一连吃了十帖，仍没有见松，还请先生再开一个方子，救我痼疾云。我遂书原方，嘱渠至一家药店（是我素识的）去购，并另附一函关照该店放心用生附、半夏，一切由我负责。该店始依照配制给予三服，后即腹大痛，大泻，泻去清水半桶。呕吐遂止。痛亦渐缓，调理半月痊愈。但是服药后，为什么反大痛大泻呢，这个叫做药后"瞑眩"。书云"若药不瞑眩，厥疾勿瘳"。痼疾用大药，必须见"瞑眩"方能奏功。庸人见之，反生恐惧，不敢下药，实为可惜。我能医痊这个病人，好在病家的信任心颇坚，故而克奏全功的。然后询之药店，据云："附子半夏等烈药，我们不敢配生品。"

余乃嘱渠遵照《本草纲目》修制，彼答谓尚只有按老法炮制，社会又每凭外观色彩，这件事恐怕真心反受勿讨好耳云云。此言诚然，因思社会蒙昧，积习难返，非从社会宣传，使医药两界同时改良不可。

［芍药］植物根类也。《神农本草经》谓"苦平"，李时珍谓"酸平"。我曾经仔细尝过，并没有酸味，只稍有一点苦味，且极淡。主治"腹痛拘挛"，咳逆下利，极有效验，药肆以其色欠白，乃泡之而又漂，

将其汁液漂净，切成薄片，谓之打亮片，色白而光亮。颜色固佳，其如本性消灭了奈何。我想药物是用来治病的，不是做装饰品的。奉劝药界还是讲实际，不必考究颜色，而病家也须求其实效，不可以形色取之也。

［吴萸］主治呕而胸痛。干姜主治结滞水毒，下利厥冷，全靠辛烈的刺激性味。医者畏其猛，常书淡吴萸、淡干姜，而药店遂泡之浸之，消去其固有的功效。

［当归］主调经而利血行也，其功效全在挥发性之油。时俗常用酒炒，遂走失了挥发油，效力减退，故当归忌炒用。

［石膏］主治烦渴而热也，生用则轻养之气全，而功效颇著。煅熟则只余石灰质，性反收敛，不可作解热用。试观点豆腐用熟石膏，可以代盐卤水。所以石膏煅用，直同盐卤水耳。

［山药］富含植物蛋白质，至治虚损，气喘。"仲景薯蓣丸"是用治虚劳诸不足。山药忌炒用，忌久浸，炒浸则失去该质，功力不足。

［郁金］主治血结气郁，而宜心窍也。其质颇坚，其液汁颇浓，饮片宜生打，切忌浸泡，而后切其亮光片也。

其他过事炮制丧失功效的药物，不能一一详说，只得大略举出数例，以概其余。总之药物的炮制失真，虽然一半由部分时医的作俑，一半是药肆的炫奇。还有最大的原因，实由社会医药常识太缺乏，只知药物的色泽，功效的和平，以为颜色光亮，货必道地。猛药炮制，性质和平，可以放胆服用，不会闹乱子。

尝见富贵的人家，生起病来，向来宝贵他的千金之体，同时延请了许多医生，各人开出方子，然后决定去取的时候，时医的果子药，大半可以当选。比较眼明的医生，忠实负责地开了一个经方，例如麻桂青龙或承气白虎等，他们必咋舌瞠目。因为他们平时也拿本《汤头歌诀》《药性赋》，看看半知不解的，懂得几味药性的寒热攻补，尤其迷信补药。所以时医用人参燕窝，误了人家的性命，倒不会归咎。倘用大黄石膏，救好了危疾，也只博得一个呆子医生的头衔。因为这个

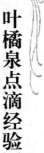

缘故，庸医专务逢迎，滑稽的药肆，专究形色，不求实际了。甚至于白的东西求其更白，不惜用硫黄来熏。黑的东西求其乌黑，竟用焦糖水来煮了。中国医药的退化，社会愚昧也有以促成的，望世人其速为警醒之。

[《医界春秋》1931年第5卷第59期第3-5页]

# 虚痨病理治疗谈

"肺痨"（肺结核）古称上损于肺；肠痨（肠结核）古称中损于脾；肾痨（内分泌腺体病）古称下损于肾。三者西医谓鸿沟界划，绝对不同。中国医学书上之论虚痨，每连类而及，如咳嗽、吐血，久而不愈，上损于肺。肺不能"吐故纳新"，体内之"荣运"、"循环"、新陈代谢，因而失职。遂连及消化功能停顿，致起食后胀满，腹鸣便溏，叫做上损及中。盖以肺之呼吸系病，而影响脾之消化系，以及心之循环；脑之神经、肾之内分泌，各统系无一不受其累，此所谓上损及中，过脾不治。肺病第一期，病专在肺，连及神经循环谓之第二期，至坏及消化功能，叫做末期，已属不治矣。有少年砍伤，损及肾经。（内分泌）精涎涸枯，"腺体"及血液起救济使用而兴奋，遂生虚热。由"虚弱"引起"肝阳"（即神经虚性兴奋），肝旺乘脾（神经影响消化）。此所谓下损及中，过脾不治。肾病亦当分为三期。至于肠痨中损之病，古称脾虚脾弱。由于"饥饱""劳役""寒湿"久困，胃肠消化机能衰惫，日久而竟致败坏。于是不食而多泻，肌瘦萎黄。血无资生，则心之循环无由供给。神经及各组织，均失营养，遂现贫血之象。心悸头眩，神经性疾患亦来。至末期可累及肺，又可累及肾，故虚痨之病，每肺脾肝心肾连类而病，故难以鸿沟之界划耳。

国医诊断，侧重症状，而推知其内部之变化。此为积久之经验，定为规例。按证投药，颇为准确。至"肺结核"与"肠结核"，虽由于结核菌为患，要皆因脏气先病，因病而虚弱，失却抵抗能力，故适于结核菌滋长发育，一任其为肆虐之场所。

西医诊断，以病原菌及病灶（局部病所）定名。故治疗专注重于灭菌。但灭菌缺乏特效之良药，于是空气、日光、迁地、疗养等法尚焉。国医则注重于脏气之虚实，投药以补偏而救毙。如《内经》云，"损者益之""劳者温之""虚者补之""实者泻之""损其肺者益其气""损其肾者益其精""损其脾者调其饮食，适其寒温"等是也。盖西医为消极地祛病，病终不能去。则退而谋适其自然之养疗。国医为积极地俾助生理之抵抗，调适体功之救济，如大黄䗪虫丸之逐瘀，以治干血痨潮热，是去其障碍，以调适其生理。小建中汤之温养，即振其生活之机能，扶助其抗病之能力，以排除细菌，使不适繁殖也。故虚痨之治疗，国医药效，较为高超耳。

[《医学杂志》1931年第60期第40-41页]

# 虚痨（结核病）中西学识平议

至于肠痨，中损之病，古称"脾虚"或"脾弱"，由于"饥饱""劳役""寒湿"久困，胃肠消化机能衰惫，日久而竟致败坏。于是不食而多泻，肌瘦萎黄。血无资生，则心之"循环"无由供给，神经及各组织均失营养，逐现贫血之象，心悸头眩，神经性疾患随之亦来。至末期可连累及肺，又可连累及肾，故虚痨之病，每肺、脾、肝、心、肾连类而病，固难以鸿沟之界划耳。国医诊断，侧重症状，据症状而推知全内部之变化，此为积久之经验，定为规例，按证投药，效验颇著。至"肺结核""肠结核"，虽皆由于结核菌为患，要皆因脏器先病，因病而虚弱，失却抵抗能力，故适于结核菌滋长发育，一任其为肆虐之场所。西医诊断，以"病原菌"及"病灶"（局部病所）定名，故治疗专注重于灭菌，灭菌之特效之良药以外，"空气""日光""迁地"等疗法尚焉。国医则注重于脏腑之虚实，投药以补偏而救弊，如《内经》云，"损者益之""劳者温之""虚者补之""实则泻之""损其肺者益其气""损其肾者益其精""损其脾者，调其饮食，适其寒温"等是也。盖西医为消极地祛病，病终不能去，则退而谋适自然的养疗。国医为积极地俾助生理之抵抗，调适体工之救济，如大黄䗪虫丸之逐瘀，以治干血痨潮热，是去其障碍，以调适其生理。小建中汤之温养，即振其生活之机能，以扶助其抗病能力。故治疗成绩之比较，国医实更超然也。

[《吴兴国医周刊》1931年第23期]

# 湿温论治

湿温之名，昉见于《难经》（《难经》曰：伤寒有五，曰伤寒、曰风温、曰热病、曰温热、曰湿温），为五种伤寒之一，乃夏秋间习见之病也。其症初起恶寒（或不寒），微发热，身重头疼，汗自出，或一部，或全身，唯胸闷口渴不引饮，舌苔白腻（后变黄或灰腻），小溲赤涩等，为必见之症。其热于三五七日后渐弛张，每于日晡（注：下午三点至五点）必增高，有类潮热，甚则面色垢腻，胸脘窒闷，发疹痦，脉搏细软而模糊，再进则耳聋神糊，烦渴喜热饮，或厥逆，或痉挛。

本病经过时期最淹缠，变化亦至多，有转病疟痢者，有瘀热发黄者，亦有蓄血下血者。西医称本病谓"肠伤寒"，其病原菌尚未明了，云系小肠寄生一种微菌而生疮，故每下血或肠穿空孔而死也。彼邦于此病无治法，只停给饮食物，冰以却热，注射强心剂，以维持心脏不使其衰弱等对症处置而已。国医则不然，自古迄今，论列既精，法治更详。大论（《金匮要略》）有湿暍之篇，及清代薛生白著《湿热病篇》之论最为精详。盖我国自来论病理，悉以六气为根据。本病原由于湿热，长夏溽暑熏蒸，空气水蒸气饱和，人身汗液不得适量排泄，即便排出汗腺，亦不得尽量蒸发，体温放散之路受到障碍，或遇其他诱因（或精神疲弱，或饮食不适，或细菌滋蔓），悉即发生本病。此因体温汗腺调节失司，故汗虽出而胸闷发热，妨害消化机能，则胃中食物停滞，发酵刺激而致胃肠有炎性机转，乃痞满腹鸣，大便溏或不爽。消化道为病，则苔必厚腻，水液排出失于蒸散，故渴不多饮，而多量汗液聚积汗腺，故最易化痦瘩（冬春两季鲜有病白痦瘩者，以外界空气干燥，汗出即蒸发无阻耳，即此可以反证），或高热熏蒸，酿痰化浊，入脑则耳聋、神昏、痉厥，热瘀于肠，则蓄血下血，诸险候因以现也。

至于论治法，初期宜解表化湿，如达原饮（槟榔、厚朴、草果仁、知母、芍药、黄芩、甘草），胃苓汤（平胃散与五苓散合方），三仁汤（薏苡仁、杏仁、蔻仁）等。盖本病初期症状，大概以身重、头疼、微热、胸闷居多，故以苍术、厚朴、草果、蔻仁等芳香解表以燥湿，茯苓、泽泻淡味以渗湿，为湿重于热之治法。

中期宜苦平燥湿，如半夏泻心汤、栀子厚朴汤、二妙丸及三妙丸方等。盖本病第二期症状往往热渐增高，苔渐化黄，痞满、腹鸣或呕，大便或溏或不爽，故以茯苓、黄连、栀子清胃热，半夏、厚朴化脾湿（促吸收），知母、黄柏清肠炎，为热甚于湿之立法。

末期或清热化湿，如苍术白虎汤，或芳香化浊，或清热宣窍，如至宝、紫雪、郁金、菖蒲、犀角（用代用品下同）、牛黄等。盖本病而至末期，症状有化燥化浊之不同，病理有入脑入脏之各异。如热重化燥则伤津，症现烦渴喜热饮，汗多热不解者，以苍术白虎汤；或湿盛化浊则开窍；症现耳聋昏糊、舌苔灰腻，以菖蒲、郁金、至宝丹等；或热逼营分而化斑疹，宜犀角、紫雪、芦根等；如或热瘀于肠则蓄血，小腹急胀，小便自利，或如狂或发狂，宜抵当丸或桃仁承气汤等。

概况虽如是，然病变无穷，殊难鉴说。总之，本病治法以“芳香化浊”“淡渗分利”“苦寒燥湿”三法之中，出入变化，随机应变，治法在乎其人。

所谓芳香药者，实具有兴奋而兼强心之效，能振起胃肠消化，促进组织吸收（即燥湿）。淡渗药有利尿之效，故得热随以出。苦味药有健胃消炎之功，黄连更能厚肠胃，为本病之特效药。章太炎先生谓我国治疗本病之特长，在寒温相间之药，是以栀子必参厚朴，芩连必兼姜夏，即世之习用黄连者，亦未尝不与厚朴同用也。又曰，黄连而外，犹有苦参焉。《神农本草经》云，苦参主心腹结气、黄疸、溺有余沥、逐水、除伏热、肠澼、痈肿、疗恶疮、下部䘌疮。据是，苦参有杀菌除热利水之效，过于黄连，虽非近日湿温常用之药，于此症固甚宜也，其有湿温日久、热未退者，湿热蕴于小肠淋巴管，侵及血管，互结不解，小溲频短者，可重用小蓟至三五钱，每应手而效。

[《医药卫生月刊》1932 年第 3 期第 3-5 页]

# 答赵君国廉征求疑证案

赵君供职教界，未免用脑过度。据述思想过甚，辍致脑中昏晕，其为神经衰弱，不问可知。然其致弱之由，不但用脑，而多吸雪茄尤为极大原因。考雪茄烟中含有"尼古丁"，是一种最毒之素，大耗神经，损害心脏，妨碍消化，此物须极早戒去。鼻流黄绿之液汁，系鼻黏膜及前额窦、上额窦受烟酒或风寒之刺激而发炎，黏膜分泌液汁，炎症病灶，久之不愈，甚至窦孔腔中蓄脓壅塞鼻窍，故须人工帮助，始能出胶韧之物。此症名上颚窦蓄脓症，即我国医所称之鼻渊也。患此者往往缠绵不愈，数之复发，最难根治。今得王润民先生传出一方，笔者经过使用，确有根治之效。方用：生葛根三钱、桂枝二钱、紫苏叶钱半、辛夷一钱、赤芍三钱、桔梗三钱、薏苡仁三钱、生甘草一钱五、生姜三片、大枣四枚。

嗣因事大悲愤，神经大受刺激，而失眠惊跳，左眠更剧，盖神经衰弱与心脏搏动失其调节。心脏偏左，左眠则心易受压故也。心神衰弱，至于极度，恐非无情草木所能胜任也。须改换环境，迁地于山水明秀之处，弃绝尘虑，宽怀怡养，可绝其根治。

[《医界春秋》1932年第6卷第68期第39页]

# 奔豚证问答

问：奔豚证之症状如何？

答：起于小腹或脐上，若有气上冲，而达咽喉，或冲胸腹横膈膜，而使心痛，怔忡，惊悸，或腹肌拘挛，呼吸困难，全身摇荡，如坐舟车，头昏目眩，苦闷失眠，在女子或经漏白带、子宫肿大或寒热往来。

问：奔豚证因何而起？

答：据《诸病源候论》注谓奔豚有两种，一种为惊恐奔豚，另一种为忧思奔豚，揆厥原因，恐系因忧郁或惊吓之余，突然诱起。

问：病灶在什么脏器？

答：在子宫及脑神经系统。

问：本病有何方可治？

答：可用奔豚汤：甘草二两、川芎二两、当归一两、半夏四两、黄芩三两、生葛根五两、芍药二两、生姜四两、甘李根白皮一升。

问：药之分量何以如此重？

答：此是汉代衡量，用时可参照浅田宗伯一派，以二格为古之一两（古之一两是现在的30克），一格等于二分六厘强。

问：本病除奔豚汤外，尚有什么方法？

答：尚有灸治法，即奔豚气发自小腹上冲心际时，灸其核上，一壮即可，然后与桂枝加桂汤（见《金匮要略》）。又发汗后脐下动悸，欲作奔豚者，用苓桂甘枣汤（见《金匮要略》）。

问：奔豚汤处方之意可得闻乎？

答：本方之甘草、当归、川芎缓和腹中血管神经，芍药治小腹拘挛，黄芩、葛根皆凉药，可消胃肠之炎，一以输达经脉之津液，半夏降逆，李根皮性寒，治消渴心烦，安神经之躁，止奔豚之气，故此药为本方中之主药也。

问：奔豚汤方专治奔豚证乎？

答：否。奔豚汤非徒以治奔豚证，他证亦可应用，如妇人之患感冒、血气由下腹冲逆者，皆速效。

问：奔豚汤只此一方乎？

答：尝见《肘后备急方》中，尚有一奔豚汤，是桂枝三公分，半夏二公分，人参四公分，吴茱萸四公分，甘草二公分半，生姜二公分，六味组成（注：一公分即一克）。

问：此方亦能治奔豚证乎？

答：据浅田氏之研究，此方宜用于奔豚证之有虚证者，热证不宜用，方中吴茱萸治一切气急，凡因一切积气自下上升，发为心痛呕吐，或呼吸短促，频于危境者，皆可治之。

问：奔豚两字作何解释？

答：奔是自下奔，豚是豕之小者，如小豕之上奔，形容有气之若隐若现或伏或升，且鱼类中有河豚，善怒而腹膨，本病腹中之气，有若河豚然耳。

问：本病腹中何以有此气升扰？

答：古人所谓气者，类乎气体之生理上活动力，即神经也，故停滞而不运行，则病由起焉，如气冲、撞悸、动悸、奔豚、客气等称，实皆神经系统之病理的动作及感受是也。

问：与奔豚证易于混淆之病为何种？

答：心脏瓣膜病及神经性心悸亢进。

问：奔豚证中最可注意之特异症为何种？

答：为怔忡不安、心跳甚剧，甚则其心跳波及全身，及手足尖端跃跃欲动，全身震荡，如陷地狱，起固不能，睡也不适。医生诊时，或听病人自述，往往迷惑不知何症。古方治心跳及身体冲动者，尚有甘麦大枣汤。

问：甘麦大枣汤为何方，如何服法？

答：甘草三两、小麦一斤、大枣十枚，本方纯属食物疗法。取甘草、大枣加水煎至减半，去渣留汁再煮沸，再取小麦粉加水调匀，将前汁掺入搅和，再煮沸去火除渣，分三回服。此方虽治脏躁病（即神经症）为主，凡右胁下有拘挛结块者，亦甚见效。又此方治小儿夜啼亦有奇效，又可愈痫证。

问：奔豚汤治愈奔豚证有实验例否？

答：有临床实验例。一小儿患疹，突然吐血而死，其母悲惊过甚，旋患奔豚，发寒发热，动辄心惊，心中苦闷，若有上冲，呼吸迫促，由肩至背，筋肉战栗，彻夜不寐，服药亦不见效。偏延法国医师与英国医师诊治，虽皆断为精神病，却无根治之药。后延日本汉方医师内岛保定氏诊断为奔豚，与以奔豚汤数日竟不复发。

[《医界春秋》1932年第6卷第71期第8-10页]

# 胸胁苦满、心下痞硬、结胸三者之证治浅释

胸胁苦满，每兼呕逆口苦，寒热往来，是胸管淋巴管发炎也。由表邪逐渐而传里，影响胸管，其症胸胁及肋骨弓下按之板滞，觉苦闷状。仲师主以小柴胡汤，以柴胡之退热疏达淋巴管，半夏降逆，黄芩消炎，参以健胃，姜以逐水，枣草以和中。

太阳病也，太阳病重心在外，误下则虚其里，伤其胃，胃自起救护而来炎性之机转，消化不良，于是心下（胃脘部）觉痞硬。仲师用三泻心汤，参姜以健胃，芩连以消炎，枣草甘缓和中，半夏降逆，胃炎症而渗出物多者，用生姜泻心汤，以生姜逐水也。

结胸——是表邪因下而内侵，与平昔停蓄之水饮相搏结，影响到胃功能，不但胃炎而痞硬，甚且充实胸膜，致心下结硬而痛，表热内隔与水毒相搏，故痛甚手不可近，大实而痛。仲师用大陷胸汤，甘遂峻烈之品以逐水饮，大黄芒硝以攻胃肠之结热，此治热实结胸之法。若寒实结胸，则水毒壅阻而表热不盛者，用白散、橘贝以排痰饮，巴豆以攻水毒也。

[《医学杂志》1932年第64期第33-34页]

# 药物——郁金考证（一）

[品考]李时珍曰：郁金有两种，郁金香是用花也，与此郁金用根者，名同而物异也。唯今之药行所售者，尚有两种。一名川郁金，一名广郁金，此物同而产地不同也。考《本草纲目》所载，本品生蜀地及西戎，马药用之。破血而补。胡人之马述岭，南者有实。如小豆不堪取。今广南江西州辟亦有之，然不及蜀中者佳。据此，则广郁金不如川郁金明甚也。

[形态]襄荷科郁金之地下茎，为多年生宿根草。高二三尺，叶类昙华，花稍如茗荷而大，多小包，作鳞状，其间有三四黄蕊。郁金入香料，能使其香及远。其根为芋状主根，长三分至一寸五分许，体圆而黄纹，如蝉腹状，外面灰褐色，内部暗褐色，或黄色，作角质状，有一种芳香及苦味。

[异名]玉金，马述，深黄，蔚金，乙邕，金母蜕。

[性味]辛、苦、寒。

[主治]《唐本草》：血积，下气，生肌，止血，淋尿，金疮。

甄权单用治女子之宿血气心痛，冷气结聚，温醋磨敷之，亦治马胀。元素：凉心。李杲：阳毒入胃，下血频痛。

李时珍：血气心腹痛，产后败血冲心欲死，失心癫狂，虫毒。

[《吴兴国医周刊》1932年第51期第13页]

# 药物——郁金考证（二）

[前代记载]李时珍曰：郁金入心及胞络，治血病，经验方治失心癫狂，用真郁金七两、明矾二两为末，薄糊丸梧子大，每服五十丸，白汤下。有妇人癫狂十年，至人授此方。初服心胸间如有物脱去，神气洒然，再服而苏。此惊忧痰血，络聚心窍所致。郁金入心去恶血，明矾化顽痰故也。范石湖文集云，岭南有挑生之害，于饮食中有魇胜法，鱼肉能反生于人之腹中，而人以死，则阴役其家。初得觉腹痛，次日刺人。十日则生在腹中也。凡胸膈痛即用升麻或胆矾吐之，若膈下痛急以米汤调郁金末二钱，服即泻出恶物，或合升麻郁金服之，不吐则下。李巽岩侍郎为雷州推官，鞫狱得此方，活人甚多也。

[特效单方] 1. 小便混鲜血：用郁金末一钱，葱白二茎，水一杯煎服。

2. 产后恶露甚少，血逆昏晕：用郁金末炒黑，醋调服。

[用量] 五分至一钱半。

[炮制] 去须根剉用或研细粉。

[成分] 为姜黄素、挥发油、淀粉、草酸钾、樟脑等。

[效能] 解郁行气，凉血，消瘀。

【橘泉按】心脏为血液循环之中枢，心脏的肌肉是由心肌细胞（心肌纤维）构成，受自主神经（交感神经与副交感神经）支配，属于有横纹的不随意肌，具有兴奋收缩的能力。"血瘀"（动脉末梢毛细血管循环障碍导致血液自身中毒）则阻室循环，心痛闷绝。"瘀毒"冲激胃部则心腹痛，影响交感神经，则成失心癫狂，即瘀血发狂也。虫毒、阳毒、金疮，皆由毒素侵入血液中为病，本品之功能为凉血消瘀，为恶血性热病要药也。

[《吴兴国医周刊》1932年第52期第7页]

# 二十年医药闻见录

黔驴之技止于此乎。

凡人之心理，率皆喜新而好奇。见西医挟晶莹夺目之器具，装潢玫丽之药品，以为其术之奇妙，疗病当有神效。余曩时亦颇具此种心理，故于暇时辄喜翻阅西医药书籍。不敢抱门户之见，而颇尊视西医。尝遇顽固或险恶之证，踌躇处方之际即涉遐想，以为若易西法，或有较可靠之药疗治乎。

"民国"十五年（1926年）三月间，余因事旅途适遇友人赵君患伤寒，热高而神经兴奋，躁烦不得寐者三昼夜，赵家固殷实，且系单传子，除邀余为医药顾问外，又日延二三医。主解表，主清里，纷纷莫衷。其戚为之荐西医。赵君商诸余，余颔之。乃决延某医院院长某医师，至则匆匆诊察后，病家询何病，曰湿热（西医所称病名不伦），问治法，曰，热度高应用冰囊（冰袋）。惜无冰，只得用退热药。问何药，曰柳酸剂。余婉言曰，是否"阿司匹林"之类乎？彼曰，然。赵父曰，此药我家本有备，于初起即服过，虽汗出而病仍不退。曰，既如是，姑易以"奎宁粉"，再为之打针。余视注射液之空瓶，盖即两毫升之"巴诺思"，亦即金鸡纳霜制剂也。是夜热退一小时，继复热更甚，翌日又改延某医至，则因病人热盛躁烦而神昏，为之打安神针"盐酸吗啡"，给与退热药"安替匹林"（即柳酸剂）而去。进药后假寐半小时，寐后昏糊仍如故。热度虽稍降，而齿躁舌焦手痉挛。于是病家更惶恐无所措手足，又询余。余曰，观彼西医之诊断及用药，万不料其简单至此耳。见病者发热即予退热剂，烦扰只予以安神剂，此诚头痛医头之谓良医也。犹幸脉实便结，病虽重而非危，勿惧，余有药能使之愈。乃书承气汤加减，尔服便通热退得安寐。赵父谓余曰，君既有此术，何不早告我而反怂我延西医。余曰，此有原因在，一承气汤非早告所宜，二余之信西医，初不减于令戚。使非此番亲历，安知黔驴之技，仅止于此耶。曰，然则君何以喜究西医书籍乎？余徐徐曰，斯二人虽不足以代表西医之全体，然即此亦可概其余普通西医诊断及药疗之简单耳。一般自命新人物，好奇心过胜而崇拜西医药。我知其久而久之，此种况殊，定能感到矣。

虽然西医之本身非无研究之价值，唯其药疗只有制止痛患之现状，不若国医之搜求，主证有从容根治之功耳。至其定痛、退热、安神等，有时确可取效于一时，固较国药为灵捷，此固各其之长也。余敢大胆说，现在的西药只可作国药治疗之辅助品。西医界欲求治疗之完善，非积极研究国药不为功。盖西药出品尚幼稚，而主证治疗之与对症处置，其功效相去，实有云泥之隔也。

[《吴兴国医周刊》1932年第67期第22－23页]

# 药物讨论

## 引　言

国医的部分理论学说虽多空泛，国药的功效确是灵验，这是世界公认的。所以我们应该尽量用科学的方法来说明医理，用实验研究的手段来说明药效。

笔者于临床诊疗之余，尤其注意研究药物。我国的药物书—《本草纲目》，因受宋元的五味五行学说影响而晦盲否塞，致药物大半淹没其真效，就如古来汉唐的据证论药规例，差不多在断血不续之间，现在科学勃兴，世间的万物，都可分析化验探得其真际，因此我国的药物早被外国的学者注意，陆续在提炼化验，出陈翻新。尤其是日本学者，起劲地在那里研究试验。倘使我们以固有的经验，再参究外人的化验，体贴其功用，慢慢加以整理，比较地事半而功倍。笔者不自量绵力，愿勉为从事于此，日积月累，或小有所成。

## （一）石膏〈仿问答体〉

问：石膏是什么东西？

答：是一种含水结晶体矿物，可入药用。

问：有什么功效？

答：清凉解热，治烦渴谵语、身热、汗多、喘息等。

问：有什么成分？

答：硫酸钙、硅酸、氧化铁等。

问：此类成分有治病之功效乎？

答：碱性土类，内服颇难吸收，故外人初疑石膏无治病之能，今试用颇有效，已相当承认矣。

问：或疑石膏性太凉，是很峻烈的药，用治热病，不怕把热遏住吗？

答：据陆九芝研究谓石膏不但能退热，并能解肌表，为发斑发疹的要药，但少用则难见功。

问：该用多少？

答：因其质重，故起码六七钱，或一二两，重症须用六七两才能奏效。

问：用法怎样？

答：须生用碾成粉，水煎澄去渣服。

问：石膏治斑疹有验案否？

答：医史"沧州翁传"翁治赵氏子，伤寒十余日，身热而人静，两手脉皆伏，医以为死也，弗与药，翁诊之，三部举按皆无，其舌苔滑而两颧赤如火，语言不乱，因告之曰，此子必大发赤斑，周身如锦文，夫脉，血之波澜也，今血为邪热所搏，淖而为斑，外见于皮肤，呼吸之气无形可依，犹沟隧之无水，虽有风不能成波澜，斑消则脉出，乃揭其衾，而赤斑烂然，即用白虎加人参汤（方内石膏为主），化其斑，脉乃复常，继投承气（方内大黄为主）汤下之愈。

问：本品用火煅过，凉性比较缓和些，对否？

答：本品若经火，则失去含水结晶及氧化铁等质，只余石灰钙土质，性涩，不堪入药用矣。

[《吴兴国医周刊》1932年第79期第5-6页]

# 发展中国医药方案

## 一、整理

1. 统一医政，管理及考试医药师。

【橘泉按】由中央国医馆制定管理医药法规，遍行全国各省市县，考试医师药师，甄别优劣，以整饬医药状况，策进医药学术。

2. 管理药商，禁售伪药。

【橘泉按】现在人心不古，伪药迭出，如杂角冒充羚犀，杂矿制充竺黄，舶来染料伪充黄连等。奸商谋利，层出不穷，实为发展医药之一大障碍。

3. 审查医药书籍，以定标准，而一统系。

【橘泉按】《神农本草经》、《黄帝内经》、仲景《伤寒论》、《金匮要略》、孙氏《千金方》、王氏《外台秘要》、巢氏《诸病源候论》等均为古医经验忠实之遗言。其宋元明清诸家著作，采其精华，汰其荒芜，为参考研究资料，更采欧西实验学说，参照证明，并利用科学发挥古医学精义，编成有系统之医学书籍，以趋一致而利进行。

4. 审定名辞，剪辟谬说。

【橘泉按】中医药书籍，亟宋元而后，派别愈繁，学说愈棼，于六气之外，复谬创温病从三焦入。又如肝风、肝气、肝阳、厥阳、元阴、真阴、元阳、真阳等同类而无界限之各种名词，及药物之一物数名等，均属审定标准范围之内，划一名辞，使后学易于选从，而免纠葛不清。

## 二、建设

1. 速谋医药团体健全，共同研究。

【橘泉按】查职业团体之组织，一面在谋职业之保障，一面策业务之进展,而人民团体之组织法,本有省市县区划一之系统。如医学团体健全,则对于整理、研究、改革、建设等,全国省市县区联络一气,齐其趋向,易收指臂相助之效。

2. 奖励发明,公开研究。

【橘泉按】医界或药界以研究所得特效验方或新理学说时,当由政府予以奖励,保护专利,以期公开研究,而臻完美。盖中医之不振,实由"怀宝自秘"四字为最大原因。政府能奖励保护,则无所用其秘守自利也。

3. 设立医药学校,培养人才,附设医院,以备学生实习。

【橘泉按】中国医药是精深之学,非不学无术者所能胜任。设立学校,严限入学程度(中学毕业)。因医乃实用之学,不是空论学理所能成功,故须附设医院,以资实习。

4. 创办制药社,改良制药。

【橘泉按】国药治疗的价值已为世界各国所公认,唯不加制炼,精粗不分,服用殊欠便利,须得医药两界联合组织制药社,研究特效验方灵药。宜于汤液者制成汤液,宜于丸散者制成丸散,如必须提炼者,以机制提炼,其有功效未明者,购备动物实地实验,确定功效,以期发挥中药之疗效,而利医学之进展。

[《吴兴国医周刊》1932年第93期第17-18页]

# 流行性化脓性脑膜炎之中西疗法比较

流行性化脓性脑膜炎之病原，为脑炎双球菌，乃1877年危塞蒲氏（Weichselbaum）所发现。该菌直接由鼻腔侵入，或间接由血液循环传达于脑脊髓膜使之发炎。病系属于流行性，故与结核性及梅毒性脑膜炎之症状不同，医师宜注意鉴别也。

【病状】病起骤突，即显头痛呕吐，初必寒战（在小儿为惊厥），继即发热，头痛剧烈，尤以后脑部为甚。然殃及项背，颈肌强硬而痛，头向后仰作弯弓状。试以手扳使向前则抵抗甚强。病人烦躁不宁，初有谵语，旋即昏睡，体温升至39.5℃，且极不规则，脉搏迟缓，眼斜视，瞳孔放大，下肢各肌强直性痉挛。若将大腿竖起，与腹壁作直角式，则小腿即不能伸直，是谓Kerniy's征，及皮肤之反应均亢进，导出脑液混浊如脓，为诊断此病之确证。

【西药疗法】除注射血清外，尚无其他特效疗法。注射之部位以脊髓管内为最佳，先抽出脑脊髓液，然后注入等量血清。成人用量为20～40毫升，倘症状不减，仍继续施行。内服药剂，按症状施治，近有人推奖乌罗透品（Urotropin），但此药在脑液中不能发挥显著之功用，故无大效也。

【中药疗法】如初起无汗发热（旧称刚痉）用葛根汤。本方为发汗、退热、排除毒素刺激、缓和挛急之剂也。如汗出发热（旧名柔痉）用瓜蒌桂枝汤。本方为利尿、排毒、清凉、缓和挛急剂也。如大便秘结，则用大承气汤，有泻下、退热、降低血压之功。如目赤、充血甚者，以前方中加桃仁、牡丹皮、生地等。或呕吐剧烈，则以对症方中加黄连、半夏、龙胆草等清胃之品。如头项强急剧痛，则加全蝎7～12

只，蜈蚣2～4条于方药之中。据笔者经验，以上二方对于颈项强急疼痛，颇有显著之功效。或此项虫类药（旧称祛风药）有弛缓神经、解痉镇痛之力欤。又羚羊角、犀角均具有解痉、退热、解毒之作用，本病患者可临时饮用。盖本病之原因，虽确在脑炎球菌毒素侵及脑膜引起炎症所致，而病势之剧实缘血液亢进，致局部炎灶分泌过甚。故中医治法第一步须解表退热，以排除毒素，降低血压，而减病灶之充血。第二步即宜泻下剂，以肃清消化道内之积滞，而灭血液上亢之势力。中药有时虽不能直接制止菌毒之繁殖，而却能排解生理上种种之障碍。俾自然产生抗毒素，以间接扑灭病原菌。所以贵在辨证投药，用之得当，往往奏效于意想之外，其理当不外乎是也。

［《光华医药杂志》1933年第1卷第2期第24-25页］

# 肺痨与钙质之关系

肺痨病之病原为结核杆菌,已无疑义。然同是病也,幼童及少年患之较老年人为更险,其故何耶。盖人体钙质之含量少不如老故也。因结核菌侵入肺部后,白细胞挟钙质包围该菌于四周,筑起堤防,不使繁殖,则可停止肺痨之进行。我国旧法用牡蛎、石决明、蛤蜊粉、鳖甲、海藻、海带等。在古代药物学上,虽不知钙质可以疗痨,而治痨病时多采用以上诸药,实暗合科学,盖牡蛎、鳖甲等均富含有机盐类。此经验上所得之药效,诚有价值也。考钙质对于肺结核之功效,有减低迷走神经系之兴奋,而阻止结核部之发炎,减轻溃烂四周之分泌,使溃烂干萎。同时更能促进白细胞之包围,而扑灭结核菌,并使空洞四周之组织迅速硬化。务将结核菌密闭空洞中,使其绝食自毙,即不饿毙,其繁殖力亦必减弱。即稍有繁殖,亦不能穿越硬化之结核组织而蔓延。盖结核菌之寿命,若在肺内,如堤防已成,绝其食路,尚有两年半可活。故肺痨病若非绝对静养,则堤防虽筑,每易溃裂也。(人身钙质含齿骨内,所谓石灰质也)

[《大众医药》1933年第1卷第2期 第16页]

# 存济医庐诊疗日记之一

四月六日，双林天主堂神父徐君，导一乡村病女就诊。女卧竹舆舁以来，年约十四五，询知为西堡村钱某之童养媳。钱于教堂为教友，故与徐稔，徐曾就治病愈，故导之来也。据徐述病经十余日，若魔祟，体无热而不能食，且旦夕不得眠。时恍见一黑衣女自称秋月，又时见物似猫，跃登身上，则陡觉体重，不能发声，胸苦闷欲死。村中且有与女同样病者数人，祈祷皆无效。钱奉教素虔，特异女至堂求佑，乃为诵圣经，神色较清。入夜离病人，由钱家属看护，病态遂复作，惊扰彻夜。女之父与同榻，为近卫俾壮胆，而父睡中亦自觉身重，似被魔压，于是更惊扰，人人自危。余视其病状，目瞪，面青白无华色，触诊得胸胁动悸，审为精神疾病而兼痰瘀者，所谓歇斯底里也。虽是项病证无流行，何以村中有同时同样病者数人，且其父亦睡中惊魇，殊讶之。而据现症治法，则曾忆《类聚方广议》，有柴胡加龙骨牡蛎汤治惊惧不寐、胸腹动悸之症，于是用柴胡加龙骨牡蛎汤，又加卫矛（卫矛科植物鬼箭羽）三钱，因其时有腹痛也。

开方既定，嘱先试服。翌日出门，遥见徐君于途，君即作拱手状，操越音，似云良医感谢感谢。迨接近，亟询钱女药后病状，曰愈矣，昨夜安然睡眠，不复闹鬼，动静如常。余窃虞药效虽速，或有余波。越日出诊往南栅，便道过教堂，即进内察视。见此女与徐君家属在外室翻阅圣书，学诵诗歌，面目活泼，神气远异畴昔。详问之，始知药后移时即下利二次，心胸得通泰，乃疲极渴眠，醒后愉快。追询病时所历形状，则云全然不自知也。

【橘泉按】龙骨牡蛎铅丹镇惊痰，大黄茯苓逐水涎，柴胡黄芩疏胸胁之障碍，鬼箭羽破瘀，瘀去痰行，胸乃无塞，心得以宁，脑得以清，脑清又安。

有黑衣女与似猫者之二物，谓皆由药物消灭之可耳。村中同时有与此女同样病者数人，且其父亦惊觉于睡中，则又何说？曰，凡人之脑，见闻外铄，意识内荧，此为病根，此可谓无病之病。若在脑质素不健全者，则内荧易炽，或更适触乎空气中之病原菌，而体内抵抗力本弱，则病即及脑矣。

精神疾病无流行，亦无传染，因此类似之病，殊无说可以答难，乃为此曲说，以推本脑识，则无病之病，与夫病之正因诱因，庶各有条理之可循乎？余固非沾沾于此女此病之速愈，而赞美中药也，意盖别有在，故特摘此一页，以质之医界高明诸君子。

[《现代医药月刊》1933年第1卷第6-7期第28-30页]

# 试制国产新药之感想

我国医药学的部分理论确属空泛玄虚，而施治之疗效，却暗合于事实。此其故盖由古人先获治疗之经验，后以意想推测而假定其病理与药性。以古时科学未萌，既无生理病理之术，又乏理化之器，难免不明人身之内景及药理之变化。于是而以阴阳五行论病理，寒热升降论药性。如病呈心脏衰弱，血运迟滞，畏冷肢寒者，称之谓阳虚，以具有刺激兴奋力之姜附而奏效，遂谓之辛温回阳药。又如小肠吸收失职而呈食后多泻腹胀者，称之谓脾虚，以具促进吸收力之苓术而奏功；又谓之为健脾化湿药，推而至于以安抚神经之药谓平肝，强化内分泌之药为补肾。阴错阳差，迄于今日，致数千年来经验有效之学术，因真理为部分玄说所晦而见摒于世界医学之林，殊深痛惜。吾人生当20世纪科学昌明之今日，岂可仍颠顸（注：糊涂而马虎）其头脑，抱残守缺。若不急舍部分玄奥之空论，以科学之法精密研究，则外人将起而代之。

笔者当治旧学，虽不满其部分空泛玄虚之说理，却注意其经验确效之记载，更验之于临床亲历，证之以科学新理。深信特效国药古来验方之可以科学学理证明、发挥而成为实验合理之学术。但年来改进中国医药、整理中国医药之声，甚嚣尘上，窃以为与其坐而言，毋宁起而行，且药物一项，为医者治病之利器。而我国药物之功效，又为世界各国所公认。彼列强竞相采取研究发明制造新药倾销来华，以遂其经济侵略之素志。而吾有遍地生产取之不竭深合国人体性之良材，以固有之经验，再求科学之证明，当亦非为难事也，即如上海一位西学中的先生所开发之"止痛消炎膏"，先生诚为研究国药之向导，该药实为国产新药之嚆矢，令人钦佩无既。先生又于《社会医报》五周年纪念国药专号启事文有曰："国产药物颇有有效之品。麻黄、当归，早蜚声于世界，苟能舍荒诞之空论，而以科学之法精密研究之，则国产药物必能研出新药，可无疑也。

曩（注：过去）我国东邻之日本在明治维新之后，医学亦舍旧谋新，一切药品，皆仰给于欧西，迨世界大战起而来路几绝，始有自己制造之觉悟。今其国力浸盛，专横黩武。虔刘（注：劫掠之意）陲，违反庶邦之公约。第二次世界大战之爆发，朝暮间事耳，不幸事起，则欧美药品之供给于我者，必生阻碍，而仇雠之货，又义不可用。外绝输将之路，内无代用之品，当此之时，虽有巧妇难为无米之炊矣。若能利用国材，既足以稍杜漏卮，亦可以稍承匮乏，此国产药物亟宜注意者一也。

我国科学幼稚，设备未完，研究事业，恒难措手。即有热心从事之学者，而一药之工作，动经数年，方能成其业绩，若必一一待精细之研究，然后应用。是救涸鲋而邀西江之水也。值兹日暮途远，朝不保夕之我国，虽不可倒行逆施，然至少限度，亦宜于规矩准绳之中寻觅捷径，以粗济甚急。苟能举现有之药材，用科学方法，实察其功用，则化古朴而为神奇，一转移间耳。此国产药物亟宜注意者二也。

我国地大物博，药品之富多，为东西洋诸国所未有，而草昧未辟，宝藏未启。彼抱研究之欲者，日思挟其利器，凿我混沌。麻黄、防己、当归、车前，皆为其捷足先得之锦标。我若再不努力，则贷弃于地，楚材晋用。国有学者，所当引以为耻也。此国产药物，亟宜注意者三也。"观夫此，则吾人宜速起研究，不容犹豫者也。然发明新药，虽非易事，而当此外患紧迫，国势颓唐之际，杜得一分漏卮，即保得一分元气，只求药品纯良，药效准确，而药理作用不背科学原理者，则虽非大规模之提炼，大资本之制造，要亦未始非新药初具之雏形。深愿国人，勿再炫奇舶来品之形色精美，并愿医界同仁，提倡以多用价廉效确之国药。既可得良心之安慰，又可挽漏卮于万一。

笔者不自量力，年来从事于国产药物的科学研究，以经验有效之各种处方，用科学方法考证其药理之作用，确定其适应之病程，购取地道原料，或浸、或煎、或醇、或粉，各因其宜而整制之。核准其分量，配互成剂，并注意灭菌消毒，防腐保存，贮于玻瓶，屡经试验，成绩颇著。但个人所得，不敢自信，希望医界同仁共同来参加研究。

[《广济医刊》1933年第10卷第1期第2-4页]

# 介绍对于小儿科屡奏良效的几种国产药物

山楂子、槟榔：治小儿腹胀肚痛等急性胃炎，有促进消化机能、缓解疝痛、健胃整肠之效能，并能去除肠炎及下利、里急后重等患。盖小儿科疾患急性消化不良、胃炎及肠炎最为多见，临床上以斯二药为主治，颇有价值。

黄柏、白术：治成人及小儿腹泻、急性肠炎、消化不良等，有健胃、助消化、消炎之功。黄柏研末服且能迅速消退肠壁充血性炎症，并能收敛肠黏膜，制止过量之分泌，又有促进消化与吸收功能。

使君子、鹤虱：杀小儿蛔虫，治腹痛、腹胀及五疳虫积等颇著良效。

芫荽、葛根、西湖柳：透麻疹。小儿患麻疹在将透未达之际，血中毒素不得排泄于表，故烦热、胸闷，难过异常。斯时最为紧要关头，盖麻疹一发出是抗力战胜病毒，若发不出或出而复没那是很危险的，必须使其透发净尽方可无事。上药对于麻疹将达未达或发而复没之际投与颇有效验。

全蝎、天虫：治惊搐撮搦，小儿食积不化，发热最易发生惊搐、手足抽掣，是胃中热积，神经紧张。盖是项虫类药物能弛缓神经，若于对症治疗法中加上项药物每能见效。

钩藤、蚤休：治小儿发热，烦惊不寐，是项药能清脑安神经、退热定惊，临床上每见著效耳。

附方解：

1. 急性胃炎。

第一方：胃炎一方。功用：消宿食而消炎理气。

方解：方中以柴胡退热，枳实消食，厚朴理气。黄连消炎止呕，橘皮则为调味药。

第二方：胃炎二方。功用：排除肠内之刺激物。

方解：本方以大黄、枳实导滞，黄芩消炎，厚朴理气，姜半夏镇呕，橘皮调味。

2. 慢性胃炎。

第一方：慢性胃炎方。功用：健胃消炎。

方解：方中以白术、茯苓健胃利小便。竹茹、黄连消炎止呕吐，木香理气，陈皮调味。

[《广济医刊》1933年第10卷第7期第5-6页]

# 介绍一张有价值的丹方——回生起死丹

**方 药：**

活土鳖虫，焙研净五钱。本品一名䗪虫，药店有备，干的欠效，须用雄而大的更效。将活的用刀切断，以碗盖地上过夜，能自接而活者方是雄的，去足焙制研细末用。

自然铜，制透净末三钱。制法：放瓦上，炭火内煅红，入好醋内淬半刻起出，再煅再淬，如是九次，研末。须煅透，如不透不效。

真乳香，净末二钱。制法：形如乳头黄色如胶者为真，用之方有效。每一两，用灯草二钱五分，同炒枯，与灯草同研细，吹去灯草灰用。

真陈血竭，飞净二钱。

真朱砂，飞净二钱。

巴豆，去壳研，用纸包压去油，净末二钱。

真当门子三分。

以上各药，拣选明净，同研，研极细末，收入小口瓷瓶，蜡封，勿令泄气。成人每分五厘，小儿减半（须依年龄递减），酒冲服。聂氏实验方，除去巴豆不用，外加当归一两，当门子加至一钱，尤效。

**主治：** 跌打伤、刀铳伤、缢死、惊死、溺死、压死、雷击触电（以上二种虽未试过，想亦可能有效）。虽身体重伤、内伤致死，只要身体较软，打开牙齿，用此丹灌服，移时腹中有气响动，再灌一次即活，如大便下紫血更妙。

**用法：** 成人每服用一分五厘，陈好酒炖温冲化灌下，牙关紧急者，打开牙齿灌之。灌时多用水酒使药下喉为要。活后宜避风调养。若伤后受冻而死，须放暖室中，忌见火，如活后转心腹疼痛，此瘀血未净，服白糖最佳。白糖饮，凡跌打损伤，如已气绝，牙关紧闭，先用半夏在两腮边擦之，牙关自开，急用热酒冲白糖数两灌入，愈多愈好。无论受伤轻重，服之可免瘀血攻心。白糖与本药相辅而行，至稳至效，勿轻忽之。

　　来历：此方载在《验方新编》，又经豫章彭竹楼民部家传施救，极有效验。清道光初年，民部宰直隶时，有人被殴死已有三日矣。民部往验，见其肢体尚软，即以此药救活，其余甫经殴死或死一二日者，全活甚众。维时磁州地震，压毙者甚众，民部遣人驰往，救活不下千人，大有起死回生之功。

　　实验：沪商巨子聂云台先生经其先人得自邠州孔刺史处传出此方，与原方略有加减，即除去方中之巴豆，加入当归一两，当门子加至一钱，照方修治，制药施送，历年所著效验甚多。"民国"二十一年（1932年）春，淞沪之战，聂太太悯卫国健儿之伤，曾以此药送上海骨科医院，交曾宝菡医师试用。据曾医师言，凡伤病内伤甚重而认为难治者，即以此药试灌，辄获奇效。因此药不多，遂托聂太太添制，但活土鳖虫急切无觅处，唯将家中所有尽予之，故视为珍物，非极危之症不轻用，用则有效也。又十七年前聂云台先生之公子，充童子军，尝过杨树浦，正在建设中之新桥一铁架倒下，击碎其脚踏车，并伤头骨，流血昏迷，立即车至同仁医院，医言脑内受伤，人力无可施，唯有听其自然之发展而已。彼家以此药灌之，两日服三次，第三日目开能言矣。"民国"二十一年七月间，双林蔡君焉明服务于上海美亚织绸厂，因深夜坠楼，震伤脑部，耳鼻各窍流血，人事不知，即车送某大医院，医见脑伤，谢绝施治。后觅严独鹤先生介绍至骨科医院，因重在交情，勉为收纳，姑且施治。但已气息仅属，施救无从着手，经曾宝菡医师灌以此药，移时闻腹中微有声动，再灌一次，即见声息活动，

## 介绍一张有价值的丹方——回生起死丹

乃从容做对症施治,数日方见苏醒,约二十余日始全恢知觉。蔡君感曾医师之德,曾医师不掠聂太太制送此药之功,乃亲自叩谢聂太太并重申其济世之愿,传方于双林救济院医药部,精选药物,照方配制,施送以救人云。

[《广济医刊》1933年第10卷第8期第11-13页]

# 饶有研究价值的古方

古人对于肝脏脏器疗法的认识为："补肝散"疗目失明，漠漠无所见。青羊肝一具，去上薄膜切之，置新瓦盆子未用者净拭之，内肝于中。炭火上炙令极燥，脂汁尽取之。别捣决明子半升，蓼子一合，熬令香，下筛，三味合用，食后以饮汤冲服方寸匕，渐加至三匕，不过两剂，能一岁复可夜读书。《千金方》

"调肝散"疗肝气之少，眼视恍恍，面目青白，眼中眵泪，不见光明。细辛、柏实各二两，蕤仁、甘草炙各一两，羊肝一具，去膜炙干。上五味捣为散，以酒冲服，方寸匕，甚良。《千金方》

青羊肝薄切，水浸吞之。治肝虚目赤，病后失明极效。《眼科龙木论》

"黄牛肝散"疗青盲积年方。黄牛肝一具，土瓜根、羚羊角、蕤仁、细辛、车前子等，共合为散。《千金方》

"羊肝"即草食动物家畜"羊"的肝脏。羊有数种，绵羊体较大而毛较长，身体较小而毛较短的叫做山羊，色黑肉青的就是羖羊（公羊）。羊肝的功效，羖羊较胜。

苏恭曰：羖羊肝补肝，治肝风虚热，目赤暗痛，热病后失明。并用子肝七枚，作生食神效。亦可切片水浸贴之。

孟诜《食疗本草》用以治病目失明。

《多能鄙事》用治不能远视。

《传信方》用治青盲内障。

《千金要方》用治虚损劳瘦，目视恍恍。

《外台秘要》用治雀目，至暮无所见。

《医镜》用治翳膜羞明。

《易简方》用于鸡盲（夜盲）。与熟地捣为丸服。

【橘泉按】"肝开窍于目""以肝补肝"等中医理论，打开古代医药书籍，触目皆是。谁也知道这种理论尚有待于探讨，尽管是这样，可是数千年来中医于事实上的应用的确有效。理论尽管不完全相合，应用既然有效，这当中必然有一种道理。原来先民由经验所得，知本品能治目疾。明目补虚者，实缘本品富含"铁质"及"维生素A"，用以治贫血衰弱及因缺乏"维生素A"而起的目疾，为近代医药最进步而最近发明的科学的最新疗法也。

考"维生素A"在人体存留小量时，须仰给于外物的供给。此物不能溶于水，而能溶于脂肪。热力却不能十分侵害。普通烹饪不致失去百分之二十以上，唯对于氧化作用颇易损失。尤其是臭氧（ozone）损害力特别强。本品有两个主要功能：①助生长；②预防和制止眼结膜干燥症和眼角膜软化症的发生。

"维生素A"不足所引起的疾患，并不限于眼病，人体全身各处的新陈代谢都有可能发生异常。例如：口腔内唾液及黏涎腺减少分泌，胰肝两脏起恶化，表皮发生角质化及消化系统和呼吸系统黏膜的表面均发生异常变化。Erindlay和Mackenzic并谓缺乏"维生素A"可能发生血液制造的障碍，引起高度的贫血。其他还可能减弱机体对疾病的抵抗能力。

自然界中的"维生素A"都来源于绿色植物，特别是菠菜及莴苣含量最富。其同一植物的含量，与其绿颜色的深浅成正比。动物的维生素均得自其食物。将其所有"维生素A"抽出，存贮于肝内，以备日后的应用，以抵抗疾病，增加体力。

一切动物的肝脏及脂肪内均含有"维生素A"，唯含量的多寡依动物的食物而定。草食动物的牛和羊，因所食的绿色植物（青草等）最多，故含量最丰富。新鲜的羊肝和牛肝对于缺乏"维生素A"而诱起的虚弱贫血、目疾青盲、角膜软化、结膜干燥以及全身营养不良、新陈代谢异常、疾病抵抗力减退等均有特效。因此可知《千金方》用治虚损劳瘦。孟诜用治病目失明；《眼科龙木论》用治肝虚目赤、病后失明；苏恭谓补肝虚风热等，其理论虽不确实，而功效却从实践得来。试观外台深师治积年青盲，又用"牛肝散"，显见其有效成分全系于由绿色植物摄取的"维生素A"的作用。

又热病之后，或出血病以及营养不良而致红细胞及血红蛋白减少之贫血，或原因不明之恶性贫血，则用肝脏之食饵疗法，近经学者研究之结果，已证实其有特别之功效。据此，则故纸堆中之陈旧疗法，在今日之下不啻化古朴为神奇矣。

[《国医公报》1934年第2卷第1期第72-75页]

# 科学常识问答

## ——甘草在医学及工业上之用途

问：我国药方中常有甘草一物，系何种化学成分，有什么效力？除医药外还有别的用途否？（江西卫平）

答：甘草为我国北部自然生长之野生豆科植物，生产之区域极广，绵亘长城内外黄河以北之地，如内蒙古、东北三省、山西、陕西、甘肃、新疆等处，皆为其蔓延繁殖区域。据日人南满铁道公司农务课之调查，前产地面积约有一万多平方公里。最近调查每年输出量为价值海关银额二百三十八万四千七百余两。而东三省被暴日所侵占后，此项损失当亦不赀。

甘草之有用部分为地下茎，色黄味甘，其内含之成分为甘草酸（甘草甜素）、碳水化合物、龙须菜素（粗糖）、木糖醇、脂肪、树脂、色素、苦味质、鞣质、蛋白质、亚盐、植物纤维素、淀粉、水分、矿物质等。本品之应用异常广大，医药上之应用为祛痰镇咳剂、扁桃体炎肿痛等；滋润咽喉部之黏膜，或制成甘草膏为其他药剂之调味药，及丸剂片剂散剂之赋型药。

甘草浸膏之制法：（《中华药典》）取甘草末，加氯仿水温润后按照渗滤法项下之规定（详见《中华药典》之附录），用氯仿水作溶剂，将所含之水液性成分渗取之，所得之渗出液用精制绵滤过，滤液加热约十分钟，俟蛋白凝固放冷，再用精制绵滤过，滤液置汤锅上时时搅拌，蒸发至软膏状，移置玻璃片或磁板上，涂成薄层，

采用70℃热蒸气干燥之即得，置干燥广口棕色玻璃瓶内，密闭贮藏，候用。

工业之应用：甘草浸膏为附加于烟叶中液体成分之一，有此成分

既能使烟草风味加良，且能常保烟丝之润泽而不干燥。外国所制之甘草浸膏，消费于烟草工业者，占浸膏总量百分之九十也。

在日本，甘草浸膏又大都消费于酱油工业中，以增加酱油之美味，又消费于糖食（茶点糕饼之类）工业者，量亦不少。

甘草浸膏之副产物，又可为制造灭火药沫之主要原料，即甘草根制出甘草浸膏后之残渣，加百分之五之氢氧化钠液，施以数分钟百吨之蒸气压力，行第二次之浸出，与以适当之温度而使浓缩，则此溶液有强力之泡起性质，可作灭火剂之原料，为防火剂中灭火液成分之一，其处方如下：

第一液：硫酸铝 11.0，水 8.0；

第二液：重碳酸钠 8.0，甘草残渣液 3.0，水 9.0。

将第一液与第二液混合，纳于防火剂中，而作灭火液。对于油类之火焰，消灭特强，为今日贮藏引火油类之处所必备者也。

甘草根供于以上之应用外，其最后之残渣中尚余根类之植物纤维质，此种纤维颇强韧，而耐屈曲，可利用其性质而造纸板，如供壁纸、绝缘纸等之制造，乃非常适当之原料也。

[《科学的中国》1934 年第 4 卷第 1 期第 45–46 页]

# 妇女带下的病理及疗法

名称的解释：人身有十二经络，还有奇经八脉。阴、阳、跷、维、冲、任、督、带，叫做八脉。诸经脉络都上下直行，独有带脉横环腰腹，如束一带。它的功能收束一切经脉，约束脾肾精气。带浊的由来，实由带脉不能约束而致子宫内膜容易分泌一种黏液，频频而下，所以叫做带下。

带下的来源：俗语说，十女九带。为什么女子带病独多，这是女子思虑特多，忧郁伤肝，肝病必及脾（中医理论"木克土"即是精神不舒而影响消化功能）。脾虚则消化无力，一面生湿，湿浊下注变成滑浊之汁；一面血衰不能荣其色，所以有带病的女子，经信往往不调，神色往往呈贫血现象。患这病的初起都不注意，久而久之脾病及肾（影响到内分泌及生殖系统），往往经年累月缠绵不易愈，腰酸腹满，头晕眼花，面色晦暗，力乏神疲，转成虚损不治的也很多，倒也不可不注意的。

治疗的分别：带下有青带、白带、黄带、赤带、黑带等的分别，还有白淫等，然而以白带居多。

白带——初起宜健脾渗湿，如四君子加薏苡仁、泽泻、车前子等。日稍久而腰痛足软。脾肾两虚者，宜补中益气汤或十全大补汤、止带丸、完带汤加味等处方。

青带——带下色青或如绿豆之汁，腥臭异常，这是寒证，宜用温补。此证每兼畏冷面青、腿足酸痛或少腹痛。笔者曾遇到过几次，每每用吴茱萸、柴胡、芍药、茴香、木香、白术、当归、黄芪、羌活、草豆蔻等，得获良好的效果。然也须兼参佐证以施治疗，不可一概如此。

黄带——带病而湿火炽盛的，其色每带一些黄浊。它的兼症往往有内热口渴、脉数舌黄、小便赤而少。宜侧重渗湿导火，稍佐清脾益胃，如川柏、黄芩、猪苓、飞滑石、黑栀子、茯苓、白术、车前子等，或四苓散、二妙散、三妙散等方。

赤带——带下色赤，似血非血，亦湿热陷于下焦，任带失固，血亦渗入其中，大概虚多邪少，宜胶艾四物加苓术或八珍散加减。此证尤须仔细研究的。假如所下之物黏稠腥臭的是赤带，或不黏而色淡红，点滴而下的是经漏。

黑带——有数种。有的如黄带而兼晦暗的，宜仿黄带例，如丹栀逍遥散。有的如赤带兼紫暗的，宜四物汤加桃仁、丹参或解带散等。有的色如黑豆之汁，光滑黏稠。大概湿火久郁、热极之故，可用利火汤或六味地黄汤加味。

白淫——临床上有时被误认为是白带，其实白淫和白带大不相同。白带初起每兼有湿邪，白淫则完全是卵巢内的涎水。该病的原因，多由手淫、意淫而来的。有几句经文可以证明笔者说的并非武断。秦古《痿论》曰："思想无穷，所愿不遂，意淫于外，入房太甚，宗筋弛纵，发为筋痿，及为白淫。"可见白淫较重于白带。等于男子的滑精阳痿，大有嗣续之危、生命之险。不若白带的十人九有，尽有不碍生育的——宜绝对地清心寡欲，并用固补，如龙骨、牡蛎、茯苓、菟丝子等药物。

以上所说的病理和治疗，一半参照旧说，一半推加新理，并证之临证的经验而成的。若照古来相传的女科书籍，往往拿五色配五脏，什么青带属肝、黑带属肾、黄带属脾、白带属肺、赤带属心等传统的归纳法。我想这种提法在现时代，应该批判地接受。我们假使求中医学理的进步，在进行基础学习和临床应用时，固然不能离开旧书本，但是也不可墨守前人的旧说。读古书不应死读书句，才有逐渐推演向前进展的可能哩。

[《幸福杂志》1934年第5期第70－73页]

# 锦纹将军传略及其战绩

将军姓黄，名良字火参。锦纹，以其衣锦荣归时人皆艳羡而加赠之雅号也。

锦纹将军祖籍四川，其父徙居陕西，出身草泽间。幼而好学，足智多谋体雄伟，具膂力，喜弄刀棍。每与邻儿为战阵之戏，指挥进退，俨然一雏形名将。在野时，已如鹤立鸡群，奇姿独标。时有神农道者过而识之曰，此子目光炯炯，志气轩昂，碧眼黄眉，确是良将之才，将来必为我国建立大功。自此将军更自负，藐视一切，乡人无有敢忤之者，于是又有草头大黄之诨号。

时曹操称雄，刘备崛起，汉室中兴，三分天下有其一。长沙太守张机，在官时颇有能声，爱民如子，慨然以人民之遭劫、百姓之沦丧为念，乃勤求良将，博采勇士，为救危保境之助。闻将军之名，厚礼以聘，英雄际遇，乃得大展其怀抱也。在长沙任内所立汗马功劳屈指难数。考汉史所载，文如伏龙凤雏，武如关张赵云。武绩文功，昭垂不爽。唯中间将军一段战绩，失之不传，未免为将军抱屈，爰为搜集而补志之。

时刘主用孔明之策，联吴拒曹。孔明与周瑜合谋，火烧赤壁之际，阳明府（腑之谐音）境内有黄巾余孽，小寇公魔，潜伏暗中。积草屯粮，招军买马。潜谋图逞，暗扰心腹，出其不意，夺去三座雄关：一幽门关，一兰门关，一回藏（回肠之谐音）关。分布公寇喽啰牢牢把守，将阳明全境践蹈糜烂。驿马交通完全断绝，地方人民处于水深火热之中，烂额焦头。并霸占运粮要道，将中央量糈劫夺无遗。

探马来报，急如流星，以致前方运输不能再进，后方兵民无以接继。全国摇摇欲动（风动之兆）。君民惊惶无措（神昏之象），呼救无应，危急迫在眉睫。幸长沙太守张机闻警，急拨将军领兵来援。

将军用兵如神，马不停蹄，星夜赴敌。来至第一座幽门关前，相度地势，回至营中，与谋士甘国老（甘草）酌议。即摆一调回（调胃）之阵（承）用急来缓受之法。将军身先士卒，亲自出马，带领莽肖（芒硝）先锋冲锋在前，甘谋士国老维持后方，未几，幽门关内一切敌贼尽陷入阵中，剿灭尽净。第一座雄关唾手而得。将军即出榜安民，部署一切。整队前进，来至第二座兰门关下，略为测度，即莞尔笑曰，谅彼公魔，乌合之众，老夫无足惧哉。即命副将枳实，裨将厚朴，叫关采其虚实，布设小阵取（小承气之谐音）。

三将进得关来，关内公寇，当之者糜，见之者逃。走马得关，于是稍为休息，散赈安民，翌日军行再进。但见前面雄关高峙，险峻非凡，来此已是第三座回藏（回肠）关也。该关非前此可比，其处道路曲折深远，险如羊肠。前方控制幽门关，后方直抵江门（肛门），为全国粮糈运输之要道。因乡糈由幽关运进，必从此关输出。若此关落于贼手，则前两关之路依然不能通行，犹之仍在贼人手握之中。因此将军未免忧容于面，辗转筹思，乃顾谓副将枳实、裨将厚朴曰，老夫自蒙张太守聘任以来，几经数十年，屡次临阵，必勇往直前，未尝胆怯。犹忆前年曾带领飞将虻虫、水将蛭子，共破干血岭，又同白面将桃仁、女将桂枝、莽肖先锋、甘谋士国老等，同攻蓄血关。又同大炮手附子，暗袭少阴阵，身经百战，战无不胜，攻无不克，因此阅历较深，经验较足。今据此关形胜天然，地势峻险，为全国区域之腹心。是阳明府境之冲要。既被敌贼盘踞，阻扼险隘，真有一夫守关、万人莫敌之慨。非余胆怯，实不可不以审慎出之也。并据探报匪首一名瘟魔君，善使开山大斧，有万夫不当之勇。一名公菌，身材虽细小，诡计奇谋百出，善施妖术毒气，复纵令喽啰四出焚劫，将全境所有精华悉数劫去,囤积关中,蹂践殆尽,若不一鼓铲灭,势必致全境糜烂。况阳明一境,为全国多财多物(多气多血)之地,此若一失,国必难保。

[《医界春秋》1934年第8卷第94期第21页,第95期第9–12页]

# 锦纹将军传略及其战绩（续）

吾辈身食汉禄，职居军人。忠君报国，保境安民，原为吾人之天职。今日斩关夺门，少不得要请各位尽其全力，决以大阵取（大承气）之。于是命芒硝先锋冲锋，挫其锐气；副将枳实专夺粮糈；裨将厚朴宽辟道路，以助进剿之功。将军自己乃奋勇当先，长驱杀入。贼首瘟魔手持双斧迎上，大战三百合，渐渐不支。将军奋其平生之力，鼓其雄厚之气，长枪直入，挑瘟魔于马下。公菌恰遇芒硝，混战一场。正在难解难分之际，适将军赶到相助，大杀一阵，公菌不支，乃率残匪余孽，尽向江门（肛门）而遁。三关一带，得以肃清余匪，扫荡残魔，阳明府境乃得恢复其运输之道路交通，重兴其财富之区域。此宁非锦纹将军保汉之丰功伟绩乎。因为之搜集，而补志于野史之中耳。

【橘泉按】医药之常识，最好以小说体例，灌输于社会，使人读之，不生枯索乏味之慨。前读《医界春秋》第十九期，见余择明（无言）先生有金银花女士艳史一篇，载之余兴栏。读之不胜欣慰。爰仿其意，为锦纹大黄作传。写竟，因思如余君所云，读者未必尽为医界中人，故特附索隐，以明著者之意耳。

（索隐）大黄，即锦纹将军，又名黄良火参。医药肇端于黄帝，故曰黄帝后裔。神农尝百草，大黄乃神农氏识之者。黄眉碧眼，形容其色之黄耳。

三承气汤，乃仲景（即张机）所立。三方皆以大黄为主药，所治阳明腑证，调胃承气汤，治中焦幽门（胃之下口）。小承气汤，为轻剂探投，可通阑门（小肠下口）。大承气汤，治阳明腑实，燥结回肠（大肠）。神昏谵语之重候，乃大剂也。至于肠腑之所以结实者，无非外热内攻，里积坚结，微菌繁殖，劫夺津液所致。大黄、芒硝、甘草，为调胃承气。大黄、枳实、厚朴，为小承气。大黄、芒硝、枳实、厚朴，为大承气。大黄、水蛭、虻虫，为抵当汤，破干血。桃仁承气汤，治蓄血。大黄附子汤，攻少阴。以上皆仲景方也。瘟毒大都直攻。大黄为瘟魔之劲敌。细菌形虽小，其毒颇烈，有如现世小鬼之暗施毒气战争，不可以其短小而轻视之。阳明以通为顺，并且为多气多血之乡。邪毒盘踞，最易肇焚，非承气之攻阵破坚不可。曷克胜任，芒硝之冲锋，谓其有化坚之功。枳实专夺粮糈，以其消积。厚朴功能宽肠，故谓宽辟道路。甘草只能参谋战阵，安抚良民，用其维持后方。大黄力雄气厚，奋勇当先，将阳明腑（胃大肠）中一切瘟毒、微菌、坚积，悉数攻下，由肛门排出，肠胃乃得恢复其交通，重振其消化之机，以资生气血。宁不是回复其财富之区耶。

[《医界春秋》1934年第8卷第12号（96期）第7-11页]

# 《增纂（编）国药新辞典》自序

我国药物昉自神农创作稼穑之余，研究食治却病之道，尝百草辨性味，以定有毒无毒，而分上中下三品，列药三百六十五种，为《本草经》三卷，是为中国药学之祖。降及汉代，疗法渐备，效药随增。至梁·陶弘景，增汉魏以下名医所用之药三百六十五种，合七百三十种，成《名医别录》七卷。嗣后本草研究，代有著述记录愈详，收载愈广。至明·李时珍搜罗诸家，访采各方，综合历代，重加整理，芟复补阙，析疑正讹，著《本草纲目》五十二卷，收载药物一千九百三十八种，可谓集本草学之大成。但有效药物每随时发现，至清·赵恕轩乃续《本草纲目拾遗》十卷，又增药物七百七十余种。国产药物之记载，至李赵之著，不可谓不详且备矣。唯其时科学未启，说理欠详，论形性说功效，每以色味配五行，语涉玄虚，不合实际。欧亚交通以后，科学日昌，东西各国学者利用自然科学分类法，研究动植矿物之形态，进而分析其质性，为化分化合之实验，其药学专家，如日本之猪子吉人氏、长井长义氏等，研究我国药物以来，已获不少发明新药之成绩。防己、远志利用于东倭，麻黄、当归见重于西欧，此可知中国本草所载药物是供科学研究。然则《本草纲目》一书，河间纪氏虽推为渊海，赵氏《本草纲目拾遗》一书，虽益其流，而未免过时为旧矣。东西各国药学新说，及动植矿物形性科属、生态、质性等，均已见于各科书目之中。学者苦其散漫，兼收并蓄综合为难，临时稽求不易入手。当兹新旧过渡时代，参证科学之实验，罗列古人之记载，汇为一编，似已不容缓矣。余不自量力，殚五载光阴，编纂是书，名曰

"增纂国药新辞典"，其编辑体例及参考用书，详于例言，要亦一时一人之见耳。庄子云"我乃见笑于大方之家"，其胡能免，纠谬匡正，敢持此书，请益于海内同志焉。

[《医学杂志》1934年第78期第75页]

# 药店亟应纠正之一问题

## ——赤小豆与红豆

红豆即是相思子,为豆科槐属植物,叶为偶数,羽状复叶,自许多小叶而成,花为蝶形,结实为荚状,子如小豆,半截鲜红色,半截黑色。

本品之成分含有类似蛋白质及黄褐色 Abrih.Jefnircin 可溶性粉末,味苦,有小毒,为解热杀虫药,可治眼炎(眼结膜炎)。以此子 12 粒浸热水中,片时脱去外皮研为粉末,入沸水 200 毫升,浸 24 小时,滤过,再加硼酸少许为防腐剂,用为点洗慢性眼炎有特效。其作用颇危险,往往发燉肿,故须专科医生方敢用之。眼结膜顿起剧甚之燉肿,眼炎随之而愈。殆依其反动而促进治愈,此其有惹激之作用可知也。

赤小豆亦名红豆,俗称赤豆,亦为豆科植物,一年生草本。农家种之以为杂粮。茎高二尺余,叶由三小叶而成,小叶卵形,末端尖,花为黄色蝴蝶形,果实为细长之荚,种子暗红色。其品类颇多,入药用者须选其暗红色而坚实之小粒。

本品之药效成分虽未详,于营养上分析,每百克含窒素物 18.55 克,无窒素物 55.72 克,脂肪 0.89 克,木纤维 8.80 克,水分 13.10 克,灰分 2.94 克。味甘淡,为利尿药及解毒药,常用于水肿、脚气、肿疡等疾患。与猪苓、泽泻、商陆等同用,善消水肿;与槟榔、木瓜等同用,于脚气有特效,与当归、赤芍奏著效于退肿毒排脓治疮,此盖具有强力之利尿排毒作用也。

笔者常询药店朋友:冰片贮藏何以须用赤小豆?据云:冰片中放置赤小豆可免耗损香气。彼即示以藏冰片之匣,见其中果有小豆数粒。细视之,形小质坚,半红半黑,实红豆也。因诧而诘之谓:此乃红豆,即相思子，何竟误作赤小豆？据称此即赤小豆。医生开方以用小豆者，彼唯有此物。除此之外，并不知尚有其他赤小豆，此从古以来如此，并无错误云云。

笔者当告以此物系相传错误。今后医方用赤小豆，谓配以六陈粮食店所售之赤豆，如医用红豆或相思子方是此物，因请他纠正错误。彼谓此问题若纠正恐非一地一方所能减事，盖药材市场及药行拆兑，均以此物为赤小豆云……呜呼，旧药业之暮气深沉，因循错误而不改革，类此者不知凡几。欲改进中国医药，此等处当先注意。深望药界有志青年，急起纠正为幸。

[《昌明医刊》1935年第1卷第2期第1-2页]

# 单方汇报（一）

中国医学由单方汇集而成，故部分理论虽玄，而效验甚著。唯流传民间之单方而未经医家整理者，为数甚多，殊属可惜。吴兴叶橘泉大夫有见及此，特于浙江双林镇创办"国药单方实验研究社"，编辑"单方汇报"一种，用为初步整理。兹按期由本志刊载，以广流传。

编者附识

## 一、麻疹（瘖疹或麻痧）预防药

紫草根五钱　广木香八分　白术钱半

服法：用水一大碗，煎至半碗，一日分三次服。小儿依年龄递减。连服四五日，可以免疫，即使传染，亦少危害。

应用范围：麻疹流行期间，小儿最易传染，尤其如小学校中，如有一人发生本病时，未患之小儿及成人，不论男女，均宜速服此方预防，以免传染。

## 二、喘息方

麻黄（去节）一钱，杏仁四钱，生甘草一钱，生石膏（研）五钱，没食子二钱。

服法：以上诸药煎服，作一日量，用水一碗，煎至半碗，分三次服。

应用范围：哮喘气急，时发时止，发则气息喘促，不能平卧，喉中有笛声，苦闷特甚。于临发时服之，可以连服数日，多服无流弊。

## 三、齿龈痛方

桃仁三钱，生甘草一钱，桂枝一钱，元明粉二钱，生大黄二钱。

服法：前三味煎浓去渣，乘热用药冲泡后二味，复盖半小时，俟元明粉溶解，去大黄渣，分二次温服，得大便微利尤佳。

应用范围：牙齿痛，不论上下何牙，以牙龈肿胀、齿浮、有牙根充血现象者为标准，尤其于大便秘结者更合宜。如一服后，大便不行者，可加重其量。服后即使大便不行，其痛亦自止。若患者大便自调时，亦可服，唯孕妇忌用。

### 四、驱蛔虫方

桃树叶五十片（不拘鲜干）洗净。

服法：将桃叶捣碎至极细，开水冲，饭前空腹连渣服，一日三次，有驱虫通便之功。

应用范围：腹痛时作时止，贫血萎黄，腹膨胀，或呕吐，鼻痒，大便或秘或溏泄，有时见有蛔虫由粪便而下，或经医师诊断证明是蛔虫病患者可用。

### 五、水肿方

大蒜、商陆、木通、生姜、冬瓜子各一两

服法：将药共盛入绢袋中，加赤小豆一升，水二升，与药袋合煮，以豆熟为度，去药食豆。嫌难吃，可略加白糖，分数日吃完，即小便通利而愈。重者连服二三料。

应用范围：水肿，全身及四肢均浮肿，皮色光亮，小便不利，属于泌尿功能异常为病者。

### 六、流行性感冒咳嗽方

荆芥二钱，桔梗钱半，杏仁三钱，甘草一钱，象贝三钱，苏叶钱半。

服法：用水二盏，煎至一盏，一日分三次服。

应用范围：头痛咳嗽，或畏寒鼻塞流涕，或胸胁痛，四肢骨节酸痛，咳嗽黏痰不松，一地方之中流行以上相同之患甚多者。

### 七、肠痈方

败酱草（中药店有售）一两，米仁一两。

服法：用水二碗，煎至一碗，一日分二次服。

应用范围：肠痈，即阑尾炎，在右腹部下角胀痛，按之有形，腹肌拘挛，右足屈伸不利，甚则屈不能伸，大便秘结，局部红肿，手扪之觉热者是也。

### 八、冻瘃方

猪牙皂角切片（不拘多少）。

用法：将皂角片放置小手炉中，烟熏患处，一日三四次，未溃者即愈。已溃烂者，多熏亦有效，然熏后须另外涂九号方（即冻疮方）。

应用范围：专用于手足冻伤等处（在颜面者不用此方）。

### 九、冻疮方

猪脚爪壳，肉铺屠猪场有（不拘分量）。

用法：将爪煅存性，研极细，生猪油调涂患处。

应用范围：专用于冻疮溃烂时。

### 十、两脚流火方

蕲艾四五两（无论新艾陈艾均可，分量以多为佳）。

用法：以水十大碗煎浓汤，先熏后洗（熏时上面罩以布衣，勿走热气，尽熏，待汤稍温，即洗患处）。一日二三次，数日即愈。

应用范围：流火即"足丹毒"。初起有一红筋自腿下移，至小腿则色红，形微肿且痛，全身症状则有恶寒发热，甚则恶心呕吐，胸闷烦渴，神昏谵妄，红肿下移至足踝时，往往留而不去，间或酿脓溃疡。本病患者，不但无免疫性，而且一次患后，往往易起复发。

### 一一、孕妇恶阻方

姜制半夏二钱，茯苓三钱，生姜三钱，伏龙肝二钱。

服法：以水二盏，煎至一盏，去渣澄清，一日分三次温服。

应用范围：妇人怀孕二三月间，恶心呕吐，不能饮食，食则吐出，诸药不效者，此方有效。

### 一二、皮肤疥癣方

大枫子肉六两四钱，枯白矾四钱，轻粉四钱，鞭炮药（鞭炮中之药心）四钱，花椒末四钱，樟脑四钱，雄黄四钱，猪脂三两二钱。

用法：上七味，加力研匀，将猪脂烊化，和前药调匀收贮，用清洁白夏布或绢包药，搓擦患处。如愈后，须将里衣及被单煮过。

应用范围：皮肤传染病、疥癣瘙痒等患。

### 一三、顽癣方

斑蝥三十个，蟾酥三钱，土槿皮五钱，白附子三钱，胆矾三钱，密陀僧三钱。

用法：以上六味研极细末，用上好高粱烧酒四两浸三五日，每次用新毛笔醮涂三遍至七遍，日夜三四次。觉刺辣或起泡出水，则愈更速。

应用范围：顽癣，又名金钱癣，皮脚起痒，初如钱，或如手掌大，色或白或紫，增厚如牛皮，故又名牛皮癣，颈项或足膝手臂等处往往患之，经年累月，为顽固难愈之患。

### 一四、颈项瘰疬方

昆布一两，海藻一两，海带一两，象贝一两，青皮七钱。

服法：以上诸药共研细末，每服二钱，饭后开水冲服，一日三次。

应用范围：颈淋巴结结核，如核如桃，推之能移动，不痛不痒者，名瘰疬，用之有效。

### 一五、梦遗方

化龙骨六钱，韭菜子一两，茯苓一两，生山药一两，芡实肉一两，莲肉粉一两。

服法：以上六味共为细末，蜜丸，每服三钱，一日三次，淡盐汤下。

应用范围：夜梦遗精，腰酸膝软，乏力，或盗汗，或记忆力衰减等。

## 一六、齿痛含漱水

细辛钱半，荜茇钱半，白芷钱半，防风钱半，樟脑一钱。

用法：以上诸药以水煎浓去渣澄清，含漱痛处，数分钟唾弃，日含三五次。

应用范围：齿神经痛，遇风冷热饮均痛，痛甚觉抽掣，连及颊脑颈项等。

## 一七、产妇乳少催乳方

王不留行二钱，漏芦二钱，当归二钱，黑芝麻四钱，通草一钱，钟乳三钱。

服法：另用猪蹄足（爪踝跟）一只，煮汤一大碗，吹去油，用汤代水煎药，一日服三次。

应用范围：产妇哺乳期中，因身体衰弱乳少，或忧思郁忿致气滞乳闭不下者，此方连服三四剂极效。（待续）

[《明日医药》1935 年第 1 卷第 3 期第 281－285 页]

# 单方汇报（二）

### 一八、手指头生疮肿痛甚、俗名天蛇头疗方

猪胆一个，冰片一分（研至极细），蜂蜜一钱，硫黄五分。

用法：将胆汁倾去三分之一，加入冰片、蜂蜜、硫黄等，搅匀后，将患指头插入胆囊中，俟胆汁热，再换一个。

应用范围：不论男女，患在指头，肿大炽热痛甚者，均可用，唯患部不热不肿者，不可用此方。

### 一九、小便胀闭不通

蝼蛄四只，蟋蟀四只。

用法：将二物焙燥，研极细末，用生甘草三钱煎汤，分二次冲服，病重者可加倍，颇有效。

应用范围：小便胀闭，中医称癃闭，系小便点滴不通，少腹膨胀，危急欲死者，急服此方，能速通。

### 二十、妇人赤白带下方

臭椿树根皮三钱，白芍三钱，良姜三钱（煅焦），黄柏三钱（煅焦）。

用法：以上四味共为末，或为丸，一日分三次，米汤饮下。

应用范围：白带之原因很多，均属子宫阴道分泌过甚，本方有收敛消炎作用，无流弊而可用，即对于淋浊性，亦不禁忌。

### 二一、痔疮熏洗方

连翘二钱，刺猬皮二钱，桔梗二钱，川椒二钱，山葱三钱，生甘草二钱，防风三钱，马前子（木鳖子）三钱，皮硝三钱，青盐二钱，

车前草三钱，透骨草（白凤仙花草）二钱。

用法：以上诸药煎汤一大盂，乘热令患者坐其上熏患处，候温，洗涤患部，一日二三次。

应用范围：外痔或内痔时时脱出者，较易熏洗。唯此药有毒，勿误传入口内。

### 二二、顽固头痛方

斑蝥一个，去头翅足研细。

用法：以手指挨揿头上，有一处觉着更酸痛，用笔记之，即将斑蝥末置于膏药中，贴于所记痛处，数小时俟起泡，以针刺出黄水即愈。

应用范围：头痛，偏头痛，时常发作者，顽固不愈，不因感冒及其他原因而时时发作者用之。

### 二三、止嗽散

桔梗八钱，荆芥八钱，紫菀八钱，百部八钱，白前八钱，甘草三钱，陈皮四钱。

用法：以上诸药共研细末，每用三钱，开水下，一日二三次。

应用范围：感冒咳嗽，有痰不松，久咳不已等症。阴虚肺痨、潮热咯血者忌用。

### 二四、胃脘痛方

金香附三钱，当归三钱，柴胡醋炒八分，延胡索钱半，五灵脂钱半，杭白芍二钱，紫丹参三钱，淮牛膝二钱，台乌药一钱，十大功劳叶钱半，伽南香一分五厘（研细冲）。

用法：以上诸药以水煎浓，一日分三次服完。

应用范围：凡农夫苦苦劳伤而作痛者甚效，连服七八剂即可缓解。

### 二五、流火方（西医书中之足部丹毒）

番木鳖一个　菊花二两

用法：将野菊花煎浓汤，番木鳖蘸菊花汤在鲨鱼皮上或砂碗底上磨成浓汁，涂敷红肿处，一日二三次。另以野菊花汤频饮代茶。

应用范围：腿胫红肿，或腿胯起核，红晕渐渐下移，或留滞则化脓毒，红肿，发热，恶寒，既不能步履，又不能睡眠者，用之即肿退痛消。

## 二六、咽喉乳蛾方（扁桃体炎）

白丁香二十粒（即雄麻雀粪两头尖者是），研细末，以砂糖和为丸二粒。

用法：每用一丸，绵裹含咽其汁，甚者不过二丸，有效。

应用范围：咽喉两旁红肿梗痛，吞咽不利，张口视之见小舌旁有红肿如乳头状，或左或右，或两旁均有者，其人恶寒发热头痛等，均可用以消炎。

□河南省百泉乡村师范学校社友张爱棠君介绍丹方二则：

## 二七、治瘰疬方

牛黄半分，蟾酥三钱，斑蝥七个，巴豆七个，蜘蛛十个，白矾少许，独瓣蒜一个，大枣一个，百草霜少许。用法：以上诸药共为泥，用细绢包好，一塞鼻孔，一握手内，至稍微有汗为止。

应用范围：专治瘰疬。

## 二八、治毒虫咬方

狼毒，白矾，胡椒。

用法：以上各药等份，研为细末，用鸡蛋清和之，凝为块形，晒燥收贮，用时对水化开，涂于患部即成。

应用范围：用于蜂蚁蝎子等蜇伤，止痛有效。

【橘泉按】皮肤涂药，亦有吸收作用，白矾最好少用些较妥。

兰溪社友严讨阀君介绍验方五则：

## 二九、疯狗咬方

草兰根四两，黄酒二碗（约一斤）。

用法：先将草兰根用水洗净，加入黄酒三碗煎成一碗去渣，食前服，其毒自从尿道化血而出。

应用范围：疯狗咬后宜速投此方。十岁以下小儿用三分之一，十岁以上十四岁以下小儿用五分之三（经两人试用有效）。

### 三十、消痔管方

蜈螂二只，扑灯蛾十只，麝香一钱。

用法：把蜈螂和扑灯蛾同放一罐中覆盖，经过一夜取出，再加麝香阴干，研作细末，用之吹入痔管，拔出水脓即愈。

应用范围：多年痔漏，一经生管，即难痊愈，此方有效（经六人试用有确效）。

### 三一、破瘰疬方

野菊花五钱，黄酒一碗（约半斤）。

用法：将野菊花捣烂，和黄酒一碗，煎沸去渣，食前一小时饮下，将残渣置包患处。

应用范围：瘰疬经久未破，用此方内服外敷，脓血即排出，然后渐渐生出肉芽而愈。倘一次无效，可赓续应用（经二人试用有效）。

### 三二、三日疟方

雨前茶三钱，胡桃肉五钱，川芎五分。

用法：先将胡桃肉敲碎，同雨前茶、川芎入茶壶内，以滚水冲泡，在未发寒前，乘热频频饮之。

应用范围：此症隔二日发作一次，发作期分恶寒、发热、发汗三期。恶寒期，脉搏及呼吸迫切，面容憔悴，口唇发白；发热期，灼热难堪，头痛眩晕，口渴烦饮；发汗期，汗出淋漓，体温下降，诸症消散，小便浓厚。用此方，一次即愈，多则三次（经三人试用有效）。

### 三三、鼓胀方

灶马三只，莱菔子钱半。

【橘泉按】：灶马，一名灶鸡，形如蟋蟀而体肥背驼，俗名驼背鸡，足长善跳跃，色淡灰，夏日栖阴湿地，夜间多集灶壁间。

用法：灶马焙干，同莱菔子共炒，研为细末，作一日量，每日早晨用热黄酒吞下，连服一旬即愈。

应用范围：下腹部鼓胀，全身运动困难，腹部皮肤呈苍白色，且有光泽，下肢及阴部往往浮肿。凡患此症者，可用此方。

【橘泉按】　以上五则，据严社友云：试验有效，弥觉珍贵，还祈诸社友注意试验，并希函告。

### 三四、鼻衄不止

生栀子一两

用法：水一碗，煎至半碗，候冷顿饮，用焦山栀研末，吹入鼻中。

应用范围：鼻出血而身体发热，心胸烦闷者有效。

[《明日医药》1936年第1卷第4、5期合刊第463－466页]

# 单方汇报（三）

### 三五、烂廉疮方

精制炉甘石四钱，煅石膏一钱，正梅冰片三分，白蜡一钱。

用法：以上诸药共研极细，用麻油调敷患处。

应用范围：脚腿胫上生疮，溃烂疼痛。在女子患者俗称裙边疮，因月经关系，最不易愈，往往年深月久，诸药不效。此方极良，并可兼治灼伤、冻疮久不收口等症。

（浙江武义善庆坊）社友朱乡荣君介绍丹方二则如下：

### 三六、局部麻醉药方

川乌尖二钱半，草乌尖二钱半，生半夏二钱半，生南星二钱，荜茇二钱半，蟾酥二钱，胡椒五钱，细辛五钱。

用法：以上诸药为细末，用烧酒调擦敷局部。

应用范围：凡割疮毒或取子弹木刺等时，用此药擦敷，能使局部麻木不痛，有西药中之奴夫卡因之功。

### 三七、疮毒咬头方

铜绿一钱，松香一钱，制乳香一钱，制没药一钱，杏仁一钱，生木鳖研末一钱，蓖麻子去壳一钱，巴豆不去油二钱，白砒一分。

用法：以上诸药共捣成为丸，如绿豆大，每用一粒，放疮头上。另用不拘何种膏药盖上，待皮破即刻洗去，分别证候另用药治。孕妇胎前产后忌用。

应用范围：专治疮毒肿胀，内有脓而皮不破者甚效。

石塚社友范义田介绍丹方三则（通讯处由本社转）：

### 三八、小儿脓耳方（中耳炎）

桂圆肉三个去核，明矾如桂圆核大三颗。

用法：将矾包入桂圆肉内，放瓦上煅焦存性，研细末，用麻油调涂，或滴入耳内。

应用范围：小儿两耳或一耳气臭，有脓水淋漓不断者，俗称臭脓耳，有效。

### 三九、肾囊风方（绣球风）

尿浸石膏四钱，上梅片四分，制甘石二钱，青黛粉一钱。

用法：以上四味，共研极细，用麻油调敷患处，早晚二次，以愈为度。

应用范围：男子阴囊瘙痒流脂，继而结靥，至阴囊阳物皆肿，很痒且痛，步履不便。

### 四十、疝气方

橘核五钱，小茴香一钱，细辛一钱，炙甘草一钱。

用法：以上诸药合研筛去渣，分两次，食前用热陈酒一碗冲服。如不能饮酒者，和水对冲可也。

应用范围：疝气小腹胀，下引睾丸或睾丸偏坠肿痛，牵连阴胯。

（浙江湖州虹桥弄六号）宋鞠舫先生介绍丹方三则：

### 四一、肠痈方（阑尾炎）

红藤（草头药摊有售）一两，绍酒二碗。

服法：酒煎红藤至一碗，午前顿服卧之，午后用紫花地丁一两，酒二碗煎至一碗，服后痛必渐止。再以当归五钱、石葛巴五钱、白僵蚕二钱、蝉衣二钱、天龙（蜈蚣）一钱、川大黄一钱、蜘蛛二只，焙干研为细末，空腹好酒调服一钱许，自然逐渐消失。（鞠舫按：该方曾载《新闻报》茶话，且云试验已效。此方实出杨玉衡《伤寒温热条辨》。红藤为省藤之红者，石葛巴即映山红之根也）。

应用范围：肠痈腹痛，足屈不能伸。

### 四二、活蜘蛛治蟹壳疔方

用法：用蜘蛛放患处，该蜘蛛自会吸去脓血，俟蜘蛛吸血过多腹膨时，倘毒未净，再换一只，继续施行三四次后，毒净肿消而愈。

应用范围：手背处患疡，俗名蟹壳疔。

### 四三、蛀牙痛方

用法：用没食子切贴患处含之，片刻痛即止。

应用范围：蛀牙作痛。

（江苏金山张堰尚书浜）社员吴海筹介绍丹方三则。

### 四四、小儿遗尿方

用雄猪势（生殖器）一二具红烧煮熟，令小儿啖之，大有效。

[《明日医药》1936年第1卷第6期第551－552页]

# 单方汇报（四）

### 四五、痰疬方

土狗（地子）一只（焙燥），白砒少许，壁虎一只（炙燥）。

【橘泉按】土狗即蝼蛄，壁虎即守宫，俗称四脚蛇，常居壁间。

用法：以上诸药共研细末，置膏药中贴患处，日换一张，渐渐消散而愈。

应用范围：痰疬，即颈项之瘰疬未破者。

### 四六、妇人足臁疮久不收口方

腌猪脚爪壳煅存性，加冰片少许研细粉，用麻油调涂患处立效，即足趾皮疮亦效。

（浙江上虞学宫路）社友戚肖波介绍丹方三则：

### 四七、调经方

紫丹参一斤切片，晒燥为细末，用好酒泛丸，每服三钱，开水送下，每日二次。

应用范围：用于女子月经不调，或先，或后，或多，或少，或痛经等。

### 四八、诸种牙痛方

用桂花树皮，不拘多少，煎汤去皮，煮去壳鸡蛋数个，待熟连汤饮，数次即愈。

### 四九、疟疾膏

巴豆二两去壳，捣研净末五钱，白胡椒二两，草果去壳二两。

用法：以上诸药共研极细末，掺入膏药中，于临发前两小时，将膏药贴于背脊骨第三节处，一周后取下。

应用范围：一切疟疾。

社员报告丹方试验成绩简述如下：

一号方：（湖南湘乡吉升门五号）社员罗韵盦报告。

本方录登《湘乡民报》，经多数医家试验称，完全得免疫者十之三四，其余虽出麻疹，则病势颇见减轻云云。

又：（河南开封府建设厅街一号农村合作委员会社员）吴景芳报告。

本处因久晴，麻疹流行颇剧烈，以一号方令本人及亲友小孩五六人服之，麻疹虽出，均饮食如常，并无寒热症状，经过颇顺，足证本方有解毒凉血作用也。

二号方：社员罗韵盦报告。

王氏，女，三十岁，素患支气管哮喘，每发则呼吸困难，时发笛音，后吐黏稠之痰，令服本方三剂痊愈。

十二号方：（通信处见前）社员张爱棠报告。

李国卿，男，十七岁，百泉中学学生。患指间发生小结节及小水疱，瘙痒剧烈，夜间尤甚，以本方施治，三次痊愈。

又：社员朱乡荣报告。

患者骆骥才，自诉患疥已三月，曾一度注射"九一四"无效。用本方搓擦三日痒止，七日愈其半，二十日痊愈。

又：杨李氏，患疥甚剧，现用此方，虽仅二三日，已见卓效。

八号方：（兰溪实验县南街太和堂转）社员严讨阀报告。

患者兰溪李为生，男，二十三岁，冻疮肿部溃烂，周围红肿有痛感，患处约碗口大。用本方熏后，同时并用九号方调涂十三次，经五日而愈。

四号方：（湖北老河口惠民医院）社员范友信报告。

患者男，十一岁，不时腹痛，而痛时嚎哭，用显微镜验粪发现蛔虫卵颇多。以四号方令如法施用，三日后排出蛔虫二十余条，腹痛亦愈。查本乡常以桃叶药死跳蚤，则桃叶内含有杀虫成分无疑。

十一号方：陈女，二十一岁，来院求治。每晨呕吐恶心已两星期，怀孕三个月，食欲减退，精神衰颓，懒于做事。断为孕吐，以十一号方服三次，症状即消失。

### （五〇）治毒蛇咬方

鲜马齿苋约二三十两（愈多愈妙）。

【橘泉按】马齿苋，随处有产，为一年生草本植物，叶小倒卵形，肉质厚而柔软多汁，茎带赤，平卧地上，夏日开小黄花，浙江湖州俗称酱瓣叶草，夏秋两季很多。

用法：以上药一味，捣取汁一茶杯，一次顿服，连饮三四次有效

应用范围：蝮蛇、赤练蛇等毒蛇啮人，马上黑肿痛甚麻木，目昏不见人，气急垂危者，一边紧急将患者送医院，一边可用此汁频饮，多饮，自有效验。

[《明日医药》1936年第2卷第1期第91-92页]

# 单方汇报（五）

### 五一、治白浊有特效的"五龙丸"

海金沙五钱，生半夏五钱，生大黄五钱，生龙骨五钱，川柏五钱。

用法：以上诸药共研末，用猪脊髓二两打丸，如梧子大小，每服二钱，一日三次。

### 五二、治习惯性便秘方

柏子仁一钱　每日清晨一次吞服，常服有效。

### 五三、治小儿小便数及遗尿方

白薇三钱，桑螵蛸三钱，白芍二钱。

服法：以上诸药共煎服，每日一剂，分两次服，有效。

### 五四、治妇人乳无汁方

漏芦三钱，石钟乳四钱，天花粉五钱，木通四钱。

服法：以上诸药共煎饮，每日一剂，分两次服，有效。

### 五五、治坐骨神经痛方

乌头三钱，石南叶四钱。

用法：以上两药为煎剂，分数次频饮，以痛止为度。

【橘泉按】乌头有剧烈毒性，用三钱恐太重，姜君有否亲验？希姜君有以补充理由方妥。社员如用此方试验时，乌头须用药店制熟者并祈先用四五分最多用一钱为妥。

以上六则均系江苏张堰姜白鸥社员介绍：

### 五六、治妇人乳闭方

苍术二钱，栀子二钱，巴豆三粒，川军（大黄）二钱，银珠二钱，古月（胡椒）五钱，生姜七片，葱白七茎。

用法：以上诸药研细和葱姜捣合，置手心内用布包裹，出汗即愈。

应用范围：产妇乳痈（急性乳腺炎）初起及急性淋巴结炎之未成脓，用之均效。

## 五七、中风口眼㖞斜方

全斑蝥二个，生巴豆二粒，姜酌用。

用法：以上诸药共捣烂，左斜敷右，右斜敷左，口眼正即拭去。

应用范围：凡颜面中风，颜面神经麻痹，初觉即用本法甚效。

以上二则系山东维县亚洲医院于抡轩社员介绍。

## 五八、牙痛奇效方

人中白一钱半，川连一钱半，四六片四分（橘泉按：当系冰片）青黛一钱半，尿浸石膏六钱，煅月石三钱。

用法：以上诸药共研细末。

应用范围：牙龈肿胀，腐烂疼痛，或流血水，以此药粉日吹三四次即效。如有寒热，并服汤剂。

## 五九、三白散

飞滑石一两，熟石膏五钱，枯矾三钱。

用法：以上诸药共研细末。

应用法：脚蛀（脚趾丫出水）及治皮出水，阴囊下出水，以此药干撒患处极效。以上两则系金山张堰石皮弄萧公硕社员介绍。

## 六〇、目疾单方

蒲公英鲜者四两或干者二两。

用法：以上一味煎汁熏洗患处，日数次，并以此物代茶，日服数杯。

应用范围：凡目疾初起，无论风火诸疾，皆可用此，屡经试验。因病之轻重，有用一二日愈者，有数日愈者。症重者，耐心洗服，莫不收功。

### 六一、失血单方

百草霜五钱　童便一杯。

用法：以上两药调和服下，一日二三次。

应用范围：凡吐血、咳血、咯血、衄血，服此方止血，而无流弊，功效神速。

### 六二、偏头风单方

萝卜捣汁，滴入鼻孔中。

应用法：神经性偏头风，无论偏左、偏右，左痛滴左，右痛滴右，以箸蘸汁少许滴入，仰面少顷，有镇静神经之功。

### 六三、催生单方

黄色向日葵花瓣，不拘分量，愈多愈妙。如遇难产，以此物煎浓汁服下即产。屡经试验百余人功效神速。

以上四则系贵州贵阳县三块田一〇五号王聘贤社员介绍，并云出自《医学衷中参西录》一书。

### 六四、痢疾及水泻方

苍术三两，杏仁三两，羌活三两，煨川乌两五钱，生大黄二两，熟大黄二两，生甘草二两。

用法：以上诸药共研细末，密贮瓷瓶，每服四五分，小儿减半，孕妇忌服。

应用法：赤痢，灯心草三十寸煎汤下；白痢，生姜三片煎汤下；赤白痢，灯心草、生姜同煎汤下；水泻，米汤下。

### 六五、小儿虫疳方

雷丸五钱（用苍术煎浓汁浸透），炒使君子肉五钱。

用法：以上诸药共研细末，密贮瓷瓶。

应用法：小儿腹胀时痛，欲食，食则胀，面黄肌瘦，腹大，每服药末二钱，和入鸡蛋一个内，用葱油盐煎炒食之，一日二三次，其虫自下，服完病愈。

以上二则系上虞戚肖波社员介绍。

社员报告丹方试验成绩简述如下：

三号方：社员严讨阀报告。

患者方一良，二十六岁，男，齿龈充血，浮肿疼痛异常，用本方服三剂，历二日即如常。

五号方：社员范义田报告。

患者陆岑氏，三十九岁，女，全身水肿，皮亮，小便不利，咳嗽稀痰，用本方服旬余即愈。

又：广东河源八师军医处骆骏报告。

患者陈汉光，三十二岁，男，全身及四肢浮肿，手足麻木，尿少，脚气病，即以本方连服六日全消（骏按：本方治脚气颇效，以治其他水肿恐无效，惜未得机会一试）。

十三号方：朱乡荣君报告。

患者杨爱珍，十九岁，女，颈部顽癣半年余，大如银元，痒甚，普通治法均无效。给予本方预制之药酒，连搽一星期，泡发而愈其三分之二，后因皮破甚痛，改用软膏剂，今尚未痊愈。若能再用此方三五日，定获完功。

乡荣按：此方功效可靠，惜刺激太巨，妇孺使用不便，似宜酌改。

二五号方：（江西省樟树镇广大煤油号）董振民社员报告。

患者黄益康，三十四岁，男，恶寒发热，两下肢胫骨部红肿作痛，日不能行，夜不能寐，是流火也，用本方照行六日痊愈。又有二人亦患此疾，余以此方授之，均得治愈。

二六号方：张爱棠社员报告。

患者祝子厚，四十岁，男，恶寒发热，喉痛咽下困难，扁桃体红肿作痛，上有灰白色点及伪膜，曾用西药内服，及含嗽剂，肿痛均较减，患者能起床。因劳动及言语过多，突又复发，更剧烈，余即于本方一丸，嘱其按法施用，并用冷罨法，经二日痊愈。

三九号方：河北高邑神召会刘儒魁社员报告。

患者刘玲之，二十八岁，男，阴囊肿胀瘙痒流脂，已有半月许，步履困难。经余诊后，示之本方，令其自配，过六日后，复见行走如常，已完全愈矣。

### 六六、脚趾湿痒方

枯矾五钱，煅石膏三钱，轻粉三钱，黄丹三钱。

用法：以上诸药共研细末，先将脚洗净后，用此粉干撒，每日二三次，颇有效（日本井上医师验方）。

### 六七、两腋狐臭方

枯矾一两，滑石粉一两，柳酸一分（亦名水杨酸，西药房有售），丁香末五分，茴香末五分，桂皮末五分。

用法：以上诸药共研细末，密贮瓷瓶。

用法：先用热水洗涤腋下，以此粉撒布，一日三四次。

### 六八、解除霍乱疫毒方

骨炭五两（兽骨煨炭），木炭三两，公丁香三两，上肉桂二钱。

用法：以上诸药研细，愈细愈佳，密贮瓷瓶，每次用开水冲服五分至一钱。

应用范围：感染疫毒，腹痛下利，胸脘不爽，如哕生蒜状，嘈杂似饥，或小儿诸下利，及成人赤白痢疾等。服此药可以吸收疫毒霍乱，初起用之不致转剧。

### 六九、水肿方

大冬瓜一个，切盖去瓤，以赤豆填满，盖合签定，以纸筋泥封固，用砻糠两大箩，煨至火尽取出，冬瓜切片，同赤豆焙干为末，面糊丸如小豆大，每服二钱，一日三次，用冬瓜子煎汤送下，小便快利而愈。

应用范围：水气浮肿，即肾脏性水肿，全身浮肿，皮色发亮而小便不利者是也。

### 七〇、疟疾方

花槟榔五钱，煨草果一钱，常山二钱，柴胡一钱。

用法：以上诸药共煎去渣，每日分三次服。

应用范围：一切疟疾（日本井上医师验方）。

### 七一、亚力山丁泻痢方

山楂肉、生大蒜。

用法：山楂研极细末，用生大蒜捣和为丸，每服一钱，一日三次。

应用范围：腹膨气胀泄泻及一切痢疾。

以上六则系无锡东门外通隆桥八号玉光电池研究社杨玉光社员介绍。

### 七二、痔疾验方

了旦子（橘泉按：系鸦胆子，即苦参子）十粒，龙眼肉一枚包。

用法：槐花四钱，煎汤送吞，每日三次，每次一枚（龙眼肉一枚包十粒鸦胆子）。

应用范围：诸内痔肿痛，据云已治愈数百人并皆见效（橘泉按：本方并可用治赤痢腹痛）。

以上处方系江西董振民社员介绍。

### 七三、膝关节肿痛单方

白芥子一两研细末。

用法：麻油与水各半，调为稠糊，厚摊绒布上贴患部，再用布包扎，约十余小时，患处起泡，用针刺破，放出黄水，肿痛自消。

应用范围：膝关节肿胀疼痛，不能屈伸，又名鹤膝风。

### 七四、蛔虫腹痛方

明雄黄一钱。

用法：上药研细末，用脂麻油二两调和，晨起空腹服，约数小时，蛔虫即由大便而下。

应用范围：儿童腹痛，时发时止，时时饥饿，腹大，身体消瘦者。

以上二则系南京中央国医馆编审委员黄谦氏介绍。

### 七五、休息痢日夜无度腥臭不可闻脐腹撮痛方

椿（樗）根白皮五钱，诃黎勒五钱，丁香三钱。

用法：共研细末，醋糊为丸，米饮下，每服三钱，每日三次。

### 七六、小儿疳积丸方

，干蟾皮二具，鸡内金五具，五谷虫八钱，鳖甲五钱，芜荑八钱，莪术八钱。

用法：上药共研细末，用猪胆汁和扚为丸，如小豆大，每服十丸，日三次，米饮下，六岁以内者减半。

应用范围：小儿食物不慎，食积成癥，腹大，四肢瘦削，不欲食，全身贫血衰弱特甚。

### 七七、风湿骨痛外用方

乳香、没药、白芥子、樟脑各研四钱，生蒜头十个。

用法：上药捣烂，共贮瓶中，用好醋三两，火酒半斤，和入浸药。

应用范围：凡一切风湿骨痛，用此擦患处有效。

### 七八、痄腮（流行性腮腺炎）外用方

生南星四钱，牙皂钱半，乳香二钱，没药二钱，姜黄三钱。

用法：以上诸药共研细末，用好醋蜂蜜对调，涂敷患处。

应用范围：耳下两腮，焮肿胀痛，或兼发热恶寒头痛。此病多流行于春冬两季，俗名鲈鱼瘟，或鲈鹚瘟。

［《明日医药》1936年第2卷第3期第259–263页］

# 读黄著《伤寒杂病论集注》书后

中国医学不能进步而被摒于世界医学之林者，其最大原因，厥为学说之不统一。夫学说之分歧，实起源于宋元以后诸家之注释经文及著述，或以偏私之意见自逞，或以悠谬之五行附会，各是其是，淆乱分歧，后之学者无所适从。致古人经验所得一贯相传医宗之著例，竟成为神秘不可究诘之书。今之谋复兴国医者，莫不曰非从整理国医药学术书籍入手不可。

至于搜罗历代文献，参证近世科学，则又为识者所同见。夫仲景《伤寒杂病论》为方书之祖，集经方之大成，古往今来医家莫不奉为圭臬。而因其文词简奥，义蕴宏深，又经王叔和篡改编次，致诸注家聚讼分歧，莫衷一是，歧而又歧。所谓大道以多歧亡羊矣。黄君竹斋，潜心仲景之学，寝馈于《伤寒》《金匮》中者垂二十余年。曾走南阳、谒圣墓、抚残碑、探索遗迹、考据古学真传，近复获古本《伤寒杂病论》于湖南，以厘正其缺误。更撷百余注家之精英，及日本名汉医浅田栗园、喜多村直宽、汤本求真等之注释，成《伤寒杂病论集注》十八卷，凡七十余万言，复参证近世解剖、生理、病理、化学等科学新说，撰六经提纲于篇首，诚今日医家整理国医学术完美著述也。

承惠邮赠，捧读，惊前辈先得吾心之所同然。盖笔者于前年曾编辑《增纂国药新辞典》，亦系搜辑文献，参证科学，籍为整理药学之嚆矢。内容较繁，都凡一百八十余万言，而艰于印费，蹉顿两年，今尚在筹款中。将来出版，或亦可附庸黄君巨著后乎。大著先惠，憾难即时交换，钦佩溢为论赞，谨书数行于后。

[《国医公报》1935年第2卷第7期第70页]

# 《针灸经穴图考》序

　　长安黄君竹斋,为余之文字神交也。虽未谋面,常读其著作,引为益友。吾侪以从事改进中国医学,彼此志同道合,前承邮赠《伤寒杂病论集注》之巨著,深知君于国医学考求至精。近又寄示《针灸经穴图考》,余受而读之,益钦其对于考据古籍发幽阐微工作用力至勤,窃以谓居今日而言,研究我国医学,当以考古为礼,革新为用。我人所宜用力之目标舍此莫由。第考古之与革新,其途虽二,其归则一,盖中医治疗之特长,悉来自远古之经验,经脉腧穴肇于《灵枢》,汤液方剂集自仲景。欲究针灸经穴,固须考求《灵枢》针经,欲明方剂证候,允宜寻究《伤寒杂病论》,况针灸按摩为医疗之最古,能补汤液治疗所不及。黄君此作,一面考证古学之经穴统系,一面参以近世生理解剖新说,论刺法手术,则注重消毒灭菌,于考古革新两项,体用兼备,诚有功于中国医学之作也。钦佩之余,忻然为之跋其后。

　　[《国医公报》1935 年第 2 卷第 8 期第 67 页]

# 就《近世内科国药处方集》的旨趣和新医药界做公开的探讨

  我是一名中医，但也深信科学的西医，如解剖学、生理学、病理学、细菌学、药理学等，因其说理明白，分析透彻，绝无模糊影响之谈。可是谈到治疗，除出有数的几种特效药之外，其余的病，都在医生临床设法做对症处置之中。而其特效药如依米丁（EmetinaeHydrochloridum）之于阿米巴痢疾，散笃宁（Sahtohin）之于蛔虫症等，我于临床上，亦常采以应用，然仍往往不能彻底，较之非经科学实验的中药，并没有什么出色。讲到西医对症处置的方法，每仅考虑当前的疾病，专注于病灶，而拘执某一脏器，或某一统系，而不顾及其他。这一点似较中医之着眼于患者整体，做概括的综合的治疗，以遂其全身机能自然的倾向者，似逊一筹。因为研究生理，允宜划分统系。然人体病时，一脏器或一系受到病毒作用，而不影响于其他部分者，殆无是理。故我以为人体生活的机能，决不能作无生命的机件等观。

  反过来说，中医古方药的治疗价值，深信大有研究的余地。中国药物的治疗功效，据我个人的经验，有一部分确在西药之上，如木香、槟榔等之治痢疾，使君子、楝根皮等之驱寄生虫。上项药物，虽不似依米丁、散笃宁之被称为特效药，而事实上的功效有时且或过之。断以我怀疑槟榔将来或许被公认为阿米巴痢疾的特效药，使君子或被认为驱蛔虫的特效药哩。

  曹志功先生在《社会医药报》第二卷第二期的卷头语里，在怀疑我的国药处方拿来治近世科学诊断的疾病，难免仍是不彻底而流毙。就是芍药汤用以治阿米巴痢疾，因此方中并没有哪一味药能直接杀阿米巴原虫是由千真万确实验所得的结果，所以不能完全信任，并且要我再给他们一个公开探讨的方便。

据我在药物考证和临床上的经验，深信本方对于阿米巴痢疾较之细菌性痢疾为尤效。盖方中槟榔一物，考诸药学文献，常用为消化及杀虫药。有效于蛔虫腹痛，不仅治痢，且能治疟。日本《大和本草》云："暹罗交趾国俗，客来以此代烟草饷客，多食令人醺然而醉。"又据日本《药学杂志》第159号载："槟榔子中含有'阿莱可林'（Arecolin）及'阿加因'（Arecain）之植物盐基。"然共或尚含有其他麻醉性有毒成分，亦未可知。且杀虫作用既可证明，则无论阿米巴原虫、疟原虫、蛔虫等，均属寄生性虫类，其或同被制于槟榔的某种毒分之下，理似可通。且本方又常用木香、黄连。木香有杀菌防腐作用，黄连则既具著效于肠热病，又显卓功于赤痢。此其于清肠消炎之外，不能必其无灭菌杀虫之作用。

中国医学是没有病原诊断的。痢疾的原因，只以为风、寒、暑、湿、食积（其实此乃诱因）等，并不知细菌或原虫。中药的治疗功效，都从经验得来，如槟榔、使君子等，只知其杀虫，然不知其擅长于杀灭何种寄生虫，或能杀此虫而不能杀彼虫。这一点，是古来没有实验研究的缺点。

古代处方，注重病机变迁的倾向，从种种"自觉的、他觉的"不同之症状中搜索其主要证候，做排除障碍，恢复生理的变调，并促进患者自然抗病的机能。表面上看来，虽也是对症疗法，其实与西医的热高则用冰、烦躁不寐则给以安眠镇静药等的"对症处置"不同。这一点，是古方剂证候疗法的长处。以参互错综的药物，更易出入而成许多方剂，用以应付形形色色的疾病证候，而变动不拘。

今日一部分中医，虽能揣合症状而酌用其方，病虽愈，仍不知其药何以能治此病，及此药所愈之病究为何病。因彼心目中，终唯知天之圣人创造下来的五行气化病理，和五味走五脏、升降浮沉等药理真能愈病可以傲睨西医，而高唱保存国粹。因此一般局外人，如一些政

# 就《近世内科国药处方集》的旨趣和新医药界做公开的探讨

府要人、国内文士等，虽嫌中医学说荒谬，又惊中医治疗有功，竟致取舍无从，于是摭其闻见，发为言论。不谓气化哲学含有至理，即谓中国医药自有神秘的奥妙，非近世科学所能窥测其究竟。驯至舆论亦无标准，中西医药问题，竟成为中国社会之谜。若长此下去，不但中医药不能改造进步，而西医亦不能利用稽古经验的驯良方剂，致使国产丰富有效的良药，终究湮没不彰，岂不可惜。

中医的部分理论确不合理，而方药确能愈病。所以今日的中医在高唱国医科学化。有的在盛称五行气化如何合于科学，有的在牵藤附葛的整理旧说。我则以为不彻底。部分西医在极力推翻中医学，有的在疑惑中药治病有神秘的色彩，有的在感觉西药治疗不能满足，且震惊东邻医界研究汉药发明的成绩，也想起而尝试。可是对于国药，平时无临床的经验，苦于不易着手。所以我左思右想，如何可以使双方媾合，产生出一种完美的医药治疗，蓄意既久，不辞粗浅，来做这一点小小贡献。

我之所以去搜罗经验效确的方剂，根据近世科学的病原病理，以及药理，补此缀彼，成这一套《近世内科国药处方集》，意在为中西医两方做一介绍，贯一引线，俾西医知所利用国药，中医知所用方剂所治之病的真实原理。

国内中西医学不易融合，而中西医界冲突频起的原因，是由于双方隔膜太甚的缘故。如中医死守五行气化的固不必说，而西医明知国药方剂的有效，终以没有千真万确实验所得的结果，不敢加以信任。贤如志功先生，仍不免有此想念。一般未曾涉猎国药者，无怪视国产之如粪土，甘愿终其身作洋药之推销员。不观夫欧美医药界，今且集注目光于中国方药之研究，我不知其何以自处。深望西医界今后勿再专骛新奇，而迥转其意思。暇时尝将古朴的方药实验一下，若欲求得千真万确的结果，全在我们西医从今日起始，注意于实验的研究。

我所搜罗的处方，用以治疗科学诊断的疾病，事属草创。原不敢以是为定论，唯是一点可以自信。凡所辑之方药，以经验有效，合于药理的作用为条件。我之所谓经验有效者，即罗辑历代文献的记载而归纳之，更证之二十年来临床的实验而信任之。所谓合于药理者，即药理的作用是兴奋还是镇静，刺激还是缓和，发汗、利尿、泻下、强壮、清热、杀虫等大纲的分别。虽不能丝丝入扣，大致要亦不相乖戾。

我今做这个筚路蓝缕的工作，旨趣和方法都已说明在上面。研究和探讨，因限于个人的知识能力，只能就此而止。至于细菌学上的实验、药理化学分析的研究等，还望有设备的细菌学家和药物化学家一起来继续研究，按部就班地进行。那么将来不但中国医药得到显著的发明成绩，而国产新药贡献于世界医疗上，既可增进中医药的国际地位，又可达到药物救国之目的。区区的用意不知国内有志的新医药家能表同情否。

[《社会医药》1935 年第 2 卷第 8 期第 8–11 页]

# 几种民间生草药的研讨

## 一、萝藦

萝藦别名芄兰、白环藤、折合子、羊婆奶、婆婆针线包，为产于原野之萝藦科多年生蔓草，处处有之。叶呈心脏形，而尖，有长叶柄、对生。茎叶切断之有白汁出。夏间叶腋抽花轴，开小白花，花瓣之内面淡紫色，有白毛，结蒴果长二三寸，内多生长毛之种子，子及叶供药用，其毛可代棉用，或作印泥，亦可治皮肤创，使易愈合。《本草纲目》将其子及叶用作强壮药，治虚劳，补精气，强阴道。子捣敷金创，生敷止血。叶捣敷肿毒，汁涂丹毒、蛇虫蜘蛛咬等。

[辨异] 女青茎叶花均相似，唯气臭，根紫，结子圆大似豆，生青熟亦为异。

民间习用：红枣同煎服，治脱力劳伤吐血有特效云。

## 二、荷包草

荷包草一名肉馄饨草，又名金锁匙，为旋花科植物。茎细，叶如地连钱，形似腰包，青翠可爱。此物生于庭间，或古庙甬道砖石缝中，蔓延贴地，逐节生根，极易繁衍。治湿热黄疸，止吐血，洗痔疮肿瘆，捣汁点热眼，眼疗。水肿初起，用大活鲫鱼剖去肠，洗净拭干，以荷包草填腹令满，甜白酒蒸熟，去草食鱼。又治鼓胀、白浊疝气、妇人经闭不调。

民间习用：治湿热黄、脱力黄，用黄酒煎服。

【橘泉按】本品当有利尿消炎、凉血解毒作用。

## 三、平地木

平地木一名紫金牛，土名叶底红，为紫金牛科植物。生于老坟大树根畔，或石隙间，为常绿小灌木，高三四至六七寸，如草本状。叶长卵形，有锯齿，如茶叶厚而硬。夏月茎叶间开小花，合瓣青白色，着以赤色之小点。果实小而圆，熟呈红色，经久不落，又名石青子。俚医呼"凉伞遮金珠"，以其叶集梢端，果实在叶下，故名。日本民间亦名"薮柑子"。我国民间称"地橘子"。根微紫色，八月采根，去心曝干，颇似巴戟，供药用。气味辛平、无毒，治时疾膈气，能去风痰，解毒破血。查赵学敏之《本草纲目拾遗》有叶底红，俗名矮脚樟，治吐血，同猪肺煮食极效。

民间习用：治吐血、红白浊，极效云。

## 四、鱼腥草

鱼腥草即蕺菜，为三白草科植物。生于阴湿处，路旁墙脚等随处有之。多年生草本，茎高七八寸，形细长，匍匐地上。叶呈心脏形，互生，末端尖锐，似甘薯及荞麦叶，有不快之恶臭。初夏梢上歧生分支，开淡黄色小花于顶端，裸出无花被，连缀而为穗状花序。花序下有总苞四片白色。果实为蒴果，小圆球形，戴三花柱。中藏多数种子，色暗褐，形椭圆。日本民间亦名"十药"，谓有十种药之功能，故名，马医用以饲马。吾乡民间畜鸡患虫时，常用本品置鸡窠中，谓能除鸡虫，故俗呼"鸡虫草"。

功效：为解毒治疮药，散热毒痈肿，断疟疾。淡竹筒内煨熟，捣敷恶疮、白秃、热毒、痔疮脱肛、疔疮。疟发前一日，用本品捣烂，绢包，摩擦周身，得睡，汗出即愈。鲜草洗净放口中生嚼，能治胸痹（包括心绞痛等）。

民间习用：治烂脚，塞淡竹筒内，泥裹煨熟捣烂，乘热敷臁疮烂足趾，极效云。

## 五、白毛藤

白毛藤为茄科植物。处处有之，常生于民家墙壁上，茎叶皆有白毛，叶呈心脏形，互生，八九月开藕褐色花，结子生青熟红，乌鹊喜食之。此植物为藤本、宿根多年生草本。春生冬槁，结子小如豆，红如珊瑚，霜后叶枯，唯赤子累累悬缀墙壁上。采其藤浸酒，可治风湿痛，清湿热，治黄疸水肿、小儿蛔积腹痛。《采药志》云，活血追风、生血，治精神系统疾患有效。《杨氏验方》云，治风痛，桑黄二两、白毛藤二两，浸绍兴酒六斤，煎三枝香，每日饮一碗。《百草镜》云，治黄疸初起，用白毛藤、神仙对坐草、大茵陈、三白草、车前草等份，白酒煎服。《不药良方》云，治大气脬，用白毛藤无灰酒煎服。吾乡有疯科专门草药医，常用此药，云有效。

## 六、臭藤

臭藤为茜草科植物。生于原野，蔓延地上。叶呈长心脏形，对生，与威灵仙及萝摩叶相似。六七月开粉红色花，绝类牵牛花，但口不甚开放。叶有臭气，根入药用。当年生者细小，二三年者大如莱菔。用酒煎服，治瘰疬，未破者消，已溃者敛，数服则愈。其藤叶煎洗腿足治诸风寒湿痹拘挛痛如神。又治风痛肠痛，跌打损伤，流注风火，可败毒，散郁气。洗疝，合紫苏煎汤，汪连仕方也。

《汪氏药录》云：臭蒲藤蔓延而生，子如葡萄而臭，治风。又云，野蒲藤气重味臭，功能败肠胃之毒，串铃草药医恃此为治瘰疬秘药。

## 七、瓦花

瓦花一名瓦松，又名昨叶荷草、向天草、天王铁塔草、铁脚婆罗门草，日本民间称爪莲华，为景天科植物。生于屋瓦上，叶呈长椭圆之缐形，而头尖，茎叶多肉多汁，夏月自叶心抽茎，一茎直上，无分歧，高至四五寸，开穗状小白花。全草供药用，为收敛性消炎、清热、解毒药，治血痢下血、赤淋。烧成灰服，治口中干痛、烫火伤、牙龈肿痛。诸恶疮不敛捣涂患部。又据一草药医经验者言，用本品中属方向朝南生长且个头矮小者，捣烂，调鸡子白（蛋白）及干面，摊布上作膏药状,令患儿剃去发,贴囟颅门,治五种疳积极有效。且药如合病,则膏药必牢固,俟病渐愈,亦自褪落云。

【橘泉按】此道理虽未解释清楚,但据说者云,已屡经试验,确实有效。

### 八、鹅不食草

鹅不食草又名石胡荽、鸡肠草、野园荽、天胡荽,为菊科植物之一年生小杂草。普生于庭园路旁,高二三寸,多平卧地上,随处生根。各根簇生数茎,叶本狭末广,有锯齿三五枚。夏月叶腋开无数细花相集而成头状,呈绿色,结实扁平,集为球形,极易繁殖。其子为搐鼻取嚏药,能治耳目头脑诸病,盖塞鼻有外惹内效之功。故治目翳头痛耳聋,捣贴痔疮散恶肿。民间常用塞鼻止疟疾。寒痰齁喘,用捣汁和酒服有效。并治脾寒痰疟,须用汁半杯、酒半杯。牙痛鼻搐,随左右痛处用之亦效。

[《中医新生命》1935 年第 16 期第 27－31 页。]

# 治疗夜盲症之古方的价值

补肝散：疗目失明，漠漠无所见。青羊肝一具，去上薄膜，切之，置新瓦盆之未用者，拭净，置肝于中，炭火上炙令极燥，脂汁尽取之。别捣决明子半升，蓼子一合，熬令香，下筛，三味合和，食后以饮汤冲服方寸匕，渐加至三匕，不过两剂，能一岁复可夜读书。（《千金方》）

调肝散：疗肝气之少，目视恍恍，面目青白，眼中眵泪，不见光明。细辛、柏实各二两，蕤仁、甘草炙各一两，羊肝一具去膜炙干，此五味捣为散，以酒冲服方寸匕，甚良。（《千金方》）。

青羊肝薄切，水浸吞之，治肝虚目赤，病后失明极效。（《眼科龙木论》）。

黄牛肝散：疗青盲积年方。黄牛肝一具，土瓜根、羚羊角、酸枣仁、细辛、车前子等共合为散。（《千金方》）。

"羊肝"即草食动物反刍类的家畜"羊"的肝脏。羊有数种，绵羊体较大而毛较长，身体较小而毛较短的叫做山羊，色黑肉青的就是羖羊。羊肝的功效，羖羊较胜。

苏恭曰：羖羊肝补肝，治肝风虚热，目赤暗痛，热病后失明。并用子肝七枚，作生食神效，亦可切片水浸贴之。

孟诜《食疗本草》：用以治病目失明。

《多能鄙事》：用治不能远视。

《传言方》：用治青盲内障。

《千金方》：用治虚损劳瘦，目视不明。

《外台秘要》：用治雀目，至暮无所见。

《医镜》：用治翳膜羞明。

《易简方》：用于鸡盲（夜盲）。与熟地捣为丸服。

【橘泉按】"肝开窍于目""以肝补肝"等中医理论，打开古代中医药书籍，触目皆是，谁也知道这种理论不完全符合实际。尽管是这样，可是数千年来中医于事实上的应用的确有效。应用既然有效，这当中必有一种道理。原来先民由经验所得，知本品能治目疾，明目补虚者，实缘本品富含"铁质"及"维生素A"，用于治贫血衰弱及因缺乏"维生素A"而起的目疾，为近代医药最进步而最近发明的合理的最新疗法也。

考"维生素A"，在人体存留小量时，须仰给于外物的供给，此物不能溶于水，而能溶于脂肪。热力却不能十分侵害，普通烹饪不致失去百分之二十以上。唯对于氧化作用颇易损失，尤其臭氧（ozone），损害力特别强。本品有两个主要功用：①助生长；②预防和改善结膜干燥症与角膜软化症。

人体内因"维生素A"缺乏所引起的疾患，并不限于眼病，全身的新陈代谢都有可能发生障碍，唾液腺及各种黏液腺减少分泌，胰腺与肝脏的功能发生异常，表皮发生角质化以及消化器和呼吸器的黏膜抵抗力降低。Erindlzy和Mzdkenzie等学者并谓能发生血液的制造障碍，引起高度的贫血。其他尚有减低疾病抵抗力的可能。

自然界中的"维生素A"来源于绿色植物，特别是菠菜及莴苣含量最富，其同一植物的含量，与绿色的深浅成正比。动物的维生素均得自其食物，将其所有"维生素A"抽出存贮于肝内，以备日后的应用，以抵抗疾病，增加体力。

"维生素A"存在于一切动物的肝内及脂肪内，唯含量的多寡依动物的食物而定。草食动物的牛和羊，因所食的绿色植物（青草等）最多，故含量最丰富。新鲜的羊肝和牛肝对于缺乏"维生素A"而引起的虚弱贫血、目疾青盲、角膜软化、结膜干燥以及全身营养不良、新陈代谢障碍、疾病抵抗力减退等均有特效。因此可知《千金方》用动物肝脏治虚损劳瘦，孟诜用治病目失明，《眼科龙木论》用治肝虚目赤，病后失明，苏恭谓补肝虚风热等，其理论虽不确实，而功效却从实践得来。

试观《外台秘要》深师治积年青盲，用"牛肝散"，显见其有效成分全系于由绿色植物摄取的"维生素A"的作用。又热病之后，或出血病，以及营养不良而致红细胞及血红蛋白减少之贫血，或原因不明之恶性贫血，则用肝脏之食饵疗法。近经学者研究之结果，已证实其有特别之功效。据此，则故纸堆中之陈旧疗法，在今日之下，不啻化古朴为神奇矣。

[《明日医药》1936年第1卷第6期第495-496页]

# 介绍一种皮肤疗法的新研究

我们平时读中医药书，像《本草纲目》上载着什么大便、小便、汗液、妇人月经等能够治病。在没有明白其原理之前，未免使人觉得荒乎其唐，认为这些污秽的排泄废料，哪里能够治病？即使试用之下竟然有效，也不能明白其所以然的缘故，只能说一声"医者意也"而已。又如污旧油垢的毡帽，民间用以治头风，以及《伤寒论》之什么烧裈散等。似这种近乎神秘的治疗，我人切不可认为神秘而轻轻放过，应该加以科学的研究，那么不难化朽腐而为崭新的学理。东邻日本的学者对于这个领域的研究最起劲而最使人佩服。我们不欲改进中国的医药则已，若欲中国医药真正科学化，除非马上抛弃什么气化等玄理，而赶快师法他们从真凭实据的生理病理方面着手研究不为功。试观他们根据内分泌激素的学理，就悟到从青年男子的尿中去提取纯粹的男性激素（雄激素），用来主治生殖系统的神经衰弱及一般衰老性疾病。并且从孕妇尿中提取女性激素（雌激素），用它来医治卵巢功能缺乏病，以及女性生殖衰弱症，既能补救早衰，又能促进性功能之成熟。利用排泄的废料来做有效的良药。又日本学者木内干博士，根据这个原理，发明了四种皮肤透析物疗法，兹将其发表于东亚医报之"余之所谓皮肤疗法"一则介绍于后，望留心药理学的读者深切地注意。木内干氏说：欲述皮肤疗法之前，拟先稍述尿疗法，原来"尿疗法"乃余始发表于1920年7月3日发行之东京《医事新志》者也。此术语亦同样。试述尿疗法之定义则如次：

尿疗法者，乃依尿或尿之同类项以治疗疾病及体变者也。如是记述之尿疗法，迩来被应用于各方面，又变态而利用之，以至于今日最

# 介绍一种皮肤疗法的新研究

近之事，概取之于余之尿疗法者也。

此尿疗法竟一跃使余创设一种新疗病学，所谓皮肤疗法者是也。偶于本志之请，聊述日本新疗术焉。

夫皮肤疗法者，乃利用皮肤以生物学的疗治疾病之事，非治疗皮肤之法也。愿无误解，故且先述定义。

皮肤疗法者，乃由身体外表透析得通过皮肤之酵素酶、抗体、荷尔蒙等，以其透析物直接间接治疗疾病及体变之新疗术也。此定义之语意既明，可见术语亦属日本新语也。目下余所研究实施中之皮肤疗法有四种：一用自皮肤采集之破坏酵素酶之疗法；一用自皮肤采集之建设酵素酶之疗法；一用自皮肤采集之抗体之疗法；一用自皮肤采集之荷尔蒙类之疗法。前记各方面皮肤疗法之范围颇广泛，到底非少数纸页所能尽，且命题趣意在荷尔蒙疗法之关系，故单就此方面简言之。

## 孕妇荷尔蒙之皮肤疗法的应用

自皮肤透析采集之荷尔蒙类中最简单者为孕妇荷尔蒙，故就此述之。余用孕妇荷尔蒙于皮肤疗法之法如何？且先述其由。余于1937年4月2日之日本妇科学会总会发表"妊娠之皮肤诊断"时，曾说胎盘酶之皮肤透析作用，由孕妇之皮肤捕捉其酵素，即破坏酶，由是得成功于"以皮肤诊断妊娠"。此文发表前后，于此饶有兴味者曾经发表于他方面之新事实也。是为公表于1934年3月7日发行之《医事公论》第1130号之拙著："妊娠皮肤诊断之卵巢反应法"。其要旨乃注射孕妇之皮肤浸出液于雌家兔时，则卵巢现出血斑及黄体之事实，恰与尿诊断时之卵巢反应为同一现象也。自是余更进而将孕妇之皮肤浸渍液混于豆腐壳以饲育家兔。七日之后，家兔不但卵巢起同样反应，两侧子宫及输卵管亦见肥大。余颇重视此事实，遂进而应用于人体。余用孕妇皮肤浸液之受疗者，主为月经不顺，月经过少，无月经，及经歇期症状之人，撰其至今余等用卵巢滤泡荷尔蒙而不成功者也。例症尚不过百例，故统计的论断且俟之后日，唯效果的已有可观，故于此机会报告之。

## 皮肤疗法的实施

在皮肤疗法上以三种方法实施孕妇荷尔蒙如次，即第一，应用孕妇之浴汤；第二，内服孕妇荷尔蒙；第三，注射孕妇荷尔蒙。且将此三项逐次解说之。

### 一、应用孕妇浴汤

使健康孕妇入于浴槽，然后使前记疾患之受疗者共同入浴之。其间虽许健康孕妇自由出入浴槽，受疗者务使长时间入浴。浴槽之大务可容二人者，如是每日或隔一日共浴一次。连续一月之后，则受疗者之血色大佳，恢复元气，殊如眼眸活活，是为第一现象。

### 二、内服孕妇荷尔蒙

先以肥皂刷洗健康孕妇之手，更以酒精充分清拭之，其次入微温蒸馏水200毫升于手浸器，乃使前记孕妇将一手自掌关节以下完全浸渍于其中，约30分钟，然后出之。其次以滤纸滤过该手浸器之液（即皮肤透析液），而装入瓶内，使二日间分服之，味淡毫无可厌。如是每日连续内服，至三四星期左右时，即见元气顿盛。

### 三、注射孕妇荷尔蒙

照前述制出健全孕妇之手浸液，此际若同时利用左右两手，则一回可得400毫升之皮肤透析液。其次将此400毫升之手浸液以40℃之低温蒸发浓缩之，至于半量之200毫升以下，以0.9%之比加以食盐，最后以细菌滤过器滤过之，立即无菌封闭于20毫升之密瓶，如此目的若用宇连夫特瓦伊兰氏器，则尤利便。注射以10支（1支20毫升）为一疗巡，每日或隔日注射一次，至三巡前后时，则效果大显，而非常活泼者多，且月经量亦增加，此乃皮肤疗法之大略也。其实施方法，则注射以孕妇荷尔蒙。

## 书 后

余之此作,雅不欲并列于荷尔蒙疗法之下,然记述至此,义务亦完,请使余稍吐胸中之气。所欲言者,原来男子耻瓦全,学者应耻荷尔蒙,此何以故?答曰:原来"荷尔蒙"之名称的,所指为何,令人不解,谅为刺激素之谓,即称 Reizstoff(刺激物质)以空漠名词举之于书者,余深耻之。在西洋于过去二十数年前或者可说,而今对于如此空漠名词之俗名,已务欲灭杀。日本为东洋先进医学国,如是未免有依样画葫芦始达沙漠之愧。此乡村所道之荷尔蒙,竟然流行于都会中央,则化学者血清学者以及尿学者未免无体面矣。深愿早日将此语之领域狭缩,进而废之无用也。

看了上面这一则新疗法,可见日本人的研究思想,及所以能够自负其所谓"东洋先进医学国"的由来。他们能运用生物学的分泌物刺激素的原理,由妊娠荷尔蒙而推广到抗体、酶等种种皮肤透析物治疗法。他们能够别出心裁,特创这种所谓"日本新疗术"。一方面固是科学上的研究产物,其他方面未尝不是凭藉类乎神秘的汉方医药而来的。即此可见得我们今后研究汉方医药的唯一条件是根据科学原则,如生理学、病理学、物理学、化学、药理学等的研究。

依据了上述的学理,然后再来阐证稽古经验有效的固有疗法,使得它蜕变而成"中国的新疗术"。余认为像斑蝥膏药发泡治疗疟疾,及民间用毛茛发泡治疗黄疸等,均离不了木内干氏所谓皮肤的抗体疗法之范围。如民间用油垢旧毡帽之治头风,及《伤寒论》用烧裈裆之治阴阳易等,亦均跳不出分泌酶及荷尔蒙等范围。推而至于唾液、耳垢、指甲、汗液、大小便等,我们假使根据了生理化学的原理,加以缜密的研究,将动物来做精详的实验,也许能够产生崭新的疗法。这叫做科学的万能。虽然我国唐代的韩愈曾经这么说:"牛溲马勃,败鼓之皮,俱收并蓄,待用无遗者,医师之良也",但古时只不过知道储备应用而已,仍不知生理化学上的分合变化及物质不灭的原理。我们在今日之下凡遇旧有的疗法，须考求其是否合理，既不可一味地盲从，又不可牵强附会，实事求是地走上真正科学的轨道。凭藉广博的药物和历久的经验，将来定有新的成绩发现。

[《明日医药》1936年第2卷第3期第217-220页]

# 发泡医治疟疾的原理

常见民间用斑蝥研细，放置普通的膏药中，贴在第三颈椎（以该处为中心）上，一夜该处起一大泡，能够治愈很顽固的疟疾，且屡试有效。我们知道疟疾是疟原虫为患，其恶寒、发热、发汗等系该病原虫成熟分裂破坏红细胞而起之现象。疟原虫在吾人的血液内生长繁殖的种类共有三种：①24 小时成熟者为夏秋疟；②48 小时成熟者为间日疟；③72 小时成熟者为三日疟。其性状虽不同，而窜居红细胞孵化繁殖，毁坏老巢（红细胞），迁居新巢，损害血液之特性则一也。所以人们患疟，最易显现萎黄贫血等症状。若一任这个魔小丑（孢子虫）在血液中猖狂扰攘，以营其传种繁衍的生活，那么人身的红细胞岂不被它蹂躏殆尽吗？可是人类幸有天赋的本能，自然的设备防御，就是血清的抗毒、白细胞的噬菌作用。假使病原微生物侵害血液，或分泌毒素致血液中毒的时候，身体中固有的血清自起抗毒，这叫做天然抵抗力。又白细胞自有噬菌作用，起而吞噬病原微生物，以自行剿寇工作，这些都是自然的疗能。因此，自然抵抗力强者，遇小病不药亦能自愈。设病重而自然抵抗力又不及时，则非以药物治疗不可。像疟疾这一类病，只有内服或注射药物，杀灭病原虫为唯一的治法。发泡药的外用，其理由当与注射自身血清相一致。如最近发明的自身血清注射，用以戒除药物惯性中毒之鸦片、吗啡、海洛因等，取其促进抗毒血清之产生，而奏伟大的成绩。那么斑蝥膏药贴于第三颈椎部位引起的发泡（泡内之液体即是血清），未尝不是惹激局部，促进血清抗毒、白细胞噬菌等增进其作用，以达治愈疟疾之目的。

人类究竟为万物之灵，像这种民间疗法，当时决不明其原理，不过依人类本能上的疗法而碰彩得来的,行之有效,所以广被民间应用了。用科学方法来解释证明一下,谁知原来如此。可知科学是万能的,传统医药及单方草药,都从人类自然本能上来的,纵有神效,亦不是神秘的,唯有以科学原理来解释它,才算合理哩。

[《光华医药杂志》1936年第3卷第8期第49页]

# 《千金方》新释

## 一、求嗣方

论曰：凡人无子，当为夫妇俱有五劳七伤虚羸百病所致，故有绝嗣之患。夫治之之法，男服七子散，女服紫石门冬圆及坐药荡胞汤，无不有子也。

【橘泉按】世间生物，无论飞潜动植，传种为其唯一之目的，此项本能为天赋所有。况人为万物之灵，乎人类生殖能力，男至十六岁（《内经》云男子二八而精通）精腺成熟，女至十四岁（《内经》云女子二七天癸至）卵子产生（以上系大概情形，然以气候及环境之不同，生殖腺成熟因而有迟早之异）。若成熟男女行适当地交接，未有不起受胎的作用。其有男女在结婚后而无生育者，必属两性方面有病理上的关系。故女子之不妊，不能以女性独负其责任。盖一切子宫病或卵巢病等，固能妨碍受孕，而男子之色欲过甚，如手淫、遗精、早泄、阳痿或性功能衰弱无力、精液淡薄、无法射精、精子不活泼等，均属不能结合成胎。欲求子嗣，须诊查男女双方病理的原因，而后施以相当的治疗。如因男子身体衰弱，缺乏性欲，或早年斫丧（因沉溺酒色而伤身），色欲及手淫过度而导致性神经衰弱，脑力虚减、目昏头晕、记忆力减退、精神颓废，时时畏冷，早显衰老之状而无子者，应服七子散以温壮性神经，滋补气血，传营养于精腺，而使精子强壮活泼，期达恢复生殖之目的。

若因女子子宫良性或恶性肿瘤（旧称癥瘕），阻碍精子之进路而不能受孕者，用朴硝荡胞汤及坐导药以攻涤其障碍；或因慢性子宫内膜炎及卵巢炎致月经失常，分泌过甚，带来淋漏，那么不仅妨碍卵子之附着，而酸性分泌物且能扼杀精子之活动，是则宜用紫石门冬丸收敛消炎，调节卵巢与子宫的功能以及月经周期。故用药贵在合机，查明不妊之原因，其责任在男性或在女性，并将其病原病理诊断明确，而做对证合理的治疗，则无有不效。下列诸方：孙思邈当时虽不明正确的病理，而认证投药是索仲景的遗范。博采经验，系搜诸医药典籍的记载，其自序："吾见诸方，部帙浩博，忽遇仓猝，求检至难，比得方迄，疾已不救矣，呜呼，痛夭柱之幽厄，惜堕学之昏愚，乃博采群经，删裁繁重，务在简易，以为《备急千金药方》一部。凡三十卷，虽不能究尽病源，但使留意于斯者，亦思过半矣"云云（下略）。可知《千金方》为古代淳朴的验方，我们研究中国医学，应知中医的基础系建筑在稽古经验之上，故用现代科学的病理和药理来解释亦都吻合。兹特略取一二节注释于后。

## 二、七子散：治丈夫风虚目暗，精气衰少无子，补不足方

巴戟天十二铢、苁蓉、桂心各十铢、五味子、钟乳粉、牡荆子、菟丝子、车前子、薪蓂子、石斛、干地黄、山药、杜仲、鹿茸、远志各八铢，附子、蛇床子、川芎各六铢，山萸肉、天雄、人参、茯苓、黄芪、牛膝各六铢。

以上二十四味，治下筛，酒服方寸匕，日二，不知，增至二匕，以知为度。不能酒者，蜜和丸服亦得。一方加覆盆子八铢。行房法一依《素女经》，女人月信断一日为男，二日为女，三日为男，四日为女，以外无子，每日午时夜半后行事信。

【橘泉按】巴戟天与苁蓉均为兴奋强壮药，有温阳益肾之功，主治阳痿遗精，性功能低下，腰膝冷痛。鹿茸为强壮神经药，有补肾壮阳等作用，主治阳痿梦遗，耳聋目暗，腰脚寒冷。蛇床子含有刺激性挥发油，能刺激性神经，应用于风湿麻痹等症。天雄、附子以及桂心等均为温性兴奋药。以上七种生药作为性神经兴奋强壮药，常用于性功

能异常等疾患。

五味子为收敛性强壮药，有制止分泌液异常溢出之作用，不仅敛汗止泻、宁咳平喘，且能涩精固肾。山萸肉为滋养强壮药，有收敛镇静作用，多用于遗精。菟丝子能增强生殖功能，调节内分泌功能，为精子衰少的有效药。车前子为性神经之镇静药，有清凉性利尿作用，能改善下体部充血性炎症，主治五淋带浊、女子淋漓。山药有滋养收敛、益肾固精等作用，主治遗滑精漏。蒺藜子有消炎明目作用，石斛强壮健胃明目，地黄强壮通经，川芎活血通经并具有镇痛之功。以上六种用于滋养血液，治头目昏眩、足膝酸软等症。

人参与黄芪为兴奋性滋养强壮药，石钟乳含有碳酸钙，古称温性补阳药，并用于眼科。远志为安定神经药，有安神益智、祛痰消肿、聪耳目治健忘之功。覆盆子有强壮固精作用，故加本品尤佳。

本方应用范围：

1. 因早婚或手淫及色欲过度而致目昏头晕、腰膝酸软等症；

2. 体禀阳虚，面色萎黄，贫血，畏冷，精液淡薄，生殖器勃起无力，早泄及性欲衰减或全无等；

3. 形体肥胖或老年阳虚，虽能性交而阳具不坚，射精异常，而子嗣艰难者。

禁忌：遗精而生殖器易于兴奋者及虚劳内热、心烦梦遗等症，不可服用此方，因为方中温性兴奋药太多的缘故。

［《吴兴医药》1936 年第 3 期第 17－18 页］

# 《千金方》新释（续）

朴硝荡胞汤：

治妇人立身以来，全不产及断续久不产，三十年不育者方：

虻虫、水蛭各十铢；附子六铢；朴硝、牡丹、当归、大黄、桃仁各三铢；厚朴、桔梗、人参、赤芍、茯苓、桂心、甘草、牛膝、橘皮各二铢，以上共十七味。以清酒水各五升合煮，取三升，日三夜一次分四服，每服相去三时，更服如常。覆被取少汗，汗不出，冬日著火笼熏之，必下积血及冷赤脓如赤小豆汁。本为妇人子宫内有此恶物使然。或天阴脐下痛，或月水不调，为有冷血不受胎。若斟酌下尽，气力虚弱，劳倦不堪，更服亦可，二三服即止。如大闷不堪，可服用酢（醋）饭冷浆，一口即止。然恐去恶物不尽，不大得药力，若能忍，服尽大好。一日后仍著导药（见后坐导药方）。（《千金翼方》不用甘草、桔梗）

【橘泉按】本方系合抵当汤、下瘀血汤、桃仁承气汤三方而成，以虻虫、水蛭为君。此二物具有极强大之破瘀通经作用，对于恶血癥积有特效；牡丹皮与桃仁不但有破瘀通经之功，而兼具调血与改善体质作用。朴硝、大黄荡涤攻下，而且退肿消炎；当归、赤芍行血镇痛；厚朴、橘皮健胃宽中；牛膝通经下瘀血；桔梗有祛痰排脓之功，对于子宫黏膜炎渗出物亦有驱除之力；附子强心兴奋，并助药力之发挥；茯苓、桂心、甘草、人参缓和强壮用为辅佐，一以调和诸药，一以扶助体力。所谓荡胞汤者，盖有攻荡子宫之月经潴留及瘀血肿瘤等病之功效也。

## 本方应用范围

1. 处女膜闭锁性阴道血肿

本病之原因先天性多于后天性。病状：无月经或月经痛，每月周期反复呈现疝痛状疼痛，经血潴蓄乃发生肿瘤，初起子宫内有硬块，可于耻骨缝之上触知之。此病初起名阴道血肿，超过一定程度时，渐次成为子宫血肿。

2. 输卵管闭锁性输卵管血肿

本病之症状为腹下部钝痛，在一侧或两侧，由劳动、月经、房事等而增恶，其痛往往呈间歇性，由输卵管收缩而起，故其痛带痉挛性，此名输卵管疝痛。有时漏泄多量之污恶液（赤白带），疝痛顿时轻快，然易于再发。患者每经过多年而为再发所苦，致陷于神经衰弱、月经困难或过多或不正常出血等。

3. 子宫颈部闭锁性子宫血肿及子宫瘤

症状：为小腹部胀痛或痉挛性疝痛，月经困难或不正常，且经水往往缠绵不绝，漏下液呈恶臭。

4. 子宫水肿及脓肿

症状与上项相同，唯触诊上觉有波动状，可为辨别。

## 禁　忌

子宫位置异常（子宫前后倾，痛经不孕）及子宫垂脱（每见阴道脱垂或阴道翻转，古称阴挺）或子宫萎缩（多见于营养障碍、全身衰弱及结核病妇人等，常见无月经症，触诊之子宫缩小，此殆古所称之干血痨等病也）。内分泌异常所致不孕症（如卵巢萎缩、黄体缺乏及代谢功能障碍，脑下垂体前叶功能亢进而致生殖器官发育不全者）等不可误用。

# 坐导药方

治全不产及断续。服前朴硝荡胞汤后用此坐药导之。皂荚、黄肉（《千金翼方》作苦狐）、当归各一两；细辛、五味子、干姜各二两；大黄、礜（矾）石、戎盐（《千金翼方》作藜芦三分）、蜀椒各半两。十味为末，以绢袋盛，大如指长三寸，盛药令满内妇人阴中，坐卧任意，勿行走，急小便时去之，更安新者，一日一度，必下青黄冷汁，汁尽即止。可幸御即有子。若未见病出，亦可至十日安之可。一本别有藜芦砒霜各半两，此药为服朴硝汤后恐去冷恶物出不尽，以导药下之。值天阴冷不疼，不须著导药。亦有著盐为导药者，然不如此药，其服朴硝汤后即安导药，经一日乃服紫石门冬圆。

【橘泉按】近世医界对于阴道疾病如淋浊带下等常用阴道坐药，以取简捷。殊不知国医于数千年前即有此法，且于子宫病竟用长至三寸之坐药作局部性之外治疗法，此不可不敬佩古人之设法周全。此法失传，后世医界实多愧对。本方用皂荚对于黏膜有惹战窜透、驱除黏液、攻坚破结之功；干姜、细辛外用于黏膜有镇痛消炎逐水之力；山萸肉、五味子、礜（矾）石为收敛药，对于子宫黏膜炎症等疾患有良效；戎盐（即青盐）不但收敛消炎，且有破癥、调血及改善体质作用；大黄外用作消炎退肿有效；当归镇痛；蜀椒逐水涎、惹黏膜、破血瘤、散癥瘕（腹部肿块）。此方应用范围较朴硝荡胞汤为广，除应用朴硝荡胞汤之诸血肿瘤外，尚有下列诸症可以应用：

1. 子宫内膜增殖症

本病之症状为月经异常，分泌增加。患者自觉骨盆深部有不快之感及沉重感等。多在月经前增恶。同时诉尿意频数，带下刺激外阴部，往往引发瘙痒感等。西法治疗用药液注入，腐蚀子宫黏膜，但有误将药液流入输卵管及腹腔内之危险，故今时用者甚少云。最有效之疗法用内膜搔刮术，实不如本方之惹激窜收敛消炎为妥善也。

2. 慢性子宫实质炎

症状为子宫平等增大，硬固而略有压痛。月经过多或不规则出血，闭经期迟延，白带量多，部分患者不易妊娠，即使妊娠后也容易流产，有时也会呈现假妊娠，包括食欲不进、恶心呕吐、乳房疼痛、分泌初乳等。

3. 子宫颈部恶性肿瘤

本症之诊断在初起时甚不易诊断也，唯一之帮助者为年龄。盖本症大概在四十岁以后发生，其他如闭经后出血，排泄物有恶臭味等。

4. 子宫脉络膜囊肿

主要证候为子宫出血，分娩后或流产后，经数周、数月或一二年有稍烈之不规则出血反复不已时首须虑及本患。肿瘤增大子宫亦增大，本病早施搔刮手术或行剔出术则预后较良，否则大致不良。

5. 阴道囊肿及恶性肿瘤

阴道囊肿之症状多生于阴道侧壁及前壁，大如豌豆至鸡卵，或如儿头大者，然甚少。囊肿内为浆液性，或为胶状或粥状者，肿瘤壁菲薄，切除之多致再发。肌肿则与前同，唯经过缓慢，而瘤壁不如前者之菲薄。

恶性肿瘤之症状及诊断同前。

禁忌：

本方对于急性子宫内膜炎及急性阴道炎等不可误用。

著者意见：

本方须仿照新药制成子宫锭剂作阴道外用药，改用脂类为赋型剂，精制之则较用绢袋仿效当更显著耳。

紫石门冬圆治全不产及断续方。紫石英、天门冬各三两；当归、川芎、紫葳、卷柏、桂心、乌头、干地黄、牡蒙（《千金翼方》作牡荆，《外台秘要》作牡蒙）、禹余粮、石斛、辛夷、人参、桑寄生、续断、细辛、厚朴、干姜、食茱萸、牡丹皮、牛膝各三十铢；柏子仁、山药、乌贼骨、甘草各一两半。此二十六味为末，蜜为丸如梧子大，酒服十丸，日三，渐增至三十丸，以腹中热为度，不禁房事，夫行不在，不可服，禁如药法。比来服者，不至尽剂即有娠。

【橘泉按】紫石英含有无水硅酸，凡用于丸散者，以火煅醋淬七次，研细末。本品古来多用为子宫疾患之兴奋强壮药，治疗性神经衰弱，性欲减退、绝孕久不产等。天门冬为滋养强壮药，性凉、味甘、滋润，有祛痰利小便之功。对于子宫颈炎、子宫萎缩等有效。当归、川芎、地黄、牡丹皮、牛膝为行血通经药，对于月经困难、痛经等每实用之。紫葳花为极有效之通经药，治妇人癥瘕、血闭、崩中淋漓。卷柏为收敛药，可用于下血脱肛及子宫下垂等症。牡蒙有消瘀通经之功。乌头镇痛，桂心兴奋子宫血行，能通经，治腹痛。禹余粮含有氧化铁，有止血作用，与乌贼骨、山药等同具收敛之性，故能止带下；而山药更有滋养强壮之功。桑寄生为妇科之强壮药，与续断同有强壮腰膝神经及镇痛之效力。人参、石斛为健胃强壮剂；细辛、辛夷为神经系之镇痛药；食茱萸、干姜为健胃药，治腹痛；厚朴治胀，甘草和缓。本方汇集强壮、通经、镇痛、消瘀、收敛诸药，用于子宫疾患、月经困难及带下淋漏、不易受孕等疾患，颇合学理，当有良效。

## 本方之应用范围

1. 急慢性子宫内膜炎

主症为：子宫出血，带下黏液恶臭，因子宫内黏膜糜烂溃疡引起。

2. 子宫萎缩

主症为：无月经，全身营养不良、贫血、萎黄，触诊之子宫缩小。本症每因全身疾病或子宫体炎及产褥热、败血症而起。

3. 子宫颈炎

主症为：赤白带下、带下以浓厚黏液性为特征，其量较多，混浊而带黄色，往往混有血液，下腹部有牵引性疼痛，子宫外口狭窄时则发月经困难，患者多诉不妊。

4. 无月经及月经困难：证候参照以上2、3两条。

5. 妇人生殖器发育不全及性神经衰弱。

禁忌：月经过多及子宫肿瘤、卵巢肿瘤等。

[《吴兴医药》1936年第4期第6-10页]

# 痔疾的预防、摄生和治疗的方法

痔疮是一种普遍性的慢性社会病。人类患此病的甚多，古来有一句俗语，叫做"十人九痔"。近据笔者个人从一小地方调查，三万人口中竟有三千四百人患痔，占百分之十一以上。其中男性患者占十分之六，女性占十分之四，男女年龄在四十岁以上者占百分之七十三，痔疮轻度者较多，约占百分之六十九，极重而妨碍工作者，占百分之十四强。推而至于全中国，惜无精确之统计，若以笔者小小之统计为准则，那我国就可推测有四千九百五十多万人患有痔疮了（作全国人口四亿五千万计算），即以极重而妨碍工作者百分之十四计之，至少当有六百九十三万人在床第呻吟，脓血淋漓，婉转呼号，完全断送了工作能力。至于其他患有轻性痔疾，尚有很多人受着零散痛苦，如排便不畅或劳累后痔疮就会胀痛出血，时发时愈等。一年之中，因此小小的疾病而妨碍人们的幸福和社会生产的事业，岂不巨大吗？我们试想，痔疾患者如此之多，可见其得病的容易了。不患罢了，一患则往往痛苦终其生，可知本病的治疗困难了。这个疾病既然如此地容易成患，又这样地不易根治，而且在人类社会上又如此其多，那么我们做医生的人，应该彻底地把它研究一下，考求其致病的原因，成病的理由和预防的方法，合理的治疗，然后原原本本地用大众化的文字，贡献给社会大众，使得未患的知道预防，不致成患；已患的知晓摄生和治疗的方法，免得轻病转重病，并且可以化重为轻，由轻而愈哩。

痔疮就是肛门附近的静脉瘀血而引起的。因为静脉血在生理上，本应当流向肛门附近的静脉血液，时时在往上部运输到躯干内部的总脉管，倘若在肛门的上部遇到阻力，那么血液便可能瘀积在肛门局部，使静脉逐渐向空洞的肛门口膨胀，膨胀到极点便发生了静脉肿瘤，静脉血瘀积时间过长时，血液便可能凝固，血液一凝固，静脉便失去了功用，那么破裂、流血、溃烂、化脓、肿痛等现象就会连环而生了。

静脉血液上运所遇到的阻力究竟是什么呢？

最常见的就是慢性便秘，坚硬的粪块压住四周的静脉，阻碍了肛部静脉血液的回流。又妇女在怀孕期，直肠受到子宫压迫而患痔疮也是极明显的一例。此外，如长期的行路，长时间的直立，以及文人执坐业而少运动，均不利于直肠与肛门周围血液的向上回流，容易形成痔疮。

明白了以上形成痔疮的原因和病理，那么首先需要预防，已经患痔的患者则需要治疗和摄生。预防的方法：第一，须使大便天天通行，倘一天不行，须得服缓和的轻泻药，如决明子茶、水果汁、淡盐汤、温开水等。每天清晨以多吃为要，应少吃辛辣刺激的食物，尤其是孕妇，留意大便的硬度，进行适当的运动，都是必不可少的。

已患了痔疮的患者，最好每天能排软便，因为在大便燥结的时候，往往会使内痔下坠或流血。所以痔疾患者家庭应常备缓和润便的药物，例如麻子仁丸、润肠丸或者青麟丸等。辛辣刺激的食物和酒类能促使痔疮的复发，须极端地避免。工作勿过劳，要注意保暖，免得体力亏损，肌络松懈。痔疾复发的时候，必要时须安静地休息几天，肛门及患部应经常用温开水洗涤或润湿。

痔疮的治疗确是很困难而不容易解决的问题。因为患部有深浅和里外（内痔、外痔以及混合痔等）的不同，有累累丛生的，有肿大下坠的，有深藏肚内的，有曲折蜿蜒缘沿肛门的，也有成漏管的。

笔者的经验是，除了一部分有手术适应证的患者以外，其他的痔疮患者都可以应用中药来进行治疗。近五六年来笔者在这方面做了一些研究，制作了中药成品。该药分内外用锭剂和药膏两种，原料完全是国产药材。制作过程中除了根据中医理论指导以外，还参考现代药理的最新方法，重在收敛消炎、防腐拔管，促进静脉血液的回流，并佐以润肠通便的药物，主要成分有：柴胡、当归、升麻、黄芩、黄柏、大黄、甘草、紫根、丹参等。

这项研究经过二十余次的改进，遍赠样品于各大医师及医院临床试验，已得到两百多例比较满意的成绩报告（见上海邓源和医师编的《新药导报》及汪企张医师等编的《诊疗医报》等）。

笔者认为，个人的临床研究毕竟是有局限性的。如果志同道合的中医师们联合起来，再加上西医师或者生药学、药理学专业人士一同来做学术交流，相信定能做出更大的成绩。

［《中医世界》1936年第10卷第2期第45－48页］

# 中毒性及溶血性黄疸（旧称伤寒发黄、蓄血发黄等）之处方

[病原]本病之病原或属细菌性，或属化学性，循环于血液中，以致红细胞被毁坏。毒素及其产生物能致肝细胞变性及肝内的毛细胆管发炎，于是胆汁变为稠黏性，而致毛细胆管变窄，此即所谓肝内性梗阻，亨透博士分其病类如下：①燐砒蛇毒等中毒所致；②各种传染病如黄热病、疟疾、脓毒血症、回归热、斑疹伤寒、肠热病、猩红热等所致；③各种流行性传染性发热疾患，急性黄色肝萎缩病及黄疸出血性、细螺旋体所致之类等是。

[病理]因血中毒而肝细胞变性，毛细胆管发炎，胆汁色素乃被淋巴管及毛细管所吸收，其所吸收之胆汁大抵色素充裕，因血红蛋白之被毁坏增加所致，而胆汁盐类则缺乏。因肝细胞之功能被损害所致。十二指肠之黏膜有时肿而显出血，其红细胞之脆性或大增。有时细胞较寻常略小，脾脏则增大。

[症状]本病之症状，不若梗阻类黄疸之明显，皮色仅作极淡之黄色。病之重者，如所患为急性黄色肝萎缩病则其色较深。然伴疟疾及恶性贫血而起者，皮色较淡，大便常下胆汁，或因此汁过多，致下黑粪。病轻者，尿或略含胆汁色素，或无，唯尿色素则每增多，全身症状多重，有高热谵妄、惊厥、尿闭、吐黑物、皮内出血诸状。

[治法]处方一：麻黄连翘赤小豆汤。

麻黄4克，连翘12克，赤小豆20克，杏仁12克，生梓白皮12克，甘草0.4克，生姜8克，大枣3枚。

以上8味，剉作300毫升，煎剂去渣，一日分3次服。

[适应证] 急性中毒性溶血性黄疸。因脓毒血症或斑疹伤寒等而起，皮显深黄色，发热无汗，小便短赤不利，呕吐，头疼等。

[方解] 麻黄为发汗利尿药，有解热作用，常用于急性热病之无汗发热、头疼体痛等，能奏利尿发汗之效，以排除血液中的代谢产物及毒素。与连翘、赤小豆、梓白皮等合用能加强利尿排毒作用，为理想的治疗急性血毒黄疸的有效药。连翘为清热凉血药，有利尿解毒作用。对于痈疡恶疮、结热五淋等脓毒性热病有特效。

赤小豆为有效的解毒利尿药。古称能治热毒，散恶血，疗痈肿，排脓血，通小便，下水肿者，常用于脓毒血症及血毒黄疸等疾患。

杏仁为镇咳祛痰药。因含有氰酸及脂肪油类等成分，故能作润下剂，常用来治疗支气管炎伴有咳嗽等症状。

梓白皮为落叶乔木梓树之根白皮，为清凉、解热、解毒药，并有利尿作用，古来用治吐逆、目疾，去热毒，杀三虫，又可煎汤洗小儿壮热疮疥者，其亦有杀虫灭菌之功欤。

甘草用为缓和解毒药。

生姜用作健胃镇呕药。

大枣为缓和滋养药。与生姜有协同作用，能使消化功能恢复至正常。

处方二：犀角地黄汤。

犀角（磨冲）2克，鲜地黄30克，芍药12克，牡丹皮12克。

以上3味，煎作250毫升，去渣冲入犀角，分两次服。服时须搅动，勿使犀角沉淀。

[适应证] 猩红热或斑疹伤寒，以及急性中毒性黄疸出血，鼻衄斑疹，高热谵妄，舌尖红绛，或显杨梅舌者。

[方解] 犀角为清热凉血解毒药，用于急性传染性热病之高热神昏谵妄，发斑发黄，烦闷躁狂，吐血鼻衄，以及小儿惊厥、痘疮黑陷等症。其有效于中毒性热病，概可想见。

鲜地黄为强壮、凉血、解热、通经药。常用于急性传染性热病以及中毒性黄疸。对发斑衄血、烦闷等症有特效。

芍药为解痉、镇静药，并有通经作用，用于头疼、腹痛、腓肠肌痉挛，以及鼻衄、吐血、痈疽、恶疮等疾患有良效。与犀角、生地等伍用，更能发挥凉血清热解毒之效。

牡丹皮为凉血通经药，有镇痛作用，古称能生血、活血、凉血、止血，治惊痫烦热，吐血衄血，又疗痈肿、排脓等。其对于溶血性黄疸等疾患，能逞其凉血解毒之作用。与本方中诸药协同后，能发挥更大的功用。

处方三：柴胡茵陈汤。

柴胡 8 克，茵陈蒿 10 克，黄芩 6 克，半夏 6 克，青皮 6 克，潞党参 8 克，木通 4 克，甘草 4 克，生姜 8 克，大枣 3 枚。

以上 10 味，剉作 300 毫升，煎剂去渣，一日分 3 次服。

[适应证] 疟疾或回归热，而致续发慢性溶血性黄疸。脾脏肿大，皮肤苍白，淡黄萎晦，小溲短少，而色深浓，胸胁苦闷而呕吐，食欲不振等。

[方解] 柴胡为清凉解热药。对于淋巴结及脾脏之炎性肿大，有使其消退之功，故常用于胸胁苦闷、呕吐、寒热往来、淋巴结肿大、骨蒸潮热等症。

茵陈蒿为利尿药，又为黄疸病之专治药，能使黄疸色素通过小便而排泄。

黄芩为苦味健胃及肠道消炎药，有利胆及解除十二指肠黏膜炎症之功，故常用于胆囊炎、黄疸诸症。

半夏为健胃镇呕药，能抑制胃及十二指肠黏膜之炎症。本方与生姜同用，可镇呕健胃。

青皮有解热、健胃、镇呕作用，与黄芩、柴胡并用，多用于肝及脾脏之炎性肿大，能增强其消肿抗炎作用。

潞党参为滋养强壮药。近经国立北平（北京）研究院生理学研究所经利彬先生以动物实验证明，其能补益脾脏，使脾脏营一种内分泌作用，而能刺激红细胞之增生。盖其用猫割去脾脏，分组实验，喂以潞党参及新鲜动物脾脏，然后测定其红细胞数量。结果此种刺激红细胞生成之作用，受潞党参之影响而显著。观乎此，则本品之于疟后脾肿以及贫血黄疸，可称最合理想的效药也。

木通为消炎利胆及清凉性利尿药，多用于十二指肠炎与肝胆之炎症，以及诸种黄疸、小便不利等。甘草、大枣、生姜等的效用均见前。

处方四：三黄石膏汤。

黄连4克，黄芩6克，黄柏8克，栀子12克，麻黄4克，石膏20克，豆豉12克。

此7味，刬作300毫升，煎剂去渣，一日分3次服。

［适应证］各种流行性急性热病。黄疸、高热、口渴、烦躁，谵妄不得眠，舌苔干燥，脉搏数大等。

［方解］黄连为清热解毒药，有健胃及消炎作用，常用于急性热病，消化系统炎性、充血诸症，如呕吐、下利、烦渴、口疮、吐血、发黄等病证有良效。

黄柏为强有力之消炎解热药，有收敛及利尿作用，用于急性充血性肠炎，以及黄疸、鼻衄、口疮、肠痔、下血等病证有著效。

栀子为凉血、清热、解毒药，有抗菌消炎作用。用于十二指肠炎性充血之黄疸、懊憹、烦躁、胃热吐血等热性血毒性疾患，与豆豉并用有殊功。

石膏为含水硫酸钙，内服有清凉解热作用。常用于流行性急性热病之大热烦渴。与麻黄合用，能发挥其协同作用之解热、利尿、排毒等良效。

豆豉为清热解毒药，协同麻黄则发挥其发汗、利尿作用。伍栀子则增强其解热毒之功，故对于急性热病所致的郁热及溶血性黄疸殊合。黄芩、麻黄的效用均见前。

处方五：柴苓汤。

柴胡7克，泽泻8克，甘草4克，茯苓12克，半夏7克，桂枝4克，猪苓12克，黄芩6克，白术8克，潞党参10克。

以上10味，剉作300毫升，煎剂去渣，一日分3次服。

[适应证]疟疾或贫血性黄疸，皮肤仅显极淡之黄，大便或溏薄，或显胆汁色，小溲异常短少，而其色甚深浓，全身症状呈疲倦困顿，面目及手足现轻微之浮肿等。

[方解]泽泻为利尿药，用于水肿、淋病、糖尿病以及眩晕等病证。本品除利尿之外，也有一定的镇静及强壮作用。

茯苓为利尿药，亦有镇静作用。其主要之功用与泽泻相似。与猪苓、泽泻、白术等奏其协同的利尿作用，于黄疸病之因于胆汁色素沉着于皮肤者，旺盛其尿利，则沉着之色素自能随小溲而排泄。

桂枝为强壮健胃药，有强心兴奋作用。温性药桂枝加入到大量清凉性利尿药中，能兴奋胃肠机能，亢进肾脏细胞以增强滤尿功能。不但此也，且能使心脏旺盛，血流迅速，血管紧张，水分滤出增多。故强心之药必兼有利尿作用。

猪苓亦属利尿药也，兼有清热解毒作用。常用于淋肿、脚气、疟疾、伤寒、黄疸发热、懊憹等症。

白术为健胃利尿药，用于水肿及肠炎、小便不利等症。因本品除利尿作用外，还有帮助肠之吸收作用，制止肠炎之分泌。故古称燥肠胃、消痰逐水、止泄泻、利尿道云云。

柴胡、甘草、半夏、黄芩、潞党参的效用均见前。

处方六：栀子茵陈柏皮汤。

栀子12克，豆豉12克，茵陈10克，柏皮8克，甘草4克。

以上10味，剉作250毫升，煎剂去渣，一日分3次服。

[适应证]中毒性溶血性黄疸，皮肤胆汁色素深浓，小便短而赤色，胸闷烦躁，懊憹不眠，身有微热者。

[方解]栀子、豆豉、茵陈、甘草、柏皮的效用均见前。

处方七：黄连解毒汤。

## 中毒性及溶血性黄疸（旧称伤寒发黄蓄血发黄等）之处方

黄连 5 克，黄柏 10 克，黄芩 7 克，栀子 12 克。

以上 4 味，剉作 200 毫升，煎剂去渣，一日分 3 次服。

［适应证］急性热病中毒性黄疸。发热口渴，狂躁心烦，谵妄不眠，吐血、鼻衄等，急性胃肠炎等。

［方解］黄连、黄柏、黄芩、栀子的效用均见前。

［《医界春秋》1936 年第 10 卷第 112 期第 16－19 页］

# 苏州国医专科学校旅杭记略

语云，百闻不如一见，而且医学贵乎实习，所以本院章程有旅行见习之规定。

本届第一次旅杭见习，预定作数日之逗留，时间分配则每日上午学员分组赴杭市各名医诊所见习，以采取各家之特长与经验，每日下午则分别参观中西医校、药号、药厂等有关医药学术之机关与处所，以增见闻。事前函请浙江省国医分馆予以协助，承分馆长邢君熙平热心赞助，允借馆中宿舍为团员之寄宿，并代征求杭市名医接洽见习事。于是匆匆筹备，组织旅行团。除研究院全体外，三年级同学亦纷纷加入，男女团员共计八十余人。推定总务、经济、文书、速记、调查、卫生、救护等七股。预备就绪后，定于十一月七日早车赴杭。

六日天气骤变，雨下倾盆，因行程已决，姑听之。七日晨六时全体出发，同行者有院长唐慎坊、总务主任王慎轩、军事教官马文福、教授王志纯、祝怀萱与余六人。一切行动以军事化管理，期以强化全队纪律性。一二三，开步走，革靴哒哒，步伐整齐，于晓雾迷蒙中，团队向车站进发，人人精神振奋，并不以天阴未晴而气馁。因购团体证，登车后铁路局为余等特挂专车一节，师生数十人，集处一车厢，更形热烈。汽笛声中，列车向苏嘉线推进。至七时天色放晴，一轮晓日自东方渐渐升起，诸团员莫不为之眉飞色舞，笑语喧腾，杂以女同学之婉转娇声，轻歌低唱，其乐也融融。因杭州为山水明秀之区，而西湖名胜甲天下，故团员们均有悠然神往之慨。八时三十分至嘉兴换车，十一点抵杭州城站下车。整队至望仙桥国医分馆时，馆中正在派员赴站欢迎，我等已作不速之客先到矣。盖火车新订时刻，是日到站特早耳。

行装甫卸,有数同学要余导往湖滨,以先睹西子湖之美色。因当日已经过午,不及赴各医室见习,乃利用时间,以偿其心愿,与祝君怀萱偕十余同学作散队之游(是日下午为自由游散日)至湖滨。驾小艇,荡桨湖中,秋水澄清,波平如镜。遥望环湖马路,车驰如电,游女如云,远山绛枫点赤,亭阁凝烟,清秋之湖光山色,足以令人心醉而神怡。舟摇摇以清扬,风微微以吹襟,飘飘乎有凌虚羽化之慨。祝君之诗兴勃发,咿唔咕哔,嘴不停吟。同学则或引吭以高歌,或扣舷而低唱,咸乐得手舞足蹈矣。既而至三潭印月,登退省庵,睹彭玉麟遗墨,旁有修竹千竿,迴桥九曲,数亭翼然,俯瞰池中,游鳞可数,静聆南屏钟声隐约,即于九曲桥上合摄一影,以留鸿爪。嗣游郭庄,于船室品茗,祝君善诙谐,出言令人捧腹,如"雅人雅事""古色古香"之同学留迹,"若即若离""半推半就"之两舟并行等,均为之笑痛肚肠根耳。归渡中,已日衔西山,而苏堤之残柳丝丝,似为余等牵住斜晖。舟经月老祠前,祝君之诗兴又发,与二三同学联吟,亦雅亦谑之笑料又来矣。是游也,尽半日之时间,极人生之乐事,事后回忆,尚觉趣味隽永耳。

翌日上午研究院同学分十二组,派赴杭市名医王邈达、裘吉生等诊所见习。下午二时,假青年会二楼开会,招待来宾,请中西医药学家作学术之演讲。到会者有西湖医院院长杨郁生、民生制药厂厂长周师洛、浙江省国医分馆学整会委员蔡松岩、中医专校医务主任傅炳然、浙江省党部莫良夫、杭州地方银行黄醒秋,以及名医沈仲圭、王一仁、汤士彦、王君毅、孙里千、陈道隆、董志仁等三十余人,济济一堂,均有极诚恳精辟之演讲,直至六时余始尽欢而散。

第三日下午全体排队出发至柴木巷参观浙江中医专校,承校长范耀文先生等极诚招待,款以茶点。一部分同学被该校学友邀作友谊的篮球比赛,余等由该校教授方君亦元导领参观各教室,方君并说明该校课程之分配与教材之编辑状况。窃以为当此国医教育尚未能列入学校系统，政府不加提创，国内各医校均自行改进，故教材既不能统一，编制又素乏联络，今后各医校亟须互相交换，期达有系统的进行。此项贡拙，承该校当局首肯赞同，深愿余等此行成为国医教育阵线联合之嚆矢，则幸甚矣。继而参观省立救济院育婴所。该院主任钟君伯庸为一富有朝气之研究家也，对于育婴上种种设备，均力研改进。据云，该院婴孩，刻已统改人工哺育法，一律喂以鲜牛乳。如牛乳之消毒、冰藏，婴孩之洗浴，病孩之隔离，保姆之训练，稍长儿之运动、游戏、教育等，莫不积极设施，成绩斐然。即婴孩尿布之干燥室（阴雨天应用）亦为钟君研究所发明，系用一密闭室，四壁设火巷，利用柴薪，费省而效宏。该院屋室宽敞，四周回廊，玻璃窗明净，中央有广大之草坪，略缀花草，空气阳光，均极含育儿上之条件也。

杭州胡庆余堂，其资本之雄厚，营业之广大，为国内著名国药号之冠，余等特往参观，时适在下午。前厅左设饮片柜，右为丸散柜，门市非常热闹。我侪鱼贯而入，先观养鹿棚，栏以木栅，每栏内有鹿一或两只，邻接排比，如回廊曲折蜿蜒，无虑数十百。旋观各工场，如炮制部、切片部、磨药部、制丸部等。嗣请其出示珍奇希见之药材，以资鉴识，乃取出马宝、牛黄、猴枣、狗宝、鹿胎、雄精等。马宝则形圆色白，硕大质重，似矿物，其大如儿头，权之当有十余斤，其有一圆径，对剖者，见中心有圆形空洞，细检之，见有轮形重叠层，盖马之内脏结石也。据云，其产西藏，但不知为何种马类所产生，而有如是之巨大，其详情则该号职员亦不知云。牛黄之整个形状不圆而四方，且有如菱角者突出，色黄褐，碎者内有积叠层，果是牛之胆结石，则其形当浑圆或椭圆，不当四方而角突，此恐系加之人工造作矣。猴枣则椭圆形而色深绿，或黑褐，质沉重，剖视之有积叠层，一望而知是猿类之胆石，或云生于猴类之口内，不足信也。鹿胎则外罩薄膜，内有一小鹿，长约八九寸，头足毕具，且有一尾，但此薄膜，既不像胎盘（胎盘当连系一脐带），又不像羊膜，因问此种鹿胎是否该号斩鹿时所得，则谓非也。至于产生于何处，以如何方法取出，彼亦不知底蕴耳。尚有海狗肾、黄狗肾等。海狗肾，一名腽肭脐，又称海狗鞭，盖即海狗之阳具（生殖器）也，形长，色赤褐，梢端有丛毛，盖阳具之包皮也。根端累累然，有睾丸二，此物古称补肾壮阳，以海狗之生殖精特强故，甚合近世内分泌荷尔蒙（激素）疗法之原理耳。唯黄狗肾则只阳具一条，已无睾丸，余知其效等于零耳。因询何以不连睾丸，既割此物，何不连带取其睾丸乎，答称不知，并谓向来如此云。呜呼，国药业之不求改进，坐于"向来如此"四字耳。深望国药界赶快觉悟，勿再墨守陈法，而流于淘汰之列耳。如胡庆余堂之拥有资本，以若是巨大之范围，欲求改进，自较易矣。日本之武田长兵卫商店，在彼之明治维新以前，亦是一出售饮片丸散之汉药店（中药店），只以该店主人武田氏之知应时世潮流，力求改革，用科学方法，由仿造而后自制，一变而成新药厂，现在规模宏大，出品精良，不但抵制输入，而且畅销于各国，成为世界著名之大药厂矣（校对者注：现称武田制药株式会社）。希国内诸大药商急起而仿效之。

第四日下午，预定日程为参观民生制药厂及省立医药专校等，因尚有机会难得之浙江文献展览会，亦不可不去，且因时日匆促，并人数众多，全体参观拥挤不便，更有多数同学沉醉于西湖之游，纷纷要求展限日期，只以校院功课关系，不能徇从，于是变更办法，分队自由进行。有参观文献展览会者，有参观西湖博物馆者，有游览湖滨并参观葛岭翔麟医院及公园图书馆者，至自愿加入余等参观民生药厂及省立医专者仅十余人耳。

先至同春坊，由民生制药厂创办人周君师洛招余等入。在内部机器制药室，首先映入眼帘者，为巨大之国药制剂"安嗽精"浸取机，闻该机之装置设施系周君亲自设计。浸器系一大筒形，器盛生药远志、桔梗、贝母等，以酒精为溶剂，其下部由蒸汽管通以热力，溶剂蒸发后，则由冷凝器再回复至盛生药之容器，复蒸发再达冷凝器，再回至盛药之容器，如是循环不息，直至生药中之有效成分完全被浸出为止。周君复出示其新近所造之一小型浸取器，谓系省立医专某友所委造，藉作实验国药之用。该器小巧玲珑，装置极便，只须点一火酒类于器下，即可浸取生药中之有效成分也。余对药物之研究最感兴趣，以为国医之价值多在于药物，并觉国药之亟待研究，其责任在于我辈耳。故年来于医事之余，辄喜试制有效之成药，欲制药液，非此机件不为功，曾托周君代制一具，已荷允诺，刻因人事倥偬，不遑着手于此，稍俟时日，定当专心从事藉偿夙愿耳。他如轧片机、打丸机、糖衣机等，各工人均在工作，出品殊快捷。又如糠粃中提取维生素 $B_1$ 之装置，以及震荡机等，目不暇接。楼上为安瓿消毒部、装液部、封口部、复检部、安瓿印字部、包装部等，纯由女工操作，尤见精细严密。后至试验室，有一药师方在化验各种防己之成分。据周君谓防己之种类鉴别，曾费去不少时间，搜罗标本，询诸中药店，均不知。后于草药医处得到原植物之形态，以资鉴别云。又出示其所制之许多生药切片标本，给我侪于显微镜下检视大黄切片之组织，能见其构造上之特征，可据此以辨析毫厘。于是知研究生药，于肉眼所见之形态科属的分别外，鉴定其种类，又非解剖其内部，以显微镜的鉴别不可也。

事毕兴辞，并由周君具刺介绍，乃至刀茅巷省立医药专校，承教授俞德荪先生引导。该校具有三十余年之历史，设备完善，规模宏大，全校面积有八十余亩，内分医药两科，如杨郁生、周师洛等均于是校毕业也。余等以时间匆促，几等走马观花，不能详细印入于脑际。其中印象最深者，为解剖标本陈列室，室中有余德荪先生之尊翁某公（已忘其名）遗体之陈列。公病胃癌而去世，闻之余君云，系遵遗嘱而解剖。如余公者，诚所谓死且不朽矣。我国人之崇奉旧礼教，下焉者无论已。曾忆当年孙总理临终时，有遗嘱解剖其遗体，陈列其肝癌组织作医学上研究之参考。斯时报章腾载，纷纷通电反对，谓不应残酷分尸。后来结果如何，虽不知之，然一般要人贵戚之识见可知矣。能以学术为前提如余公者，有几人乎？深望今后知识阶级之改易其旧观念，若病原因不明而死者，大可利用其无用之遗体，仿余公及名记者戈公振先生等之遗体解剖，做医学上贡献的不朽盛举也。

旋至药化学实验处，改由药学教授于达望先生引导参观生药陈列室、药物种植园、生药有效成分化验室等处。于先生殷殷指示，并谓深望中西合作研究国药，因国药之前途最有希望。惜现在研究，尚感经济力之不足，设备之不全，而药学专门人才亦殊感缺乏。又谓彼校中今后拟专设国药研究馆，已得上海五洲药房捐助经费万元，且得药学大家曾广方博士之协助，希望先生将来多多贡献国药之经验，吾人应交换联合研究之云云。余之谬承不弃，固增惭赧，然接受其诚恳之期勉，敢不竭我驽骀，追随于骥后乎？且谈且行，至化验室，于君示以由国药中提取之各种挥发油，如豆蔻油、当归油、桂皮油、茴香油等。其时适在提取麻黄中之挥发油，方法是将麻黄捣成末，混以溶剂，置长颈烧瓶内，上口接一曲折回流之玻管，管之他端有活塞，烧瓶之下点火酒灯，烧煮任沸。其蒸发之溶液由玻管之曲折回旋，经冷凝而转流至他端，则水液沉于下，而挥发油浮于上矣。俟油液上升至相当刻度后，开活塞，放弃水液，即可得净油若干也。此玻管之构造及装置极其灵巧，闻系购之于日本，我国尚无此项出品云。余对于此玻件诚梦寐不能忘，俟有余暇时誓必设法购置一具，以偿尝试研究之夙愿耳。

是日返，杭市国医界同志汤士彦、裘吉生先生等柬邀余等于湖滨某餐馆（已忘其名）宴会以联欢，盖汤君于国医运动素著劳绩，裘吉生先生为医药藏书家也。唐院长谓盛情不可却，于是与唐王祝君四人，相将赴约。至则有老友沈君仲圭、董君志仁，以及王君一仁、陆君清洁等均在座。旧好新交握手言欢，一旦畅叙，互倾衷悃。席间裘先生畅谈其藏书之经过。四十年来，搜罗海内孤本及东邻秘籍不下数千种，其以此所耗费之心力与金钱，他姑不论。即文澜阁（浙江图书馆）所藏之《普济方》，在两年前设法借抄，费去九牛二虎之力方得到该馆之许可。然不能出借，于是聘请六十余书手逐日到馆抄写，尽六个月之时间方始抄齐。该书装置十六大箱，全书二千数百卷。如此巨书，又系孤本，裘先生费尽心力，必期得到而后已。余如最近世界书局出版之珍本医书集成、皇汉医学丛书，均为裘君之藏本，坊间以为珍本丛书之精华，咸在于此。据裘君云：其家藏之珍本尚有十百倍于此耳。今将发大宏愿，继续印行珍本集成及皇汉丛书之续集耳。先生藏书之富可谓豪矣。但尚歉然不自以为是，而殷殷垂问余等，并委代为留意，设法探访征求，如有珍贵孤本，当不惜代价以购求之云。国医在四面楚歌之今日，幸有此老其人，诚为国医历史上之一代功臣耳。是日国医分馆及中医专校亦特邀宴，只以时间不及，且此行诸承赞助，驻馆搅扰，已感不安，而为之敬辞。

  翌晨，又承馆方招待全体，飨以茶点，于国医分馆之讲堂开一盛大之茶会，邢君熙平、王君治华等均有极长之演说，后于分馆前合摄一影而返。临行时，复承分馆代表王君君毅、医专代表李君冠雄等至站送行，依依之情，殊令人不易忘怀者也。车抵苏站，已万家灯火时矣。

[《苏州国医杂志》1936年第11期12–18页]

# 文献研究的意义与方法

"文献"这两个字的意义,就是指一种靠得住的有价值的记载。据我的意见,吾人研究文献,应当分"古代文献"与"现代文献"两种来讲。我们如果要研究学问,无论是旧的或新的,都应当从文献中去搜求资料。倘使欲明白每一种学术的来源和递变以及经过的情形,或宝贵的资料等,都应当研究"古代的文献"。如欲追求新的创获和新的发明,那是应当参考近世最新学理的报告——"现代的文献"。

研究古代的文献,有些人用考据的方法,如以人名、地名及关于时代的名辞等来考证书籍的真伪、学说的来源,以及著者的环境和影响,藉明学术的原委,这也是一种极好的研究方法。但是据我的意见,古人的文献,无论其书的著作者是真是伪,如果其中的记载忠实,且有研究价值者,我们宜采取以为研究的资料;若空论学理而无关实际者,即使确是古之所谓圣贤名言,亦当弃置不稍留恋。最好把方书的治疗记载搜集拢来,比较其据证的处方,统计其方中的用药,以及同类药品的应用分量和治疗证候的对象,如日本汉方医师吉益东洞研究仲景经方之《药征》,以及我国学者之研究《千金方》《外台秘要》用药之《国药文献研究》等方法。

站在中国医药学术立场上讲"文献"的研究,虽应当先从"古代的文献"着手,然而同时应留意"现代的文献",因为中国医药的学术理论,虽然有不符合实际的部分,而数千年来无数的宝贵经验都是散漫而无系统地记载在各家著述当中。这些经验的记载,可以说就是我们中医药学术的命根所在。所以我人根据这些记载,辨证施治用方药来治病,往往有不可思议的功效,并能治愈一部分西医药所不能治的疾病。这当中的原理，纵的方面是我国医药历史悠久，横的方面是国境的幅员广大，药材丰富，称得起地大物博的缘故了。且因人口众多，由历代经验所认识的证候和药效，已颇近于事实而可靠。虽然医药书籍多至汗牛充栋，不过据我的所见，古人的著作不能整个的信任，因为这些各个的经验和散漫的传统的记录当中，虽多根据实践的记载，然欲自圆其说，又为时代所限，有些方面不得不以五行气化等理论来作解说。所以我觉得欲研究古人的文献，应当分别抉择，以定弃取的方法。对于理论方面，必须剔除其糟粕，而吸取其精华部分。对于证候及方药的实录，应该深切注意，因为这些才是真正的文献。古人虽不明疾病的原因，但对病体所发现之证候确有深切的认识。

我们今日对于病理的研究，药理的探讨，固应当根据科学的原理，追求其所以然之故，在临床时中药方剂的应用，尚须根据患者所显的证候分类，如表里、虚实、寒热、阴阳等中医学术上独特的证候学，以施治疗，因为古来的经验，主要是建筑在这些上面。

我们现在研究中国医药学术，一方面固然是应当尽量吸收近世科学的新知识——"现代文献"来解决学术上之种种疑难问题；一方面还须注意历古相传宝贵经验的记载—"古代文献"，把它爬罗剔抉，作成有系统的札记，分析其等类，辨别其异同，印证其方药及治疗，然后再用科学的病理和药理来阐明证候疗法所以奏效的原理。若能全国一致，认定这个目标勇往直前地做下去，则不但可以整理改进传统的中医学，并且对于世界医药学术亦大有帮助。

我们须知，近世科学程度尚极幼稚，对于人体生理上的秘密，尚未完全发现，所谓西医药的治疗范围尚极狭隘，药物亦极简单。他们的所谓特效药还很少，用西药做对症疗法，如解热剂、麻醉止痛剂等不仅一过性之旋效旋复，而且往往贻反自然的流弊。例如日本医师汤本求真既治西学，又感觉到治疗的不完备而复研究汉方医药学。日本学者能利用现代医学来研究古方的治疗，他们最近所发明的新药，例如从人尿中提取的性激素"英男儿萌"与"婀阀好萌"等，都是得力于汉方医药的经验。

我国有一些西医师只知道批评中医，讥笑中医不合科学，不识病原。哪里知道他们素来最不满意而时常指责为污秽不堪之紫河车、脐带、童便、粪金汁等，在今日之下，一桩桩，一件件，都被东西各国学者研究出成果。即使是人体的汗液，最近被日本医师木内干博士研究发现内含四种物质：①破坏酶；②建设酶；③抗体；④荷尔蒙（激素）等。现在木内氏已开始利用它来治疗不孕症、月经病等。他的疗法叫做"皮肤疗法"，系将怀孕妇女的双手消毒洗净后，浸于温水中二三十分钟，然后用此水注射于患者；或令孕妇和患者同时浸洗于浴槽中数十分钟，能治疗卵巢功能异常及贫血萎黄等病。其原理是孕妇的汗腺分泌液中含有性激素（汗液与尿本同为人身的排泄物），同时浸浴，则患者之皮肤能吸收此种激素而奏著明之疗效。本来我国《本草纲目》早已收载人汗、人尿等药物，我想古人当时假使没有经验过，决不会凭空捏造事实的。不过可惜古时没有化验分析等技术，只能说明其大概的效能。亏得那个木内氏想入非非，根据古代文献，利用新的学理发明了这个奇特的疗法。

胎儿的脐带，古来本有治疗功效的记载。近代海外文献报告称，取其浸出液能预防小儿麻疹。究其学术上的原理，盖因母体的免疫力由胎盘脐带输送于儿体，所以新生儿在两个月之内对于麻疹之侵袭尚有先天遗传的免疫力，而不致被染。可是过了一段时期后，此种免疫力就不免告竭，新生儿就容易感染麻疹了。注射脐带浸出液后，可以预防麻疹，由此可知胎盘脐带中原来含有各种内分泌免疫体。

我的友人，南京李克蕙医师告诉我，最近他根据近世学理研究古代文献，竟发现了唐时已有应用甲状腺疗病的经验。《千金方》《外台秘要》等方书中往往用猪靥、羊靥、鹿靥等治疗气瘿，这确是有趣的研究资料。

其他如经穴的针灸疗法，及人类本能发明的单方，药物的相使相须—当归之与川芎的同类相引、同气相求的脏器疗法等，应用上确有实效，其中必有相当价值的原理。我人在研究古代文献之际，尤须同时注意参考近世科学的最新文献，孳孳矻矻的研究，以其触类引伸，勿固执地困守在故纸堆中，勿盲从地喜猎外来皮毛。日本医药学家的研究方法可以作为我们学习和工作中的参考。

[《苏州国医杂志》1936年第11期59-62页]

# 叶橘泉为《汉药新觉》一书序

中医治病之价值，在理论也在方药。中药应用之凭借，在证候不在病原。盖药效从经验而来，理论系推想所得；内部有某种病理变化，斯外部有一定之证候呈现。审证候，投方药，治之而愈者，中医固自有其科学之真理存焉。

唯古人探究医药无其他学理科学器械为之助，大率知其然而不知其所以然。若追求其理论，则难免推测假定以五行气化为病理，而连带以色相气味为药理。自唐宋元明以至于今，论药之书何啻汗牛充栋，要皆不能越五行气化等学说之藩篱。是以药物书空论愈多，功效愈不确；反使《神农本草经》、陶氏《名医别录》等忠实之经验记载，湮没不彰。优良有效之国产药物，不能见信于世者，皆部分旧说之累也。

夫药物为医疗要具，居今日而言整理中医学术，首在研究本草。而本草之研究，须绝对辟除部分之旧说。关于每药之性状、形态、成分及生理作用、药理作用等，当以近世科学为依归。友人郭若定君，精通中西医学，慨中医本草学之不可不亟为整理也，乃本其研究所得，著为《汉药新觉》一书。其整理方法：以历代经验之功效为经，以近世之生理病理药理为纬；依照现代药物学之分类编辑，朗若列眉。经验学理，两皆不悖，诚为医者之良好参考书，初学者之模范读本也。今秋橘泉受国医研究院之聘，来苏担任教职，对于课程设备，颇多改进。而于药学一科，诸生乃自动改选此书为课本。弃部分之旧说，就科学之实际，岂非真理自在人心者哉？故是书之作，影响于中医之改革者颇大；爰序数言，以告研究是学者，知所取择焉！

"民国"二十五年（1936）冬月吴兴叶橘泉序于苏州国医研究院

［1936年12月郭若定医师著《汉药新觉》的序文］

［2010年7月上海科学技术文献出版社重版］

# 对卫生署中医委员会拟定中医专校课程之意见

中国医学的部分理论，有谓以现代目光观察之，似有一部分内容有待探讨，但是事实上在应用方面确有成效，而大有研究的价值。平心而论，一国的医学本不应有中西之分，不过学理的探讨固应以科学为依据，而医疗的应用常以有效与否为取舍。中医治疗既有实效，则发扬光大非不可能，但必须经过严格的科学整理，把部分玄学彻底汰除，才可将精粹部分保存。

国内西医的基础，虽建立在科学之上，而合于外国人起居习惯而来的医疗方术施之于国人，难免有不合之处（如令病人吃生冷食品等）。试观自欧西科学输入到中国以来，把它应用到天文历算以及工程等部门，立即取缔旧式知识的地位而代之。然而应用到医学上，就发生了不易解决的中西医纠纷问题。这事我以为，因科学的医疗未能充分完美，而中医稽古经验的方术殊有历劫不磨的价值在也。所以不仅我国朝野上下咸皆信赖中医，而且近年来东西洋各国之提倡研究中医者，亦时有所闻也。医学既不应分中西，则以近代医学科学的学理来研究中医，以中医经验而适合国人习惯自然的治疗来辅助西医，不但可使中医科学化，而且西医亦可以本位化矣。从此中国新兴的医学，不仅免去依赖外国之宗派（英美德日派别之争），而且可以独立于国内，有自由发展称雄于世界之望也。

想贤明之医育当局，早有鉴及于斯矣。本年三中全会，由中央国医馆焦易堂馆长等提出：中医学校列入教育系统一案，当经全会通过，并经中央政治会议决议，中医教学规程，由教育部会同卫生署中医委员会参照医学专科学校暂行科目,妥为拟定在案。现在闻已着手起草,足见行政当局已具有改进中医教育的决心。为整理研究之准备,中医委员会广征意见,务期详密。笔者曾接敝社(《明日医药》杂志出版社)转来中医委员会公函,嘱即开具意见。其后因此间国医研究院诸生旅京见习之便,随同入京。得晤陈委员文虎,复承谆嘱,对于中医专科学校课程教材,如有意见,尽量提供参考,俾臻完善云云。陈委员虚怀若谷,钦佩之余,敢将拙见所及,为刍荛之献焉。

课程与教材

1. 普通科

①党义,②国文,③外国语(日文等),④数学,⑤生物学,⑥化学(包括分析及有机化学),⑦物理学,⑧体育,⑨卫生学。

2. 基础学科

①解剖学(包括组织学),②生理学(包括生物化学),③心理学,④药理学(包括化学药理学、调剂学、生物药理学),⑤病理学(包括细菌学、寄生虫学、免疫学),⑥生药学(包括药用植物学),⑦医史学(包括欧西医学史及中国医学史两部,中医医经等类书籍可采入中国医学史内)。

说明:基础学科各门全部采用科学的课程教材,使中医教育的基础完全树立在科学的轨道上,方可达到中医完全科学化之目的。上列各门教本,可暂时采用中华医学会、商务印书馆及其他新医药团体出版的权威著作。只是医史学专家,在我国医界中还比较少。医史学是以新史学方法研究医药知识的发展、医界地位的进步和疾病的变迁等的学科。本科的目的是用科学方法整理我国医学史料,期成中国的医学史。此门学科虽说是研究过去的历史,一方面有温故知新的微意,而且可知一种学术的演进决无一成不变之理。此理既明,则检讨过去,把握现在,创造未来,于医事文化的推动不无补益。这一门的教材,编纂较难,又少成书可用。像王吉民、伍连德合著的《中国医史》,范行准的《中国医学变迁史》（恐尚未出版）和汤尔和氏所译的《医学与哲学》等，虽可暂时采作教材，但是各书编制不同，王吉民与伍连德合著的《中国医史》又是英文版，不适于一般学生的阅读，非译成国文不易应用的。

3. 应用学科

①诊断学

说明：本科除科学的诊断学外，须授以中医的证候诊断学。诊断固为治疗的依据，诊断决定后，方可施以治疗。但国医之诊断，向来只凭藉证候，即据医师诊察所见患者全身反应之倾向，整个病体病理机变的种种现象，做概括地证候诊断（如表里、虚实、寒热等），施以综合治疗。中医治疗的对象，完全凭藉在证候之上。"证候"即恶寒、发热、头痛、胸闷、腹胀等症状之中，更辨别其在表、在里、属虚、属实。如表热、里热、虚热、实热等。故谓之证候——（症状的时期和程度）——而不曰症状，盖疾病必先有病原（指物理化学的刺激或细菌的传染等），才有病理的变化（详病理解剖等）。内部脏器有病变，便有各种症状发现于外部。国医依据患者所现的证候，做综合诊断而施治疗，与西医对症疗法之以解热药退热、镇痛药除痛者截然不同。因具有生活机能的人体，病时有天然而极复杂灵敏之防御反射功能，故病灶虽或仅限于局部，而病理的变化往往牵及于全身。依全身整个的证候而施治疗，是辅助自然抗病力之最良办法。希腊医圣希波氏所谓"医者自然之仆也"，则中医之治法，足以当之而无愧。此门科目，现在除采用科学器械的《诊断学》之外，应另编《中医证候诊断学》。根据古人宝贵的经验，延揽中医之富有学问经验者，会商编纂，搜集历代关于此项记载，归纳某种证候，一一记述说明，编成专书，充作教材。俾与中医治疗相联属，以收实用之效。

②应用国药学

说明：本类教本，应分为药物学、方剂学两部分。药物学分述每种药物（国药）古来经验的效用，用科学原理加以注释说明。或依据文献记载，考证其实效。近人郭若定氏之《汉药新觉》，似可采作教本。因国药的效用，尚有非现代化学分析化验所能证实者，并且一种单纯成分之作用，不如整个药物的复合成分之优良而少流弊。关于方剂学的教材，以仲景经方为主，参以日常应用著名成方之有效卓者（如常用之丸、散、膏、丹等）。先说明药物配互方剂组合的意义。何者为主药（君）、辅药（臣）、矫味赋型药（佐使），详加阐释，尤其应特别注意历来应用有卓效之丸散膏丹，如小金丹、六神丸等。因此种成药，治疗之功效，殆由方剂之配合，种种药物之复杂成分构成另一种功效和作用。教材取诸于历来成书记载外，更须以考据的方法说明其主要之功用。至于有价值的医案，也该附于本科之内，一并教授。

③治疗学

说明：本科除教授科学的各种治疗概要外，应另编《中医治疗学》。照近代分科，如内科、小儿科、精神科、神经内科、皮肤花柳科、泌尿科、外科、矫形外科、耳鼻咽喉科、口腔科、妇产科等分科编纂。内容分药物疗法（内服、外用）、熨、贴、蒸、洗、针、灸、按摩等，以及光线、空气等其他理学的疗法、营养疗法，广为搜集。根据科学，加以整理，去芜存精，汇为大成，发扬国粹，此其嚆矢。

以上分科办法，即教材如何编制，均应详加研究，参考各种关系文件，妥为拟定。果能循此而进，则中医教育基础的确立，和中国本位医学的建设，均得相当发展。不过教材之外，中医专科学校对于各项科学实验的设备，不可不遵照教育部标准择要购置，否则仍难达到完全科学化的目的。尤其药物的种植，为方便研究，必需设辟一药园，另聘专家指导一切，并宜广搜标本，以供学生参考。因其关系切要，故附及之。

[《中华医药》1937年第3期第50－55页]

# 《中西医药》两周年纪念中几点小贡献

我也是"中西医药研究社"社员之一，对于本社的宗旨和研究的目标，是绝对赞成的。只因为近来杂务猬集，无暇写作，致对于本刊绝少贡献，深感抱歉。现届两周纪念之际，将感所得，拉杂写一点应行改进的意见。

一部分旧的医学理论无疑地在淘汰之列的，最近的半旧不新的所谓中西沟通工作，也是困难重重，而事实上难以成功的工作，我们尽可放置不论。虽然"欲求建设，须先破坏"，不过据我之意，与其费如许力气，去挖他人的痛创，而多惹恶感，不如多做一些有实益的工作，如文献的研究、新知的介绍、药物经验的报告等。

事实终胜于雄辩。学术的真假，只要努力做下去，自然会被人认识的。记得在本刊第一期出版之际，我把样本分寄给几位中医朋友，介绍他们加入和订阅。谁知他们都认为这是西化刊物，谓名称叫做中西医药，不利于中医，因此不但不愿加入本社，反劝我不必做此项介绍。现在讵料事出意外，见他们案头各有本刊了，甚至有不少朋友，写信来向我借阅。每在友朋谈论之际，说起来，咸谓中西医药内容是精彩的，可惜骂人的文字太占了篇幅。考据的文章虽好，有关医疗上实用的材料较少。这些意见，我认为是公平的。

中国的医药问题，目前正处在混乱状态之中。西医既不能自立，且尚有英、美、德、日等派别的争论，又有正式医师与非正途西医的对峙，人才尚不整齐，而且西药又不能自给。中医理论虽有一部分尚待探讨，中药医疗功效的价值，却不可不积极研究。所谓改进中国医药的最重要工作，我的意见是，首在整理古来的方药治疗经验，一面尽量介绍新知，急其所当急，则本草研究一栏之增设，实为切要之图。

出版及发行医书方面，最好预先拟定一种有系统的计划，如选取几种有价值的新医药书籍，例如解剖、生理、病理、诊断、治疗、药物等，以及张仲景之《伤寒论》《金匮要略》等中医经典著作、各种中药书籍，以及日本之近代汉药研究等，或经售，或译印发行，做具体地介绍，俾有志研究者，勿致误入歧途。

交换广告及收费广告，虽为出版事业之互助与经济补助之方法，但有关学术之刊物，亦须注意广告之内容，若内容不良者，勿宜率意代为宣传，因为读者以信仰刊物之言论，而连带信任其广告，往往因而自己损失声誉。

以上几点，我认为是亟须做到，不可或缓的。这是偶然想到的粗疏的见地，时间多促，草率地毫无次序地不加修饰地写了出来，是否有当，还希编者先生加以修改和补充，我不过聊贯所见而已。

[《中西医药》1937年第3卷第1期第54-55页]

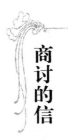

# 商讨的信

编者先生：

读了本卷（二卷十二期）尾声当中的一段，真使我莫名其故。贵刊当时增辟了药物经验栏。你们写信来要我介绍一些药物经验的稿子，我便把敝社（单方实验研究社）社员叶华林君介绍的龙芽草治痢疾的经验，贡献给你们，谁知你们现在又觉得"早已有人用过的""说过的"而等于名医的方案，懊悔当时粗疏地把它刊出来。照此说来，你们的栏名未免弄错了，不应该叫药物经验，而该称为药效的发明了，若用经验两字，当然有人经过治验，我人再把它追加起来，确定它是否实在。倘使前已有人用过，说过，就不应该认它有效，那若在发明上说，方才不能归功于后人的。况且余所介绍的，是原原本本把该药的来源经过说明白，当中不加一些儿夸大。因为余对于药物的研究素来不敢深信古来的记载，所以特集合同志，组织实验研究社，重新把药物估定一下，以核准它的功效。本方系敝社社员叶华林君（他是福建人，现住北平前门外长巷二条三二号）得之于闽乡老妪，而且新医刘以祥君在《社会医报》国药专号中报告，他说是福建民间的应用，以之治阿米巴痢疾极有效的。我想此药在那边民间，必有不少人认识，而叶华林君所遇之老妪殆守秘以敛钱耳。余认为此项民间疗法，我人如果真心研究国药者，殊不可轻易放过，须把它从头到尾全部公布出来，请有志研究者加以实验，而先生等又以为类于抄袭验方，那真使我觉得寒心！贵刊反对中医的部分旧说，我是极为赞同的，至以好恶的情感作用而连带反对验方，这未免有些矫枉过正了。我是向来不愿意和人家做无谓之辩驳的，尤其是不敢和先生们硬争是非。不过我爱读贵刊,并钦佩先生等勇于改进中国医药之志愿,故不惜宝贵之光阴,写这一些来和你们商讨。你们既然如此地严格,那么本刊以前所刊载的文字,恐怕尚有不少的均见过于他处,如《新知》介绍栏中有某某,及本期《诊疗谈》尾中有某某(不过提出作个例,并非我在指责)等。先生将何说之辞呢?但我的脾气是有些笨愚的,所以目前我写了一篇《两周年纪念中几点小贡献》,其中的主旨,在希望编者把大好的学问和时间统统用到有实用的工作上去,万勿过事去吹求他人,似乎与中医药有不共戴天之意哩。据我的意思,一个学者遇事固应抱怀疑之意,然亦须有一副谦虚态度,万勿可昂昂然拒人于千里之外。要知人之欲善,谁不如我。中医药纵使腐败到极点,其故纸堆中或流落于民间,亦或有好的东西,如发泡疗病的原理(激惹血清的产生),月经病之当归的应用等,不得不归功于古来的经验。所以我人生为中国国民,对于祖先遗传下来的治疗经验,似不应一概弃之如敝屣。话虽如此,然而人各有志,不能强其苟同。我之所以啰嗦于此者,一方面自以为好意的规劝,一方面还是不明白前次介绍药物经验的过失在何处。自问那一则介绍,赤诚忠实,并不觉有一些虚伪。原介绍者尚在北平,不妨可去函追询。余的试验,一则系伍以他药功效固难确定,一则系单用本药,一味治愈,此人尚健在,亦可复询,且栏名"方药经验",并没有明白规定必须未经人道之药方为合格等条文。究竟这一栏内的稿子,应该如何办法,方算良心没有被狼吃掉了呢?恳请举一个例,教我一下!在这一栏内的稿子,应该怎样取材、怎样撰写方合,我自己决不护短,自问是从善如流的人,只求指出了前稿虚伪之点,错误之处,我当乐为引咎,以作今后治学的龟鉴,还请先生勿误会我是出之悻悻,这实在是做进一步地请求指教!因为人最怕不知其错误,我是在请指示过失之处耳。

[《中西医药》1937年第3卷第2期第173-174页]

# 复朱师墨先生之商讨

师墨先生：

拙著辱承指正，不胜感激。笔者自知本书之体例，在中医书籍中，尚属草创。谬误之处，在所难免，因于凡例中，诚恳声明，请求读者加以指正。在本书范围以内讨论，最为欢迎。今既承热心商讨，爰本著作时之原意，为先生陈之。流行性脑脊髓膜炎之病原病理，固在脑脊髓膜之患有双球菌或结核菌等，但其所显之症状，亦有轻重缓急之不同。且其常类者，初起有头痛、背痛……颈肌痛而强硬，恶寒发热等葛根汤证，故径列葛根汤于其首端也。窃则以为中医之方药，主治在"证"，而不在病理。《金匮要略》之痉，既有为末梢神经疾患者（太阳发汗太多因致痉），亦有为脑脊髓膜炎者（太阳病发热，脉沉而细者名曰痉，为难治。病者身热足寒，颈项强急，恶寒时头热，面红目赤，独头动摇，卒口噤，背反张者，痉病也）。犀羚紫雪等之于脑膜炎，亦系对证而不对病。故余认为脑膜炎一病，有龙胆犀角之证者，可投龙胆犀角。有犀羚紫雪之证者，径投犀羚紫雪。有"葛根汤""瓜蒌桂枝汤""承气汤"等之证者，即投以"葛根汤""瓜蒌桂枝汤""承气汤"等方剂可也。于此有所探讨者，即本病之经过中。究以何种证候较多见，则何种处方，应先为举例。余以近来之经验，觉本病之承气汤证，至为多见。而葛根汤证在初起亦时有之，但瓜蒌桂枝证的确少见耳。妙在余于凡例，有"同是一病可据其症状之进退而加减其药物，固不必拘执定方"等说之声明，想读者不致为成方所误也。兹特奉复，还祈随时指正，俾资续编时，有所改进为荷。

［《中医新生命》1937年第31期第29页］

# 鉴定药病是否相符之公函

**复吴县地方法院检察处：**

迳复者顷接贵院检察处第一○五二号公函内开"查本处受理杜玉堂过失致死一案。业经侦讯在案，兹据'该被告杜玉堂供称卖药草为生，九月间有李云停者登门求治。系患水鼓胀病，经医治后腹肿已消失，又患脚肿症，渐形溃烂，不久即身死'等语，查该被告杜玉堂虽业药草，而对于药性有无研究不得而知，该被告所供之药名与李云停所患之病证是否误投，本处实有调查之必要。兹将该被告杜玉堂所供称之药开明于后相应函请。贵院鉴定药病是否相符，烦请查照见复为荷"等因准此当由敝院医务主任叶橘泉君分别鉴定相应函复。贵院查照为荷。

　　此致

　　吴县地方法院　检察处

　　附鉴定书一本

苏州国医医院院长唐慎坊

## 鉴 定 书

附来抄件如下：

据供方药：

黄杨大吉草、居麦、车前草。

以上药供称治水鼓胀病所用。

河首乌、桑络、天花粉、淮山药。

以上药供称治脚肿外用。

当归、细辛、金银花、桔梗、柏枝、白芍、防风、杜仲、牛犀。

以上药供称治脚肿内服用。

【按】上抄件药物并无分量，且有"黄杨大吉草""居麦""桑络""河首乌""柏枝""牛犀"等六种，当系谐音之误。

### 一、"黄杨大吉草"当是"红芽大戟草"

查"红芽大戟"，《神农本草经》云苦寒有小毒，专治蛊毒、十二种水、腹满、积聚，利大小便，大泻六腑，水饮。

【按】本品为利尿及泻下药，当用于水肿腹胀，及痰饮咳逆胸胁痛等症。用其小分剂（每回二三分至五分，一日量一钱至钱半），只呈利尿之功，而不起泻下作用。若用大分剂（每回一钱至二钱，一日量三钱至六钱），则不仅利尿而且能令水样泻，若水鼓肿胀而身体壮实者，服之可以消失。

### 二、"居麦"当是"瞿麦"

查"瞿麦"，《神农本草经》云苦寒无毒，能利尿、通淋、清热、破血。

【按】本品为石竹科瞿麦之种子，用作普通之利尿药，常用于水肿、小便不利等症。

### 三、"车前草"

查"车前草"，《神农本草经》云甘寒无毒，唐·甄权《药性本草》云叶主泄精病，治尿血，利小便，通五淋，能补五脏明目。

【按】本品为缓和黏滑性之利尿药也。

### 四、"河首乌"当是"何首乌"

查"何首乌"，《神农本草经》云苦涩微温无毒，主瘰疬，消痈肿，益血气，黑髭发，悦颜色，久服延年不老。

【按】本品为蓼科蔓生植物夜交藤之根，生捣外敷，可消痈肿。

### 五、"桑络"当是"商陆"

查"商陆",《神农本草经》云辛平有毒,主治水肿疝瘕,除痈肿,杀鬼精物,《名医别录》云主疗胸中邪气,水肿腹满,疏五脏,散水气。

【按】本品内服为利尿及泻下药,其药理作用与红芽大戟略同。

### 六、"天花粉"

查"天花粉",《神农本草经》云苦寒无毒,主消渴,身热烦满,大热,补虚,安中,宋大明《日华子诸家本草》云治热狂时疾,通小肠,消肿毒、乳痈、发背,排脓生肌长肉,消扑损瘀血。

【按】本品为瓜蒌之地下根茎,常用作生津止渴药,外用可作消肿排脓生肌药。

### 七、"淮山药"

查"淮山药",《神农本草经》云甘温平无毒,朱丹溪《本草衍义补遗》论山药曰,生捣贴肿硬毒,能消散。

【按】本品属薯蓣科蔓生植物之根,内服为滋养强壮药,如用其生鲜之块根捣涂痈肿,作用与天花粉略同。

### 八、"当归"

查"当归",《神农本草经》云苦温无毒,宋《大明本草》云破恶血,养新血,治痈疽,排脓止痛。

【按】本品为痈疡外症常用药。

### 九、"细辛"

查"细辛",《神农本草经》云辛温无毒,主咳逆上气,头痛脑动,百节拘挛,风湿痹痛死肌,久服明目,利九窍,轻身长年。梁·陶弘景《名医别录》云:温中下气,破痰,利水道,开胸中滞结,除喉痹齆鼻,风痫癫疾,下乳结,汗不出,血不行,安五脏,益肝胆,通精气。

【按】本品据日本药学士朝比奈泰彦之研究,含有一种芳香性挥发油，用作神经痛之镇痛药。

### 十、"金银花"

查"金银花"，《神农本草经》云甘寒无毒，甄权云治腹胀满，能止气下澼，陈藏器《本草拾遗》云治热毒血痢水痢。

【按】本品为缓和之解毒利尿药也。

### 十一、"桔梗"

查"桔梗"，《神农本草经》云辛微温有小毒，主胸胁痛如刀刺，腹满，肠鸣幽幽，惊恐悸气。《名医别录》云利五脏肠胃，补血气，除寒热风痹，温中消谷，疗喉咽痛，下蛊毒。

【按】本品内含皂素（石碱素），常用为祛痰药，服小量（每回五分至一钱），能使痰涎容易咳出，单独用本品之大分剂（每回三钱至五钱），有催吐作用。假设误服纯"石碱素"之大量，则确有中毒致死之可能。桔梗则即使服其大分剂，亦不过诱起呕吐而已，盖桔梗所含有之成分，非单纯之"石碱素"，尚有其他复杂之成分，况且又与他药混合用之，决无中毒之虞。

### 十二、"柏枝"当是"白芷"

查"白芷"，《神农本草经》云辛温无毒，用治妇女漏下赤白，寒热，头风侵目泪出，长肌肤，润泽颜色，《名医别录》云主疗风邪，久渴呕吐两胁满，头眩目痒。

【按】本品已经近代药化学家分析而知其内含有"挥发油""树脂""安杰利加酸""安杰利精""蜡分""味质""鞣酸""淀粉""糖分"等诸种成分。内服本品能兴奋中枢神经，使全身血行增速而奏发汗镇痛作用，常用于感冒之头痛，及一切神经痛等症。

### 十三、"白芍"

查"白芍"，《神农本草经》云苦平无毒，常用于拘挛肿痛、身体不仁、疼痛、腹满、咳逆、下利、肿胀等症。

【按】本品用为缓和神经拘挛，古称平肝和血脉，故妇科调经，及头疼腹痛等症，往往用之。

### 十四、"防风"

查"防风"，《神农本草经》云甘温无毒。

【按】本品为缓和之发汗药，有镇痛祛风之效。

### 十五、"杜仲"

查"杜仲"，《神农本草经》云辛平无毒。

【按】本品为腰膝神经之强壮镇痛药。

### 十六、"牛犀"当是"牛膝"

查"牛膝"，《神农本草经》云苦酸平无毒，主治寒湿痿痹，四肢拘挛，膝痛，伤热火烂，久服轻身耐老。

【按】本品为强壮性之利尿药，常用于脚气、腰膝酸痛、小便不利等症。

以上药物十六种，兹考证古代之记载，及近人研究之学说，与历来医家之应用，既如上述。查李云停所患，据云水肿鼓胀，则前三种（大戟、瞿麦、车前）自是对症之药，唯红芽大戟固属峻烈之物，若服其过分剂（即过量分剂，现代科学称之谓中毒量）每回一两以上，则能起剧烈之呕吐及泻下。如素有心脏病患者，误投过分剂，则于二十小时内有致死之可能。然延之数日以后，及无剧烈吐泻之反应者，不得谓之本品之中毒也，明矣。

又何首乌、商陆、天花粉、淮山药四种，悉为外用药，且尚合理，况该药四种均系植物性，并无含有砒汞等金石类毒素，即使用不得法，自亦不致有皮肤吸收中毒之虞。

其余"当归""细辛""金银花""桔梗""白芷""白芍""防风""杜仲""牛膝"等虽有复杂不纯之嫌，而用于脚肿溃烂疼痛之际，尚无不合之处。爰考证文献，根据学理，为之鉴定如上。

鉴定人：苏州国医医院医务主任叶橘泉

[《苏州国医医院院刊》1939年创刊号（杂俎）第3—6页]

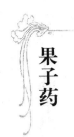

# 果 子 药

徐灵胎曾批评叶天士用药轻灵，谓之"果子药"。徐氏的意思是叶氏的药方太轻松，既治不好病，又吃不坏人，等于喝点果子汁而已。不过，严格说起来，"中药"这种东西范围极广，宇宙间的一切，只要用之得当，都可以利用它来作药物治疗疾病，果子何尝不可以当药。韩愈在《进学解》那篇文章中说得好，"牛溲马勃败鼓之皮，兼收并蓄，待用无遗者，医师之良也"。

## 一、梨

梨有助消化作用。凡膏粱之人，肥甘厚味之食后，最好多食梨，有解食物中毒之效果。

梨含有多量水分，有解热解渴之效，能治肺之轻热。笔者对于肾盂肾炎患者，每介绍多吃梨，往往有效。小儿之百日咳或普通咳嗽时，用梨汁混合萝卜汁加少量之白砂糖，炖温服之有效。中毒言语不出，以少量之梨汁，滴入咽部有良效。

《食鉴本草》曰：梨治上焦热，醒酒消痰。小儿、老人患者均宜服用。烂梨为涂冻伤之效药。

## 二、柿

柿有利尿作用。尿毒症患者吃熟柿有促进血液中尿毒之排出，熟柿用于血压高之人，有平降血压之功。

酒醉用生柿，普通之红熟柿亦佳。脚气、胸内苦闷、有冲心之倾向时，多食柿子有效。普通之脚气，食柿有效。中风用柿饼与萝卜等份煎汤饮之。疫痢、赤痢，用柿饼切细煎浓汤频频饮之，多饮有效。

疝气疼痛，用柿饼煎服，有缓解疼痛之效。又用于痔疮，亦有止血止痛之功效。呃忒心（呃逆），用柿蒂十五个，煎服有效，再略加蜜柑之皮则效更佳。柿叶能解鱼蟹中毒，嚼其汁有效。慢性之膀胱炎，用柿干五六个，黑芝麻二钱，煎服有效。柿干有止血作用，用以胃肠之各种出血，煎服甚宜。柿有驱蛔虫之效。柿子上市之时，检查小儿之粪便，虫卵为阳性者，一日吃两个鲜柿。但须注意，本品多食令胃肠冷，而小便频数。

## 三、西瓜

西瓜之成分：水分约94.5%，糖分约5%，蛋白质0.2%，纤维0.2%，灰分0.1%。

西瓜有利尿作用，以及促进食之排泄，在医学上亦已确认。西瓜用以肾炎之浮肿患者有良效。

妇人病（白带增多），每日吃半个小的西瓜，连吃一个星期。

西瓜用于淋病，亦甚合宜。

西瓜用于疲劳，能醒脑提神，恢复元气。

水肿性脚气食之颇相宜。

口腔中溃烂生疮时，用西瓜之皮烧存性（黑烧），研细为吹药甚佳。

对于黄疸之症，据日本学者松枝新氏之试验，黄疸病食西瓜确有良效，尤其是炎症性黄疸有著效，其功效实凌驾于其他药物以上。

## 四、苹果

苹果之种类甚多，其味甘，有的略带酸，色青或红，含有单宁酸等。

苹果可治不眠症，不眠症主要与神经中枢与内脏有关系，其他原因也甚多，每晚临睡时食半个或一个有效。

头痛之患者，每餐后吃半个或一个苹果，连用二三日，头痛于不知不觉中减轻。

苹果烧存性，治慢性肾炎有效，每日一二个，焙干，研粉，食前开水冲服。

未熟的苹果，阴干后治慢性肾炎，煎服有效。阳痿病人亦可食苹果，有可能改善症状。

冬令之喉头炎，用苹果数个，煨熟去皮，和砂糖食之。

风湿性关节炎或便秘症，餐后吃一个苹果。但便秘之人吃苹果后，大便之色可能变黑。

慢性下痢病人，坚持食苹果有良效。

[《中国医药月刊》1940年第1卷第4期第11-12页]

# 谈谈民间医药

世界上医学的发源由来很远，而一般医学史的记载恐亦不可究其极。推其萌芽之时，殆与人类起始的时间相同。考之系统发生史，第一期谓之原始医学，而原始医学以前，尚有所谓前人医学。前人医学者，即原始医学以前之医学也，又可名之谓动物医学。因动物亦均具有保存欲，即对于生命之危险有自力的防御。例如，蜘蛛被蜂蜇后，能蹒跚而觅瓦松啮其汁，以解蜂毒。犬被创伤后自舐其伤口，以杜细菌之侵袭，得免伤口腐烂等是也。故原始医学，系由原始人类本能的发现并传承而来。

人类发达则促使社会和医学亦发达，而成为民间医学。民间医学系经数千万年无数的经验汇成的实践的医学。观近科学医学的基础，亦不能例外。例如：罂粟有催眠及镇静作用。据哈老都安氏之研究，原始人类即知采罂粟头之榨汁为麻醉之饮料。又太古时代之民众亦知试用罂粟之煎剂，而科学之医学采取罂粟有效的"越几斯（extract）"（鸦片提取物）再行系统地研究，结果遂于1811年始发现其有效成分"莫儿比涅"。其他药物的历史亦有很多类似之事实者。

总之，药物之来源虽不能于此以概其全数，但近世药物学收载之药物早已为上古诸民族所既知者甚不鲜。如亚非利加（非洲）之土人在太古时即知用芦荟为下剂，中国于五千年前已知大黄有通利之作用，阿拉伯民间则很早就用来作为下剂。

又现今科学医药所应用之大黄、番木鳖等均为传自阿拉伯之民间药，水银则为印度之民间药，几那皮、吐根、加斯加拉等则为16世纪以后自欧洲输入之民间药。如此诸种之民间药，现在已入科学医界药笼之内。均有事实可证，民间药之研究在今日中国之医学界不可或缓者也。

[《复兴中医》1940年第1卷第5期第29页]

# 汉方治疗之一斑

## 【阵痛微弱】

[主候]阵痛之发作时间短而且弱,间歇时间过长而成不调状态之谓。羊水过多症、双胎等,子宫过度扩张,又反复分娩,体力衰弱,肌瘤位置异常畸形,全身疾患等种种之原因所引起。分娩乃天地自然之妙机,宜安慰产妇,释其疑惧之念。

### 一、芎归汤(又佛手散)

当归、川芎各3克,水煎,或入酒与童便同煎。

此方有催生之妙力,故有佛手散之称。产前产后诸疾,难产崩漏,胎动胎痛等皆可用,乃至极稳当之剂,煮10沸顿服,若胎死时即可将胎儿排出。若胎未死,则得安稳。

### 二、独参汤

人参8克。

羊水已下,婴儿头虽传送至产门,而不能产下或胎死腹中、产后晕厥,胞衣不下等症。若其人气虚困倦,即用此方数剂,母气虚乏生产困难者,人参乃必要之剂。

### 三、五积散加醋(见后)

如有气虚、血瘀、痰饮、食滞之症者,有贫血倾向,上半身有热感、下半身有冷感者,本方能顺产催生。

## 【后阵痛】（儿枕痛）

[主候] 后阵痛。即产后数日间腹痛之谓，有虚实两种。其一为出血少，膨满，按之痛，且觉不快者为实痛，出血多甚至贫血，腹软弱，按之较舒适，且喜热熨，得食后则痛稍稍缓解者为虚痛。

实痛用桃仁承气汤、下瘀血汤、抵当汤及丸等；虚痛用小建中汤、当归建中汤、当归芍药散等。又其痛急迫猛烈时，可用甘草干姜汤，即能奏效。

## 【乳汁不足症】

[主候] 产褥中乳汁分泌不足，不能自行授乳抚育之谓。其原因为乳房之发育不全、乳房诸疾患、萎黄病、贫血症、自主神经异常等。

治疗方针是根据其原因以施治疗。增进产妇之营养，安静精神，除去恐怖或忧虑。

### 一、蒲公英汤

[处方] 蒲公英 4 克，薯蓣 2 克，当归 3 克，香附子 1.5 克，牡丹皮 1 克

产后体力未复而导致乳汁不足，宜常服此方。亦可同服芎归调血饮，以补气血、壮脾气，则乳汁自出。

### 二、乳泉散

用极上品之天花粉制如葛饼状，以砂糖拌食。

### 三、催乳方

[处方] 露蜂房，熟地黄。

以上二味等份黑烧（烧存性），糊丸如梧桐子大，每服 50 丸，用大麦煮汁服。

通乳之方虽多，然难期大效，兹以全身疗法为主眼，其他则可行按摩乳房等物理疗法。

### 四、玉露饮

[处方] 当归、芍药、桔梗、川芎、茯苓、天花粉、木通、穿山甲各1.5克。

以上8味为煎剂用。

**附：产乳肿痛。**

### 一、麦芽煎

[处方] 大麦芽8~10克。

妇人气血盛而乳房肿痛，或小儿死去而无人饮乳，或用奶妈而不与乳，则乳房肿痛。若用此方，乳肿立消，妇人小产后而乳汁不绝，用此方有效。

## 【产后血脚气】

[主候] 孕妇的四肢、口唇、下腹部有不快感，下肢倦怠无力，动悸、呼吸急迫等。

产后血脚气，维生素B剂有并用之必要，用如次之药方。

### 一、四物汤加减

所谓血脚气，宜先用此方，对于乳儿则与半夏槟榔汤，四物汤加苍术1.5克、木瓜1.5克、薏苡仁2.5克。

### 二、当归芍药散、芎归调血饮（见后）

轻度之脚气，稍有贫血之倾向，腹部软弱者，以上二方良。

### 三、四物汤加龟甲、石决明

产后疲劳不易恢复，脚气荏苒不愈，两脚麻痹羸瘦，步行不可能者。又此症病势恶化时改用大防风汤（见后）与十全大补汤（见后）。

### 四、八味丸

腹部软弱，冷感症而手足烦热、口渴、小便不利等用之。

### 五、三和散

手足倦怠，腹胀，腓肠肌痉挛，浮肿等，此方有良效。

### 附方：

五积散：茯苓2克，白术2克，陈皮2克，半夏2克，苍术2克，当归1.2克，芍药1.2克，川芎1.2克，厚朴1.2克，白芷1.2克，枳壳1.2克，桔梗1.2克，干姜1.2克，桂枝1.2克，麻黄1.2克，大枣1.2克，甘草1.2克，生姜1.2克，醋3毫升。

芎归调血饮：当归2克，地黄2克，川芎2克，白术2克，茯苓2克，陈皮2克，乌药2克，大枣1.5克，香附子2克，甘草1克，牡丹皮2克，益母草1.5克，干姜1.5克，生姜1.5克。

大防风汤：当归3克，芍药3克，熟地黄3克，黄芪3克，防风3克，杜仲3克，苍术3克，川芎2克，人参1.5克，羌活1.5克，牛膝1.5克，甘草1.5克，大枣1.5克，干姜1克，附子1克

十全大补汤：黄芪3克，人参3克，桂皮3克，当归3克，川芎3克，芍药3克，熟地黄3克，苍术3克，茯苓3克，甘草1.5克

[《复兴中医》1940年第1卷第5期第29－31页]

# 黑烧漫谈

## 一、黑烧之发源

黑烧之发源，我国古代本草书中炮、炙、焙、熬、煅等制法均是也。对任何一种药物加热均可使其变形，但仍保存其药性，但因加热之手段及程度不同，而有种种之区别。如濡纸包埋入灰火中谓之炮，直置火中谓之煅，放入干锅中加热谓之炒，或谓之爆，谓之熬，以及隔纸隔铁帘谓之焙。以种种药物性质之不同，因而加热之手段及方法各异。此黑烧之嚆矢也。

## 二、黑烧之用意

推原黑烧之用意，或减去药物恶劣之气味，或消除其有害之副反应，或抽去水分而减少其体积，但以保存其有效成分为原则。

## 三、日本之黑烧

日本国内有黑烧之专业人士精黑烧之术。设有许多"黑烧屋"（黑烧店）。专售各种之黑烧，大都以动物居多，如蛇虫类、兽类、鸟类等，陈列于橱窗内，虽已经烧成黑炭而鳞甲羽毛悉完整无损。黑烧疗法现在日本为风行一时的疗法。一般学者都认为饶有研究之价值。医学博士田中吉卫门说："我国（日本）现代之医学界，对于古来之汉方，一时殆已忘形。殊不知民间疗法发源于汉方之各种黑烧秘药，仍能维持其特殊之地位，唯一的原因，能发挥其理想的效力。其事实之证明而不能否认，诚有研究之必要也"云云。

## 四、黑烧之条件

制黑烧之条件：利用坩锅，严密封固，火候适当，完全除去其水分，而保存其性效。其制法近于现代化学的干馏法，以不加复杂化学的操作，而仅抽去其水分。方法合乎条件，则挥发性成分亦可保持，不致逃失。

### 五、黑烧的成分

黑烧的成分，虽不能以化学方法精密地分析，但诸种之有机物、各种维生素之相当含有，可以想象而知。至于加尔叟谟盐、磷酸盐、镁盐、硅酸、铁、矾土等自然多量含有。

### 六、著者的研究

著者承叶心铭医师介绍，觉几种动物黑烧之研究，对于肺结核有相当之功效，颇感兴味。我人相约愿不断地努力研究并做试验成效上的统计，或冀于现代无药可治的痨病治疗上觅一新途径。此种理想，虽不果有其事，而我侪医者则不可无此心。望我国医药界同志，各注意为幸。

[《中国医学》1941年创刊号第33—34页]

# 民间疗法四百种（一）

## 序

　　欧美之文化输入我国以来，我国的学术界遂异常发达，今日不但对于先进各国家并无逊色，而且渐呈凌驾其上之伟观，其中尤其是医学，大著进步，为世界叹称之发见、盛名驰誉之学者不少。欧美医学给以我国之影响以至发达，实是可喜。过去把四千年历史上有名的汉和医方束之高阁，陷其运命，实为遗憾，现决定提倡其待遇公平。近年有不少学者研究汉和医学很有进步，这也是足以欣慰的。

　　正统的汉和医方，可谓民间疗法，即简易应用原野畦畔之草木及小虫等，得愈其病，在医学未成熟以前，已知医药之效验。古来几多之经验，其事实不可磨灭。此等简易有效之民间疗法，不仅口碑之言传为世广用，而且很多的文书中有各方面的记载。惜有些民间疗法口口相传而至今日，多数湮没不彰，以致一般人置之度外，而不留意实验研究也。

　　本书收集各种简便易行之民间疗法，系为久居中国之名医越常一氏长时期地苦心研究所得。越氏深入中国内地，时见其携一玻璃之药瓶，至各处边陬之地采药，其间屡受外伤或折伤时，每实行民间疗法而自愈，故确认效验。复进而广为搜集研究，发现有实效者达千余种。其中有属毒物之草木，普通人滥用之，则有危险，例如罂粟、乌头、山牛蒡等类，及禁止捕获之鸟兽类。又中国独有而我国难得之材料除外，仅选取易采集且任何人得以应用之单方约四百余种。

　　今日一般人所用之西药和外国进口新药，一部分是由化学合成，另一部分其成分都是从草根树皮或动物、矿物中所抽出,除去夹杂物,经过精制炼化而成。

所谓民间疗法,都是采用原汁原味的草根树皮或动物、矿物等原料,如果这些民间疗法被认为不科学而遭到轻视或排斥,这岂非是矛盾之话,有些人只相信大医院权威医师处方的药物,不太相信民间疗法,这一点是非常遗憾的。

若在山间僻地,需要救急而匆遽不能立即接来医师,或无法支付高额的医药费,也可能因病情顽固,难以治愈时,应用民间疗法,能奏出乎意料之奇效者,为我人屡屡见到之事实。当此时也,民间疗法大有一试之价值。

本书中对于药剂之制法及其他,有如下之说明,应注意。

1. 黑烧之方法:将药物放入壶中(砂质陶器制成的壶),加盖,用黏土周涂壶之盖缝间,上下周围用炭火蒸烧。若为少量之药物(草木、叶、茎、根,或小虫等),可装入洋铁罐中,在炭火上载烧。

2. 熬之方法:将药材放入砂锅中,用芝麻油熬之。

3. 煎之方法:必须用土瓶或用砂锅,加水煎熬。不可用铁锅。

4. 材料采取之方法:草木之叶、茎,依季节前后采取,除直接应用以外,可以将其晒干或阴干或装入纸袋内,挂日光下及透风处。根及果实于秋季及果实成熟时采取,根宜于叶色变黄时采取。

5. 药物之用量:药物不可一时过量服用,如此则不甚有效验。本书所记之量目,单从适宜记之。如手一束,即将材料手中一握之相当量,作为一次量之煎剂。刚开始可用其半分,渐次增量及一握。

(日本《主妇之友》社编叶橘泉译)

[《中国女医》1941年第1卷第2期第8-11页]

# 民间疗法四百种（二）

## 皲 裂

皲裂又名龟裂，是冬季的寒气及冷水刺激手足的皮肤，而成粗硬，深深裂开，每入热水时，其痛难熬。治疗法如下。

1. 麦门冬（别名龙髯）之白根，放入火中，暖一会儿，剥去外皮，与饭粒捣合，外敷皲裂处，然后上绷带，每天换一次药，皲裂渐无。

2. 在皲裂之裂口上，涂杉脂或松脂，等脂质地变硬后，可做一般家务劳动，若将双手或双脚放入冷热水中时，不觉痛矣。

3. 取一叶兰（百合科观赏植物）及白及之根，剥去外皮，捣合饭粒，涂皲裂处，一天一次，有效。

4. 梅檀（别名栋）之果实，加入少量水煎煮后，用其液体涂皲裂处有效。

## 痣

痣是皮肤表面呈现着异种色素而成，或因一时的跌扑，损伤局部皮肤而形成，或又因生来就有，年纪越大局部颜色越浓。痣若生于脸面适当处，不减于美观反增加妩媚，但多数生于不适当处，则很有碍于美观。民间除痣的方法如下。

1. 取藜（最好于本节中取得）黑烧后研成细末，与石灰、磨刀面子、糯米四种，取同等分量，入壶，注入水少量，夏季须在日光下照射，冬则于灶旁取暖，俟其中之糯米溶解，先用竹篦把痣部之皮肤略微搔破出血,再把上述之液涂上,患部上盖一张消毒纸。如此实行二三日,痣自然渐渐消失。

2. 捕土龙一条,黑烧成粉末,调入芝麻油涂痣上,一日三次,有效。

3. 青梅浸入盐渍,十日后其上浮有白色之沫,取敛涂痣,一日三次,有效,尤其是宜于肿瘤、冻伤、火伤等疾患治愈后之黑痕。

(日本《主妇之友》社编叶橘泉译)

[《中国女医》1941年第1卷第3期第10-12页]

# 民间疗法四百种（三）

## 脚底板起水泡、脚痛

1. 每当穿不合适的鞋子或者穿草鞋时，脚底板会出现水泡，可先将墨磨成浓汁，浸入木棉丝，然后用针穿木棉丝，刺入水泡内后会有黑色浆液出来，接着水泡消失并呈黑色，第二天患部疼痛缓解、并逐渐治愈。

2. 长时间步行后往往感到脚痛，只需在回家后取两匙食盐捣成粉状，然后拌入适量豆油（其他植物油亦可），调成糊状涂敷在两侧脚底板上，第二天疼痛可减轻或消失。

## 汗 疹

1. 夏季常在身体表面某个部位出现有红色汗疹，用生麸之粉涂敷有效。

2. 浓粗茶（经过焙炒、呈棕黄色的、质量相对较差的便宜茶叶）中加入少许食盐，洗汗疹处有效。

3. 桃树之青叶（嫩叶）煎汁洗患部。

4. 胡瓜之茎切后在切口有浆液出来，用此液体洗患部有效。

5. 蕺菜（鱼腥草）是药用范围很广的民间草药，将其鲜叶煎汤洗患部，对于汗疹及其他皮肤病均有效。

（日本《主妇之友》社编 叶橘泉译）

[《中国女医》1941年第1卷第4期第5-6页]

# 民间疗法四百种（四）

## 喘 息

心脏衰弱及患大病后感到疲劳的人，稍一运动或快步行走时，常常会有气喘、呼吸急促者，可采用以下民间疗法：

1. 用少量酱油涂于烤年糕上，每天早上吃两块，持续吃有良效。即使平常健康的人长距离步行时也会出现气喘，则可携烤年糕而行，以作预防之。

2. 热粗茶一碗里，拌入一匙酱油，每晚睡前喝下，有良效。

3. 青梅子十个，加水五杯及少许红糖煮二十分钟，一日五次分食，常服有效。

## 被狗咬伤

狗的种类较多，其中有健康狗、狂犬等之别。被狗咬后，即请专科医师治疗并注射预防针。若是被狂犬咬，往往易患狂犬病，更须紧急治疗之。这里有几种简易的民间疗法，以供被普通狗或狂犬咬者之参用。尤其是在缺医少药地区或者是在等救护车到来之前可以使用。

1. 红糖（若无红糖，白砂糖也宜）用开水化成浓糖液涂于伤口，可不断连日涂之。

2. 被狗咬后即用小豆十粒作囫囵吞之，注意这时只能囫囵吞服，若咬碎则无效。

3. 被狂犬咬后宜用大蒜数片，加水少量捣汁饮服，一日三至五次。

4. 千屈菜之叶，一天取一两煎汤服用，同时用煎汁洗伤口更能提

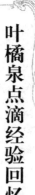

高效果。

5. 被狂犬咬后，急取活白斑猫一头（其他种类的猫也可），处死后去皮毛及内脏，将肉捣烂，拌入适量小麦粉置布片上贴敷患部。

（日本《主妇之友》社编叶橘泉译）

[《中国女医》1941年第1卷第5、6期第7-8页]

# 民间疗法四百种（五）

## 胃炎胃癌

古来相传胃部疾患之疗法颇多，其中以下列之方法有一定效果。

1. 萝卜与蔗青之根等量捣汁后混合饮之，每日一次，每次一杯，有助消化、防治消化不良等功效。

2. 取当归（常用中药）之茎与叶各五钱煎饮，一日三次分服，对胃炎有效。

3. 白屈菜（别名田虫草）之鲜叶五分，阴干后三分，一日量煎用，对于胃癌初期有一定效果。

4. 刻葱之木根十两，一日量煎，数回分服，对于胃癌初期有一定效果。

5. 桔梗根二两，车前草鲜叶五枚，加少量陈皮，再加水两杯，文火煎二十分钟，一日三次分服，对胃炎有效。

6. 延龄草之茎叶及根五两，少加甘草及水四杯，煎至三杯，一日三次分服，用于胃癌患者。但在服药期间应减少食量及汤水之饮用。

7. 桑白皮三两，淡竹叶十两，蜗牛两个连壳，入水四杯，煎至三杯，一日三次分服，对于胃炎有良效。

8. 石菖蒲根（一寸约有九节以上）加甘草煎用，对于胃炎有良效。

9. 溃匙之鲜叶五钱，加水三杯，文火煎二十分钟，一日三次分服，对于胃炎有良效。

10. 紫藤瘤、龙胆草根及鲜叶、唐花草、黄柏之皮（去外皮），各等份煎用，对胃癌有一定效果。

11. 莼菜之茎与叶各五钱（15克），一日量煎用，对于胃癌之初期有一定效果。

12. 生姜二两（60克），毛芋头两个，分别捣烂，加上小麦粉一小碗和适量的水。然后拌和成糊状，涂在布上，贴于胃部，对于晚期胃癌的疼痛有一定的缓解效果。

## 疣

民间自古以来取疣有效的方法有如下数种：

1. 水竹叶（别名疣取草）之叶揉汁涂敷在疣上。

2. 唐麦（别名薏苡仁）去外皮后研细粉，调入少量植物油，涂敷在疣上。

3. 灯心草之叶茎，榨汁涂敷在疣上。

4. 从水蜡树上取蜡涂敷在疣上。

5. 鲜茄子之汁，一日数次涂敷在疣上。

6. 鲜佛耳草之叶茎榨汁，涂敷在疣上。

7. 婴奥（别名犬葡萄）之叶，阴干后揉作艾，灸于患部。

8. 将蜘蛛之巢丝较紧地绕在疣之周围，每日一次，数日后可使疣脱落。

## 鸡 眼

1. 将无花果之叶柄折断，取流出之白乳之汁，涂患部。

2. 于蜂巢中捕一头白蜂，捣烂后涂患部。

3. 公孙树之叶适量，黑烧后拌入适量熟米饭，取适量涂敷患部。

4. 糯米在口中嚼碎，取适量涂敷患部。

## 跌打损伤

1. 轻度的跌打损伤可用竹皮（竹竿的外皮）适量，黑烧后研细末，用冷开水适量调和涂敷疼痛处。

2. 苎麻之根适量，捣碎展于布片上，贴敷患部。

3. 接骨木之茎与叶适量，加水用文火煎煮二十分钟，用常温液体频频洗疼痛处，或将鲜接骨木之茎与叶适量捣烂，加适量小麦粉拌成饼状后，外贴疼痛处。

4. 大山椒之果实适量，捣烂加入少量醋调拌后外贴疼痛处。

5. 香醋适量，拌入黄柏粉末和小麦粉，调成饼状外贴疼痛处。

6. 葱白一根，放小火上烤熟后，以适当的温度外涂疼痛处。

7. 鲜鲤鱼一条，捣烂，拌入黄柏粉二钱（6克），再加少量黄酒，展于布片上贴疼痛处。

## 骨　折

因撞击、坠落等原因，以致形成骨折，应早速求医，如在无医疗条件地区可采用民间疗法，方法如下：

1. 合欢木之内皮捣碎（除去外皮）二十钱（60克），加芥子粉五钱（15克），再拌入黄酒五匙，涂在布片上，贴患部。也可取合欢木之内皮五钱（15克）加水三杯，煮开后用文火再煮十五分钟，去滓，一日三回分服，可缓解局部疼痛。

2. 新鲜接骨木之叶、茎、花等适量，捣碎绞汁后取汁，加入少许乌贼骨粉及黄柏粉，再加入一点香醋，调拌后贴伤处，可促进骨膜与骨质的生长。

3. 取鲜山药三十钱（90克），桃子三个，分别捣碎，再加入鲜鸡蛋三个，一起调拌成糊状贴患部，一日贴一回，可缓解疼痛。

4. 山茧（柞蚕茧子）十个，黑烧后研细末，再拌入适量之新鲜芋头糊，一日贴一回，有减轻疼痛之效果。

（日本《主妇之友》社编叶橘泉译）

[《中国女医》1941年第1卷第7、8期第5-9页]

# 湿温治验录（苏州国医医院医案）

陈振华，男，二十三岁，浙江宁波籍，苏州无线电台主任。于一九三九年五月间患病，虽延中医及西医医治，约经过旬余日，因病日以进，乃投苏州国医医院住院，于五月二十一日住院，第一次门诊由门生陆以梧医师诊治，方案如下：

湿温十余日，发热，腹部胀满，按之疼痛，心胸烦闷，大便不畅，小溲短赤，口腻，不欲饮，脉濡数，苔腻，与枳实泻心法。制少朴二钱，茯苓五钱，猪苓五钱，黑山栀三钱，枳实三钱，麻仁丸四钱包煎，姜川连六分，黄芩三钱，藿香三钱，知母四钱，太子参三钱，大腹皮二钱。

二十二日，余往诊，见该患者为瘦长身材，健康肤色（赤褐色），颜面清瘦而目光及神情举动之间一如常人。脉搏虽细，然亦有力，在不迟不速之间，患者要求唯以通大便、清里热、平气开胃而已。明知其为肠窒扶斯（肠伤寒）之症状，乃与对症处治之方如下：

二十二日方：湿温里热胶滞，腹膨大便不畅，气升干呕溲赤，舌苔黄厚，渴不喜饮，投枳实泻心汤，热稍减，再以原意出入。枳实三钱，黄芩三钱，黑山栀四钱，茯苓三钱，猪苓三钱，姜川连七分，木通二钱，制川朴一钱，瓜蒌皮三钱，炒豆豉三钱，佩兰二钱，玄明粉三钱。

二十三日方：湿温原是肠热病，腹痛膨胀，疲怠无力，胸脘痞闷热烦，渴不喜饮，脉细数，舌苔黄腻，此乃里热不解，还防发生疹瘖，勿轻视。大腹皮二钱，制少朴一钱，瓜蒌仁四钱，炒豆豉三钱，丹皮二钱，青皮二钱，姜川连五分，枳壳三钱，淡芩三钱，赤芍三钱，冬瓜皮二钱，冬瓜仁二钱，猪苓二钱，茯苓二钱。

二十四日方：再清胃肠之类，小川连八分，清炙柴胡二钱，生山栀三钱，赤芍二钱，黄芩三钱，枳实二钱，淡豆豉三钱，冬瓜仁五钱，青蒿三钱，龙胆草一钱，茯苓四钱，姜半夏二钱。

二十六日方，本方服两剂。

肠热病是真正伤寒，最不易速以见效，迭进清胃解热剂，略见效，已幸矣。再以仲景泻心法。小川连五分，川柏二钱，丹皮三钱，竹茹三钱，制川朴一钱，瓜蒌仁四钱，黄芩三钱，黑山栀四钱，白芍二钱，知母三钱，天花粉四钱，玉泉散五钱。

二十七日方：肠伤寒、胃肠之热渐有退舍之象，渴喜热饮及胸闷烦渴等较减，唯精神渐觉疲惫。亦为应有之状，还须守原法再进。黄芩三钱，赤芍二钱，银花三钱，苦参一钱，小川连五分，冬瓜仁五钱，知母三钱，黑山栀五钱，龙胆草一钱，瓜蒌仁四钱，佩兰三钱，鲜菖蒲二钱。

二十八日方：胃肠积热未清，还宜清涤。黄芩三钱，天花粉三钱，瓜蒌仁五钱，小川连五分，苦参五钱，知母三钱，冬瓜子五钱，黑山栀三钱，竹茹三钱，蜜制青宁丸四钱包煎。

二十二日方服后，因大便之不爽，患者要求加泻下药，但肠热病何得过激其肠？以患者每至晚则腹胀，非得排出其便不能入睡，因嘱陆生另以玄明粉三钱冲服，以一次通便为度，因思盐类下剂，不损肠黏膜，始且为之以徇患者之要求，每晚如是，如一日不与玄明粉，则腹胀不通，辗转不能安静，冲服玄明粉之后，约两小时后，即泻下稀薄之粪水，臭恶异常，其色则灰黑如茅屋檐漏之水，中夹黑色粪屑。如是者，经过六七日，舌苔渐化，体温减低，饮食渐增（每次稀粥可一盏），体力亦较振，患者颇思起床行动，因嘱此为肠部病，切勿起坐，讵料患者乘护士不在病房之际，竟起床试步，且移椅靠楼窗叠膝坐而阅报纸半小时之久，后经护士禁阻而始睡，是晚（二十八日）热骤升，大便自下，夹血液，其时幸脉搏尚好，故不至于衰脱，亦幸矣。

二十九日处方如下：肠热病最怕肠出血，屡屡关照勿起坐劳动，迭进清肠解热之剂，已渐见松，无如咋忽乘无人在房之际起床试步行动，昨夜热骤升，竟便血，是为出血，有极大危险，奈何奈何，急挽救之，效否不可必。白头翁一钱，黑山栀五钱，丹皮三钱，生甘草一钱，川柏三钱，阿胶蛤粉炒三钱，秦皮三钱，赤芍三钱，冬瓜合皮子八钱，知母三钱，益元散包三钱，鲜石斛三钱。

三十日余因诊务忙，不及到院，由陆生代理处方如下，三十日方：肠热病因起立行动，而致肠出血，昨经师用白头翁汤加味，昨夜大便未见带血，刻腹部觉胀，疲惫无力，体温脉搏虽无变化，然须防反复之虞，治法仍宗原意。陈皮二钱，白头翁二钱，川柏三钱，知母三钱，大腹皮三钱，阿胶蛤粉炒三钱，秦皮三钱，淡芩二钱，丹皮二钱，冬瓜合皮子八钱，黑山栀四钱。

三十一日方：昨夜大便一次，幸未见血，但腹部仍时觉气胀，热于下午较升，舌苔未全化，此病虽逾险关，还未入坦途，再以白头翁汤加味。白头翁一钱，冬瓜合皮子八钱，赤芍一钱，小川连五分，黄柏一钱，秦皮三钱，知母二钱，黑山栀三钱，淡芩二钱，青皮三钱，陈皮三钱。

六月一日方：湿温病至肠出血，药后两次大便幸未见血，病势已渐正常，但还须防其反复，治法仍以原意出入。白头翁二钱，知母二钱，淡芩二钱，青皮二钱，陈皮二钱，冬瓜合皮子二钱，秦皮二钱，小川连五分，制厚朴一钱，大腹皮二钱，黑山栀二钱。自五月二十八日起，绝对不敢与下剂，以致又闹腹胀，欲大便而不得之状，因思既出血，何可再行通腑。而腹胀潮热等症状，又无法可使其退舍，其病则经已四周，而症象则依然如是，是日适患者之兄及其友等来院探视，余乃告以此病殊使余技穷，劝其另请高明或转其他西医医院，以免贻误云。彼等谓已曾几经中西医治，现在绝对信仰国医医院，且深知余之诊治颇诚恳，新经波折（下血），而现已渐好，故决主张不作他图，病期纵属缠绵，请勿顾虑，即使预后不良，亦决不抱怨。拜托费神云，余乃不得已，为处方二日方如下：

六月二日方：肠热病迄已四候，腹部之膨胀及下午之潮热依然不减，且曾一度肠出血，经小心谨慎竭尽绵力之治疗，虽略现松象，但舌苔依旧不化，胃肠之症状不退，危险性终难脱离，最好另再商请高明，以免贻误病机，兹姑再竭尽愚诚，冀邀天鉴。玉泉散（包）四钱，冬瓜合皮子五钱，陈皮二钱，冬术一钱，藿香二钱，广木香一钱，益元散（包）四钱，黄芩二钱，太子参二钱，佩兰二钱，谷芽三钱，麦芽三钱，姜半夏二钱，清炙柴胡一钱。

六月三日方：昨药后腹胀较减，今日热度亦较退，舌苔略有松化之象，自是佳兆也。但愿近数日内平顺经过，不起变化或可脱险。益元散（包）四钱，冬瓜仁四钱，太子参二钱，清炙柴胡一钱，玉泉散（包）四钱，黄芩二钱，佩兰一钱，广木香一钱，知母一钱。

六月四日方：热度较减，腹胀略和，但肠部尚膨，按之漉漉有声，大便不行即膨胀，足证肠黏膜之炎症未消，尚未脱险。大白芍三钱，淡芩三钱，通草二钱，猪苓二钱，飞滑石三钱，丹皮二钱，冬瓜皮四钱，青蒿二钱，阿胶蛤粉炒二钱，太子参二钱，龙胆草一钱。

六月五日方：照昨日原方再进一剂。

六月六日方：肠部症状虽未退，而热度较减，亦幸事也。但肠热病已曾见血，最虑其穿孔，须小心谨慎，勿起坐，可免回腹之虞（按：此时患者又思活动，并时欲起坐食稀粥，已关照护士严禁其起动）。太子参二钱，丹皮二钱，冬瓜皮五钱，冬瓜仁五钱，猪苓四钱，佩兰二钱，木通二钱，大白芍二钱，淡芩三钱，青蒿二钱，益元散（包）四钱，黑山栀二钱。

六月七日方：守原方。太子参一钱，黄芩三钱，黑山栀三钱，猪苓三钱，茯苓三钱，木通一钱，赤芍三钱，白芍三钱，丹皮二钱，冬瓜合皮子四钱，益元散（包）三钱，青蒿二钱，归尾二钱。

六月八日方：守原方。太子参一钱，黄芩二钱，黑山栀二钱，猪茯苓合三钱（即猪苓和茯苓各1.5钱），木通二钱，小川连八分，丹皮二钱，冬瓜合皮子四钱，玉泉散（包）五钱，益元散（包）二钱，青蒿二钱。

六月九日方：遵原方。青蒿二钱，猪茯苓合六钱，黑山栀三钱，冬瓜合皮子四钱，益元散（包）二钱，淡芩二钱，丹皮一钱，太子参二钱，玉泉散（包）四钱，泽泻二钱，小川连六分。

六月十日方：肠热病出血虽即止，肠部之炎症未全退，幸下午热度之升已减低，心脏搏动尚佳，唯肠中时感不适，还须清肠炎，冀近日内不再增热，可望脱险。

玉泉散（包）四钱，猪茯苓合六钱，大腹皮（洗）二钱，黄芩二钱，柏子仁三钱，冬瓜仁四钱，益元散（洗）四钱，天花粉四钱，丹皮二钱，太子参二钱，黑山栀二钱，知母二钱，归身二钱。

六月十一日方：肠出血后腹中究未和，大便不能自动排泄，热度幸渐低降，舌苔未化，定系肠中有余滞，而肠部麻痹影响运动之故，姑再清导之。

桃仁三钱，归身三钱，冬瓜仁四钱，赤芍二钱，生甘草二钱，炎麻仁三钱，丹皮二钱，生米仁五钱，天花粉四钱，泽泻二钱，益元散（包）二钱，生蜜（分冲）二钱。

六月十二日方：照昨日原方去泽泻、生米仁、生蜜，加知母三钱，柏子仁四钱，生厚朴二钱，生大黄二钱，玄明粉（冲）二钱。

六月十三日方：遵守原法，稍事加减。

桃仁三钱，川柏四钱，生川朴二钱，天花粉三钱，益元散（包）四钱，丹皮三钱，冬瓜仁四钱，猪茯苓合四钱，麻仁三钱，通草一钱。

自六月二日起，以患者之不能自动排便而闹腹胀，大便不爽，不得已又以每日傍晚令服蓖麻油约二十毫升，以助排便而减其胀，至是其肠之运动功能竟有麻痹之象，后来蓖麻油亦失其作用，又非玄明粉三钱、生大黄二钱开水泡下不能奏通便之效。不论蓖麻油或玄明粉、生大黄等，其所通下之粪水一如前次之黑褐，是时热渐降，至十三日热始平，粪色始转黄。

六月十四日方：大便色较正常，但不能自己解便，下腹部尚觉不适，舌苔还未化，食欲稍见增，睡眠尚安，肠热病虽退，肠管之麻痹未恢复，治法再和肠胃。

玉泉散（包）一两，橘红一钱，归身二钱，冬瓜仁四钱，桃仁四钱，猪茯苓合三钱，佩兰三钱，知母四钱，车前草三钱，赤芍二钱。

六月十五日方：照原方连服一剂。

六月十六日方：守原法，稍参扶正之剂（因体温较低，排便虽畅而肠管运动仍较弱。且患者至此时，瘠瘦甚，两颧高耸，颜面四肢肌肉消削殆尽，诚所谓形瘦骨立者也）。

别直参八分，冬术二钱，归梢二钱，茯苓三钱，生米仁五钱，益元散五钱，盐附子（洗淡）二钱，赤芍二钱，冬瓜仁四钱，败酱草二钱。

六月十七日方：照原方去败酱草，连进一剂。

六月十八日方：病状已大有进步，肠管功能有自动之佳兆，昨晚腹不胀，食欲稍振，用药再步原程。别直参八分，归梢三钱，盐附子（洗淡）二钱，赤芍二钱，冬瓜仁四钱，益元散（包）五钱，冬术三钱，大腹皮（包）三钱，茯苓三钱，生米仁五钱。（本方服两剂）

六月二十日方：守原方，加入润便剂。

别直参八分，麻仁丸（包）五钱，知母三钱，归梢三钱，茯苓三钱，淡芩二钱，冬瓜皮子合四钱，泽泻二钱。

六月二十一日方：照昨日原方连服一剂。

六月二十二日方：照昨日原方去别直参、淡芩，加生黄芪三钱、银花四钱，再进一剂。

六月二十三日方：照昨日改方再进一剂。（至此因食欲猛进，且精力已大振，颜面肌肉已渐复生，不数日间遂由瘠瘦而转呈丰腴之象，

其恢复之迅速诚出乎意外）

生黄芪三钱，生米仁三钱，知母三钱，茯苓三钱，银花四钱，归梢三钱，冬瓜仁四钱，泽泻三钱，麻仁丸（包）四钱。

六月二十四日方：照昨日方去银花、茯苓，加火麻仁四钱、淡芩二钱，连服一剂。于二十六日痊愈出院。

【橘泉按】此病虽未经验血证明，而据其症状，亦是真性肠热病，但其病状有点特别，肠症状严重，而须通便，始终以通导为主，亦奇特之一例也。

[《中国医药月刊》（北京）1941年第2卷第1期第16-18页]

# 住血丝虫乳糜尿之治验

沈某，年五十五，苏州车坊镇，业农。性虽鲁钝而颇诚朴，平素亦矍铄康强。"民国"三十年（1941年）四月十六日来诊，颜面萎黄贫血，两颧高耸，目眶内陷，一身肉脱，精神委顿，其病久可知。自云：病已二旬，初起凛寒微热如疟状。数日后小便呈米泔状，频数而不畅。近竟淋下如膏，而带块物，少腹滞胀，尿道涩痛，腰酸肢疲，心悸头晕。幸食欲尚佳，聊堪支持，不致卧病在床。诊其脉濡细异常，舌苔黄腻而中光剥。其人既未涉足花柳场中，而淋浊并无宿患，此即古人所称"膏淋"。而血丝虫病症状颇显。姑先依据症状，为之处方。并嘱其留些夜间小便带来，以委托医学化验所检查，再定决断。

十六日初诊。小便混浊如米泔，近竟淋下如膏之块物，以致萎黄疲倦，心悸头晕，微有寒热。脉濡细，苔黄腻中光剥，病变似在肾。以仲景肾气丸合猪苓汤加减：熟地三钱，茯苓四钱，淮山药三钱，泽泻三钱，萸肉一钱半，官桂一钱，菟丝子四钱，猪苓三钱，阿胶二钱，滑石三钱，冬葵子三钱，丹皮二钱。

十八日二诊。服两剂后小便较利，混浊稍减，精神略振，寒热全除。检验结果证明尿中含有住血丝状虫，至此该病已确定无疑。再守原法，兼参西药双方并进：熟地三钱，茯苓四钱，淮山药三钱，生薏苡仁五钱，泽泻三钱，菟丝子三钱，丹皮二钱，萸肉二钱，官桂一钱，白术二钱，淡附片二钱，又西药方 Mentholum 0.5 克装入胶囊内。一日三回。AcidumBenzoicum 1.5 克分服，开水送下。Chininmuriat 0.4 克装入胶囊内，临睡时顿服。

二十一日三诊。服药三剂及西药后小便畅快，涩痛顿消，混浊较前减半，脉搏亦振。舌苔转为正常，腰酸头晕悉减，唯萎黄贫血依然。再投利水补肾之剂，西药原方再服二日：大熟地三钱，茯苓三钱，官桂钱半，淮山药三钱，萸肉三钱，炮附块一钱，丹皮二钱，泽泻二钱，车前子四钱，菟丝子五钱，川萆薢五钱。

二十七日四诊。连服五剂，诸症悉减，唯混浊未清。精神虽振而贫血羸瘦未恢。再拟温补肾阳利水而作善后之治：熟地三钱，淮山药四钱，萸肉二钱，官桂一钱，附块二钱，于术二钱，猪苓三钱，茯苓三钱，萆薢三钱，车前子三钱，巴戟天四钱，菟丝子三钱，生绵芪三钱。

此方携去后，久不见来。约一月后，忽见此人笑容满面而来，谓谢谢先生，云：共服先生的中药十五剂，刻已完全健康，并能照常下田工作矣。现在正值农忙，且乡村农工高贵异常，其所患得以早日痊愈，故此人喜出望外，拨忙来城谢医。乡人之诚恳，于此可见矣！

【橘泉按】考之《内科学》，谓住血丝虫病，为一八七六年Bancyotft氏所发现。中间宿主为蚊，农人患之较多。虫体如羊毛大而色白，寄生于体内之大淋巴管、淋巴结内，特栖息于阴囊、肾脏、尿道、卵巢中。最主要之症状为乳糜尿，尿色混浊，时带出血性，放置之，常生洋菜样之凝块。其他屡屡突然恶寒战栗发热，达40℃以上。头痛腰酸，四肢疼痛，次而发汗热退。本病之预后不一定。一般慢性住血丝虫病对生命之危险较少，而死亡者多因贫血羸瘦所致。其治疗以对症疗法为主，并须与以杀虫剂。此种疾患，在古人无化验之证明，莫不混称"膏淋""痨淋"等。吾人在科学昌明之现代，研究医学于古人之经验中作证候群的对症疗法，固不可不加注意，而病原体之治疗必要时仍可采用西药。

[《复兴中医》1941年第2卷第5期第30-31页]

# 肠伤寒非尽属湿温

中西病名不易互相对照，因西医之病名根据病原而定，中医则或以症状为名，如风病、湿病等，或以时令命名，如春温、夏暑等。若谓西医之某病相当于中医之某病则可，谓中医之某病即西医之某病则不太容易。

肠伤寒是西医之病名，为传染病之一种。病原为杆状之伤寒细菌，经由口传染，繁殖于小肠，损害肠黏膜，大便及血液中均有病原菌存在。其主要症状为定型的发热（亦有不定型者），肠部症状如鼓肠、腹痛、便秘或泄泻，脾脏肿大，舌有苔，发热与脉搏不相称（往往热高而脉不甚数）。至第二周高热稽留时，胸腹发蔷薇疹（亦有发汗疱疹，即结晶性粟粒疹"白痦"者，或陷于嗜眠、昏聩、发谵语者，若心功能沉衰，或有并发症者，预后多为不良，就中最危险者为肠出血或肠穿孔导致腹膜炎。

以上诸症往往显现于第三周，较轻之症则于斯时渐次热退，诸症缓解，逐渐移行于恢复期而愈，此为其大较者也。然亦有特例，其经过无定型，有所谓"闪电样伤寒"者，体温急骤上升，可毙于八九日之间；有称"弥久性伤寒"者，其经过殊淹缠；有历数月之久，往往衰弱而死。若"顿挫性伤寒"又名"不全性伤寒"，则初起突然发高热，是危重之症状，数日之经过，诸症顿消散而归于治愈。

又有"遥伤寒"，虽患本病至一周或二周，患者自觉症状极轻微，往往不愿就褥，一旦病势陡然增恶，或发危重之并发症等。至若"无热性伤寒"，其经过虽发热亦极低，若无热然。"小儿伤寒"则一般症状较大人轻，呼吸及循环系症疾、肠出血、肠穿孔等，亦较大人为少，而发热弛张则反较重。至于"老人伤寒",则高热、蔷薇疹、脾肿等均缺如,而极易呈脑症,及呼吸、循环异常等症,致取不良之转归者甚多,又有所谓复发再燃者,伤寒热降至常度以下,或在退热后两周及三周之间,重新热升而发伤寒症疾,是固体内残留毒素未净,适又为新病菌侵入而发,然其持续时间多较原发病时间为短,而预后概良。

【橘泉按】肠伤寒之症状与热型亦不全一致,我人于临床之际,但应认识其固有病型,但其特例盖亦不可不知耳。

肠伤寒,即中医书籍所称之"湿温"一语,几为近来一般中医所公认。此因伤寒固有之病型多与古人湿温病之记载相同,以故一唱百和,甚谓湿温者伤寒也,或谓中医治湿温之某某方,为伤寒之特效药也,一种说法是肠伤寒即旧时之湿温。笔者初亦信之而不疑,近以临证之遭遇愈多,学说之考据亦多,且辄喜与西医会诊,借助彼科学的细菌之诊断,参证之所得,于是知未必尽然,并知真正之伤寒不仅西医无特效药,中医亦无相当之效药也。医师遇此等病时,能知其故,而用药不背辅助自然之原则,亦足臻上乘也。如患者显脉弱心衰者,不仅参、附可以强心,而冰、麝亦可以强心,要在审度时机应付适当耳。若显表证者,发汗亦可以顿挫其热,如里证急而心力体力不弱者,通便亦可以减轻肠道症状,或谓伤寒病小肠生疮,故绝对不可用下药,此亦不可一概而论。盖笔者迩来之治验,有屡经润下而愈者,有始终助心而转归佳良者,亦有以发汗解热而愈危重之并发症病者,兹将临床治疗经过之数例,记述于后,以供同志之参考焉。

[《国医砥柱》1941年第2卷第12期第9–10页]

# 肠伤寒非尽属湿温（续）

顾定一，男，十五岁，住苏州调丰巷三十八号。一九四二年六月十四日初诊。

患者平素体俊瘦而甚聪明，系一神经质少年也。于六月十三日觉头痛身热，即服狮牌头痛片。汗出热退后，突然寒战如疟状，发热有汗，热不解。十四日来诊，脉不数，苔不腻，只头疼身热微畏寒，鼻有涕（平时极易患鼻伤风），但不咳，大小便如常。

著者以为流行性感冒也，为拟荆芥、防风、薄荷、桂枝、芍药等药。翌日来邀诊，以病不退而畏寒甚，虽高热39.4℃汗出，仍不愿去衣被，揭去则怕风而觉冷。胸不闷，大便不畅，偶有轻微之腹痛，但能食（每次约稀粥一盏，日可三四盏）而安寐。热上午38.3℃~38.9℃，下午39.4℃，下午热升则畏风愈甚，汗自出，小便少，色不黄。如是者约经过十余日，中间经投桂枝白虎汤见小效，明日又如是。有时汗少则热高而头疼，畏风必拥衣被，俟汗出则始较适。是时颈项及胸腹白痦累累，脉搏小弦而不数（患者以白痦为重大极谨慎，不敢松衣被，此盖其神经作用也）。但有时觉大便欲下则不下，腹不痛亦不胀，唯有鼻流涕，亦不咳，舌有苔而色白。经服利尿药，小便已较畅，仍能寐亦能食。他无所苦，只顽固之热早晚弛张而无法使其全退。

因介绍西医李君为之抽取静脉血三毫升，送博习医院检验之结果，知有E伤寒确定之诊断，乃专心一意守应守之范围，作对证之用药，与以强心之人参、桂枝，利尿之泽泻、白术，排毒之银翘，清肠之黄连、知母、黄柏等，相机出入为方。一面乃肌肉注射法国药"息百疾使命"，并禁止固形食物，只许饮流汁，而患者甚怨苦。盖患者虽高热至39.4℃而不退，而频思杂食，如糖果、点心、粥菜等，询问可吃不可吃，喋喋不休，且食下觉甚有味，此亦甚奇特之一例也。

当细菌诊断未确定之前，著者于治疗用药之际，注重在解热，苦无表里之证可凭，而热终不得清，患者家属则希冀于白痦之毕露，而后度其热必自退。讵知白痦尽管是迭发，而热尽管是不解。时而鼻涕、咳痰，佐以祛痰镇咳剂则退。时有胸胁掣痛，兼用清凉消炎药遂愈。唯弛张之发热依然不退。

当兹时也，患者之父商诸某西药房伙友，购得宝威出品之退热片"非那西丁"，乃给予吞服两片。在中午吞药后不半时而温度降至36.1℃～36.7℃，病家欢喜逾恒。是日至晚，热并不再升。讵知翌日热复升，又头疼畏风而需拥被以取汗。至晚竟超出40.2℃，其父又给予两片，吞服后汗大出（第一次吞服药片后并不大汗出而又怕冷），寒战如疟，欲加盖棉被。翌晨其母抚之口鼻手足如冰冷，汗出衣服如水浸，而患者觉四肢发麻木，乃骇极，急足促予诊，则脉极细微而爪下色紫，口鼻冷面唇色青，呈瘀血状。当时测得体温又升至38.3℃～42.2℃，因悉为出汗过多心脏受害之故。幸童体心力尚好，不至于衰脱，故体温仍能复升，然亦险矣。

是时著者之处方用药，偏重于强心，经验血证明后之处方，终不出桂枝、人参、泽泻、茯苓、黄连等强心、利尿、清肠剂。患者之父顾君业国药，平时熟观热病之处方，鲜有用参、桂者，其心似不以为然，只与著者为总角交，且素信余。而未出诸日，著者是时已窥知其内在之意见，乃详细解释此病宜维持心脏，不能亟求其热退，并示以《内科全书》"肠窒扶斯"之热型，及预防并发病，禁止固形食物，注意药物治疗及营养，维护体力心力，俟相当时期（约四周）之后，不期其热退而会自退矣。一面并告以此病古医亦自有其说，谓暑湿伏邪，自里而发。暑为熏蒸之邪，湿为黏腻之邪，最难骤化，故白痦之出，如剥丝抽茧，层出而不穷。俟至伏邪尽达，则其热自退，而病自愈矣。著者之用药，正所以扶正气以达其邪云。后以大便秘结，故参用西药乳酸菌制剂及中药润肠剂，并用人参白虎汤、西洋参、知母、石膏、银花、连翘等，更令内服葡萄糖。至第四周（七月九日）热始降，然下午尚有39.8℃，至十二日始平，而给予面包粥食等，渐次全复矣。

【橘泉按】此病当属"小儿窒扶斯"，亦非一般窒扶斯之定型，故热虽高而固有之窒扶斯症状极轻。其禀性虽为神经质，幸心力能支持。其高热汗出畏风者，当系末梢神经虚弱现象，至危险之际则为误服"非那西丁"，大汗几至于亡阳。此时心力不至于衰脱者，事前之强心剂当亦不无功效也。于此吾人所应知者，本病不当求退热，而当随时注意顾全其心力体力，并设法防止其并发症之发生，如支气管肺炎、胸膜炎等。利尿亦为至要之疗法，因促进其废料及病毒之排泄，至少可免若干并发症之出现。此为我侪临床上应有之知识也。

［《国医砥柱》1942年第3卷第1期第16-17页］

# 家庭药物"茶"之研究

[科属] 山茶科（一作厚皮香料）茶树之叶。

[形态] 树高四五尺，丛生，叶长寸许，椭圆形，呈深绿色，有光泽，边缘有细锯齿，初春生新叶，秋开白单瓣花，结实作褐色扁圆形，熟则有三子裂出。

[种类] 春夏间采摘嫩叶，于焙炉上揉搓，使充分干燥者为绿茶，或蒸熟后露置以待酵发而制成者，谓之红茶。

[性味] 苦涩微甘，呈弱酸性反应。

[成分] 咖啡因（0.2%~0.4%）、挥发油、单宁等。

[生理作用] 茶水入胃后刺激胃黏膜，兴奋胃壁神经使胃腺分泌增加，以助消化，至肠，被肠壁吸收，摄入血液中，助铁质以旺盛血液循环，促进肾脏的滤过作用，以奏利尿之效。

[医疗作用] 苏恭曰，主治瘘疮，利小便，去痰热，止渴，令人少睡，有力，悦志，下气消食，作饮，加茱萸葱姜良。陈藏器曰，破热气，除瘴气，利大小便。王好古曰，清头目，治中风昏愦，多睡不省。

[验方] 治久痢：雨前茶一两，臭椿树根皮一两，扁柏叶八钱，乌梅二个，大枣二个，酒水合煎，缓缓服，勿令呕。《凤联堂经验方》

治头风痛：川芎七钱，雨前茶五钱，天麻三钱，酒煎服。《卫生家宝方》

[民间疗法] 脚趾丫湿烂，茶叶嚼烂敷之极效。

[禁忌] 空腹时忌服。

【橘泉按】本品系"兴奋"而兼"收敛"剂，有清脑、爽神、健胃、止痢、化痰、利尿之功效。无病之人，如食荤腻之后，饮茶固佳。

若嗜饮无度，害多利少，故苏轼《茶说》云，除烦去腻，世故不可无茶。然暗中损人不少，空心饮茶入盐则直入肾经，且冷脾胃，乃引贼入室也。唯食后浓茶漱口，既去烦腻而脾胃不知，且苦能坚齿，消蠹，深得饮茶之妙。李时珍云，人有嗜茶成癖者，时时咀嚼不止，久则伤营伤精，血不华色，黄瘁痿弱，抱病不悔，尤可叹惋。

茶叶内含咖啡因，服之兴奋神经易成惯性，久饮则耗神损血，且成为萎黄，盖本品尚含有一种色素，被啜入血中，则皮肤即现黄色也。

[《吴兴医药周刊》] 1942 年第 75 期

# 重印《古本康平伤寒论》序

中国医籍之最有价值而为近世科学医界所推崇者，厥惟张仲景之《伤寒论》。是书当成于汉建安十余年（公历二〇七、八年之间），距今已一千七百三十余年矣。西晋永嘉（怀帝）之乱，书已散佚，太医令王叔和（公历二百六十余年之间）搜集撰次，复加阐释，以传于世。晋汉相距尚近（只六十余年），虽非仲景原本，尚得窥见其大概焉。中经五胡之乱，其书复晦，又为江南诸师所秘，传者益尠，故初唐孙思邈撰《千金要方》，未获其书，后幸得之，始采入《千金翼方》。逮宋开宝中（公历九百七十余年间），高继冲编录《伤寒论》进献，藏诸秘府，未加校正。至治平熙宁间（公历一千〇六十七八年），英宗召天下儒臣校理医籍，高保衡孙奇林亿诸人与焉，《伤寒论》即经诸公校正以剞劂版行世，是为宋本，而仲景之学复行于世，未几又以靖康之乱，中原云扰，文物坠地，其书又在若存若亡之间。南宋迄元，未闻重刊，至明万历间，虞山赵开美得宋本，遂复刊之，文字端好，颇存治平之旧。赵刊至今又三四百年，其书已稀如星凤，除东国枫山秘府藏有一部外，国内唯吾友范行准先生有其书。至民国初年，恽铁樵氏影印《伤寒论》，号称明赵开美本，实则原本为日本安政间掘川济氏据秘府藏本所复刊者。恽氏固未见赵刻原书耳。聊摄成无己（无己聊摄人也，后聊摄合并于金，故为金人）著《伤寒论注解》，附《伤寒明理论》三卷，论方一卷，是为成本。然传本辗转窜改，已失原书之旧，前人已有议其失矣。我国《伤寒论》之存世者，唯宋本成本为善，而文字犹多疑义，盖自西晋迄北宋，传抄既久，羼杂割裂窜乱，已失叔和撰次之真面目也。

# 重印《古本康平伤寒论》序

予近得日本所藏《康平伤寒论》,与通行本大异,殆系叔和撰次之真本,其书原文每页十六行,行十四五字不等,中间有嵌注,有旁书,又有阙字以□示之,又太阳病之为大阳病,四逆汤之为回逆汤,真武汤之为玄武汤等,均可为自来注家怀疑莫决之答案。又仲景自序前后文气之不同,注家颇有疑非一人之手笔者,亦莫能决其疑。读是本,始知自序原文至"若能寻余所集,思过半矣"为止,夫"天布五行以运万类"云云,为叔和之附注(仲景序原文每行十五字,此附注为每行十三字,另成一段,厘然分明),明分段目也。且辨脉平脉,及辨不可发汗病以下诸篇,诸家多以为叔和增益,此本乃无此诸篇,知增益者非叔和,而为后世人也。

居今日而言《伤寒论》,一千七百余年前仲景之原文固已残缺淆乱,而一千六百年前王叔和撰次之本,数百年来亦不获睹其真面目。学者于《伤寒论》破碎支离之处,辄归咎于叔和,叔和实不任其咎也。呜呼,传仲景之道者唯叔和,续叔和之绪者则东邦人士之力为多,而大塚敬节君则宏大其道者也。是书东传,在大宝以前抑天平以后虽不可考,验其行式,犹存唐卷子本之旧,书尾有丹波雅忠跋,彼邦又别有称和气氏《古本伤寒论》者,与本书同文异名。盖康平后三百余年有和气嗣成跋其后,故别题是名。嗣成之先人清磨,国之耆宿,好学重医,以其采邑资大学,建文库,搜集经史百家书,子孙承之。其后代显于医者甚多,与丹波氏两两相倚,大开其道云。今大塚氏获是书,喜其纯古,知为利根川济氏遗物,复搜寻其他藏本,得和气氏《古本伤寒论》(均属传写之卷子本),精密校正,其主旨在存古式,故行数、字数、旁书、嵌注,一一悉存其旧,而于上栏详注诸本之异同。其传道之苦心,为学之忠诚,殊堪敬佩。

橘于二十年来,寝馈于仲景之学,每兴善本难得之叹。今蒙大塚君以其校注《古本康平伤寒论》交换拙著,骤得是书,如获至宝而惊喜不寐。亟函商大塚君为之重印于吾国,以广流传。幸承慨诺,复赠予原抄本,故虽于百物腾贵纸张奇昂之今日,勉力设法付印。仲景之道统及叔和之传衍，于我国盲昧已八九百年，今竟获珠还合浦，其中殆有数存焉。爰叙其涯略于此，或曰，我国之古本何竟失于我而传于彼？曰，此盖一因于彼邦开国以来国内战争之事尚尠，不若我国之多经烽烟，一因于日人好学重医，朝野上下如出一辙。回溯既往，环睹现状，诚令人不禁兴无限之感慨也。是为序。

[《华西医药杂志》1946 年第 1 卷第 5 期第 33 页]

# 《古本康平伤寒论》二次重印附言

　　《伤寒论》是祖国经典医学中医方之祖。仲景学说是理论指导实践之临床医学，为中医治学必修之书。其书在汉末已佚，晋太医令王叔和撰次，复行于世；后经五胡之乱，江南诸师所秘，代远年淹，辗转传抄，错简脱漏，真伪莫辨，学者苦之。《康平伤寒论》为我国现存最佳之版本。凡今本文字可疑之处，此本多作旁注嵌注，缺落则作空框，如仲景自序撰用以下二十三字为注文，夫天布五行以下则另行，不同于原文，显为后人所参入。余得此本于新中国成立前，物价狂涨，在极端艰困中，精疲力倦而自筹排版付印，印数极少，现在几似凤毛麟角。湖南科学技术出版社有感于政府重视中医的大好形势，打算重印《古本康平伤寒论》，函商于余。我无条件表示衷心赞助，愿将手边仅存之本，赠予重印，并力求存其旧有面目以飨学者，谨此附言。

　　　　　　　　　　　　　　一九八六年五月初九一叟叶橘泉

　　　　　　　　　　　　　　［1986年5月湖南科学技术出版社］

# 国药蜕化之新药

我国药物产量丰富，功效驯和。若加研究精制，脱去树皮草根之遗骸，蜕化成种种新药，以供科学医疗上的应用，推陈出新，有如宝藏之发掘，新药发明前途诚未可限量。惜我国药物书籍，虽有汗牛充栋，但其论药之功效及性状，多为模糊印象之谈，不脱升降浮沉、形色气味、五行生克等窠臼。此盖学说的基础建筑于古旧医学，致以一代眼光研究，不易将其要领用来盛唱中医科学化。余则主张中药科学化，以医不应有中西之分，而药则有中外之别。如中医完全科学化，对于疾病诊断等，应与西医取同一之途径，唯于治疗所用之工具，则应特别注意国产之药物。此不但中医如此，西医亦应如此。诚能如是，则中国医学得以自立。唯国内医界留意于此者甚尠，有之，其唯俞先生等少数几人而已。俞先生之"消炎膏""治下灵"以及民生药厂之"安嗽精""健美露"等，可称国药蜕化新药之代表。著者窃慕之，而孜之于此，十几年来只有一种治痔新药"肛患消"之成功，其他如"保尔肺""胜奎宁""盲道灵"等，或以制剂关系不能久贮，或起沉淀，或易变坏，而未抵于成。此固限于环境以及人力物力，不获如愿，然此志未敢或怠。处于收复区，八年来痛遭敌人之蹂躏，虽挣扎于生活煎迫期间，绝不忘怀于斯旨。每有所见所闻，凡新药之有关国药原料制成者，时时摘录，积集已不下百余种，其中大部分为日本所制者，于此可觇岛国人民对于科学研究之不愿后于人。除其误国军阀之侵略野心外，其迎头赶上之为学精神，则足资我人之效法。彼兹遭此覆败，其学术前途自必日趋暗淡，此正我人努力奋发之机会，以我国固有丰富之药材，科学研究新药层出，仅以资自给而已哉。

[《新中华医药》1946年第2卷第1期第29-32页]

# 民间药的补充说明

考滨蒿巨是日本土名,其学名为 Statice Japonica, S. et Z.,日文名为"ハマヂサ",系矶松科矶松属,生于海滨之多年生草本。于根际簇生叶片,其形如匙,长六七寸,厚而光滑,叶柄及叶脉略带红色。夏日自叶间抽出花梗,高一二尺,其上半分歧颇多,各小枝上缀以白色之花,排列呈穗状花,五瓣深裂,为离瓣,花萼为膜质。我国《植物学辞典》名"匙叶草"。

牻牛儿苗的学名为 Geranium nepalense, Sweet,日文名为"ゲンノショウコ",系牻牛儿科牻牛儿属草本植物,生于田野之多年生草本。茎细长,有节,蔓延匍匐于地上,常达四五尺。叶对生,掌状分裂,叶面有紫黑色之斑点,叶柄长,夏日叶间抽枝生花,以两花相集,花瓣五片,有白色及淡紫红色两种,后结长形蒴果,熟则五裂,散出种子。此植物之茎叶,干之供药用,有治痢之效。名见《救荒本草》,一名"牻牛儿苗",氾水俗呼"牵巴巴"。牵巴巴者,俗谓啄木鸟,其角极似鸟嘴,因以名焉。直隶谓之"烫烫青",言其叶焯以水则愈青云。日本一名"风露草",本植物之学名,植物书均作牻牛儿苗,唯日本理科大学植物标本目录以此学名为"紫地榆"云。

【橘泉按】牻牛儿苗我国有产,苏州附近乡间亦有之。忆敌寇盘踞苏垣时,北局国货商场被敌财阀大丸公司占据为百货公司,其中辟有药物部,发售日本民间药甚多。

笔者于诊余之暇,辄至该部观摩。有一种名叫"整肠汤"的汤药,以纸袋封缄,印有日文说明,即为此植物之碎切干草,主治肠炎下利,购者均为日本居留民及日兵(我国人因不知其内容而无人问津)。又阁门外有九三药房者，又名广济药房，开设已久，故人皆呼该店主为"老东洋"，老东洋认识乡人亦很多。一日笔者偶至该店买药品，适见有乡人送来干草两大捆。笔者初以为不过是充燃料之柴薪。因见该草悉为一式纤细缠绕蔓草状之枯茎（茎叶均晒干，不能辨别其形状），故询乡人此何草。乡人不知草之名，只说老板教他采取的，乡间此草很多云。再询老东洋，老东洋很狡猾，连连挥手用中文说，"你不懂，你不懂"，一面吩咐店中人赶快将此干草搬进去。笔者乃怀疑到或系牻牛儿苗，故意说："这有什么不懂呢，这是'给农孝高'（注：这是日文中ゲンノショウコ（牻牛儿苗）的读音）。你们日本人，专门偷偷摸摸弄些乱草来，又要骗中国人的钱了。"他听了笑起来，对我凝视而露纳罕的神气，立刻改变其傲慢的态度，很客气地对我说："你先生倒有研究哩，这药草你们中医书上也有记载吗？这是大丸公司委托我采集的。此药治胃肠病的功效非常好，在日本无论男女老幼，大家都知道它是很有效的药草。但从来没有见过你们中国人来买，你哪能知道呢？"

　　这时他的店中有几种配给品，价廉而物美，据说是日军部指定专配给日军及居留民用的，轻易不肯售给中国人，笔者因此而买得数种。其时沦陷区的医界，正深感到药荒，市上所售者都是日本货。但其中一二功效较可靠者，又被日军指定而不能外售，沦陷区人民之痛苦，殊非外人所能领略到。

　　老东洋在此地二三十年之刻苦经营，本不足图一家人口之温饱，但于敌军盘踞之七八年间，突然间积资不下数百亿（据此间西药业中人之估计），其货栈有数处，药货之充足，可执苏州西药业界之牛耳。后来日酋投降，老东洋的财产全部被接收。老东洋多方奔走，拟入中国籍，为地方政府所不许。卒之一家七八口被遣送回国。如许资财，遂烟消雾散。一场春梦，即旁观人视之亦有不堪回首之慨耶。因牻牛儿苗的故事而连类及此，拉杂写出，读者或不致讥为蛇足也。

　　[《济世日报医药卫生专刊》1947年第1卷第11期第15页]

# 现代医疗与民间药

## 一、高血压动脉血管硬化卒中预防及救疗

老年人因为年龄增加，身体内的新陈代谢渐渐缓慢，动脉血管内有脂肪物质沉着，因此血管壁容易变硬，血管腔变得越来越狭窄，尤其是嗜酒者、肥胖人、心脏病、肾脏病、糖尿病或常习性便秘者，以及中风家族，遗传体质等，其动脉血管更易变硬。脑内血管硬化则脆弱，血压一旦突然增高时，极易破裂出血。如果染有梅毒潜伏，脑内动脉血管硬化则脆裂。一旦脑血管破裂出血，即成中风。预防中风，应于脑血管未爆裂之前，防止脑部充血，即勿大怒，勿过度兴奋、酒醉、及过饱，或强力努责等，以免血压之突然增高。同时保证大便通畅，饮食节制，并选用合理的药物降低血压，及防止血管硬化等。以上为预防中风的主要条件。

高血压的显状为头痛或眩晕，亦有颜面红润、鼻部色赤者，或自觉步履飘浮，及麻木如痒，若虫行皮中捉摸无定处，然尽有毫无异状者。故中年以后有高血压之嫌疑者，宜就医师处定期检查血压，如果发觉血压偏高时，有切实预防之必要。下列各种民间药疗法，均可选择用之。

（一）珊瑚菜有降低血压、调整大便、防止动脉血管硬化等功效。本品为生于低洼水湿沙地之多年生草本，属伞形科植物，茎高至尺许，叶互生，二回三出，复叶，自多数小叶而成叶柄基部，带红色，夏日茎端开小白花。此植物有特殊之香气与辛味，其叶与茎供食用。栽培园圃者，日时萌生，日本民间称其为滨防风，江苏省苏州地区俗呼为

"药芹菜"。

服法及用量：煮作菜蔬食或鲜菜于榨汁饮，每回一酒杯，一日二三回，分量不拘。常服可润肠通便，降低血压，确有不可思议之功效。

（二）棕榈叶，或棕毛，有降血压及预防脑出血之功。本品为棕榈科常绿乔木，多生于暖地，茎为圆柱形，无枝，高丈余，叶甚大，掌状分裂，叶柄长，丛生于茎端，茎之周围，留有旧叶柄之基部，其间有由棕毛斜形纵横组织之棕被包于茎围，称为棕毛，毛颇强韧，能耐水湿，适于制绳帚等用，叶可制扇，叶及棕毛均可入药用。用法及用量：每日用叶或毛两许，煎汤服。

【橘泉按】陈棕为著名之止血药，中药店有售，但陈者不洁，不若新者之效确，其叶尤佳，适宜于轻度之脑出血（中风），有收敛止血及促进脑出血后血块之吸收等作用。

（三）嫩松针代茶，为预防中风之良药。松针及松树叶，每日取一两泡茶代汤常服，非常有益。盖古代道家记载有采摘松实（即松子）之服法，松实被称为长生不老之药，盖有丰富之滋养成分。松实与松针其成分大致相同，均含有油及鞣酸等，而有苦涩之味。其预防中风之作用，殆为防止脑出血，用于缓和硬化的动脉血管，以调节血液循环，而减低血压之亢进的功能耳。

（四）柿或柿饼及柿漆。柿为落叶乔木，高达数丈，叶椭圆形，果实大，为酱果，黄赤色，形状有种种，有扁圆、椭圆、大小不一，供食用。味甘带涩，有器储自红者为烘柿。大干者为柿饼。生柿捣汁为柿漆，供制雨伞之用。烘饼均有止血及清凉润肠之功，患痔疾出血者最宜，对于高血压有卓著之功。但柿漆之效力更大，其味涩，服食每日二三枚，略多亦不妨。若血压亢进形势紧张时，或一度中风后，以柿漆之效力为著，每日一二匙，混于米汤内或牛奶等饮料中，一日二三回，食前服。连服七日，停七日再服。若大便秘结，即以缓下剂，间日通其大便。本品有显著之功效。

（五）望江南种子，或马蹄决明子，日常代茶有调整大便、防止血压亢进、改善血液循环、清脑安眠等作用。本品为豆科植物，叶为倒卵形对生，夏季开黄色美丽之花后，结美果长至数寸，种子如麦粒大，色褐有光。此植物到处有野生，极易繁殖。种子含有"爱摩琴化合体及富含胡萝卜素（卡罗丁）维生素A之前级物，应用于慢性胃肠病、常习性便秘、头晕脑涨、高血压等，功效非常佳良。本品有利尿作用，可调理胃肠、清洁血液。每日五六钱煎汤，常服或代茶确有卓著的效果。

（六）晚蚕砂四五钱，甘草一二钱煎服，此方亦为中风预防药。晚蚕砂，即原蚕排出之粪粒。蚕以桑叶为食料，蚕粪除有桑叶之固有成分外，兼有蚕体之内分泌成分，对于预防脑出血，盖具有软化动脉血管、降低血压之功也。此方且有甘草之辅佐，甘草之作用素以缓和急迫者紧张著称也。

（七）芥子泥与苹果泥及空部灸。突发脑充血，神昏卒仆，颜面潮红，或竟脑内动脉血管破裂而成脑出血，昏迷不语或半身不遂者，应于医师未到之际先急救。此时须扶患者之头部，高位倚卧，以毛巾浸冷水绞干覆头部，同时以苹果捣如泥罨包脑后颈上部之低洼处，辄即易之，并以芥子泥罨包足底为刺激以诱导血液下行，同时可并用足部之灸法，两足如趾之爪际一分处灸三火。

【橘泉按】此疗法与现代医疗之降血压法相吻合，不失为合理的民间疗法也。

《新中华医药月刊》1947年第2卷第9、10期合刊第5-6页

# 现代医疗与民间药（续）

## 二、肾炎

肾炎的一般症状为"浮肿"，亦称"水肿"，其肿势大抵自上半身颜面肿起。中医的《内经》上有"目窠上微肿如新卧起之状"等说法，它说是"水气"，有"风水"，有"正水"，有"石水"等病名。这两句的症状，实在是说的肾脏炎。不过肾脏炎的病证有轻有重，而浮肿的程度亦有强有弱，轻者只现颜面浮肿，重者则全身均现浮肿也。其他为尿的变化，小便短而少，尿中有蛋白质，这是化学实验可以证明的。它的并发病为尿中毒，就是因为尿的排泄障碍的关系，尿中毒素瘀积而引起的中毒症状，或头昏，目视障碍，甚则昏迷谵妄，这是很危险的症状。又或者并发心脏病、心脏肥大、动辄气逆等症，兹从略。

本病的原因，多为感冒，或湿疹、火伤，以及其他种种急性传染病如伤寒、丹毒等等，或慢性传染病之结核、梅毒、疟疾等均能促成。如是突然发病而有寒热者，叫做急性肾炎，若初起病状轻微而或迁延日久，肿势不退者，就是慢性肾炎。

本病的养生，第一要静卧床上，温覆身体，保温两侧腰肾部，禁食盐及辛辣刺激等物，如酒类、浓茶、咖啡、蛋等。因为食盐等不仅可刺激肾脏，并且更加重水肿。营养方面最好用牛奶、米汤及藕粉。饮料以果汁为佳，最佳者为西瓜。牛奶不但有滋养之功，且有利尿之效，而西瓜对于肾炎为绝妙之良药。又热水浴，浴后温覆取汗，亦为肾炎绝好之方法。

治疗法；如急慢性肾炎等，先须查明其原因，再作病原的疗法，此为现代医学上不易之定法。但尽有原因不明而顽固不易治愈者，则民间药尽有能奏卓效者，这是有利无弊的治法。兹略举数种于后，请读者试用以恢复其原貌。

（一）急性肾炎，颜面浮肿，喘息咳嗽，无汗而小便少，用浮萍三钱，木贼草三钱，麻黄一钱，连翘三钱，赤小豆四两，每日一服作煎剂，有发汗利尿消肿之功。此方对于因皮肤病而起之急性肾炎尤有卓效。

（二）玉蜀黍蕊，每日四五钱，煎汤服，不拘急或慢性肾炎均好。

【橘泉按】玉蜀黍为禾本科植物，农家种植于田亩间，其穗状果实，又名苞米，俗称观音粟，花蕊为黄白色，形如发须。此物古来供药用，一名"老君须"，而近来药肆已不备。中医药界之退步，言之殊觉痛心。盖本品为有效之利尿剂，日本武田药厂之"太卡利定"即为本品之制剂，专用作利尿药也。

（三）接骨木之皮，约七八钱，作煎剂，一日二三回分服，每日一剂，连续饮服，对于慢性难治之肾炎浮肿有良效。

【橘泉按】接骨木为田野自生之小灌木，叶为奇数羽状复叶，由九十叶而成。每年春夏之交，开小粒状无数花蕾，攒集而成之绿白色或淡黄色花，若此时采摘其嫩叶煎服，尤有效果。

（四）白茅根约一两，煎汤，每日服之。茅根为最有效之利尿药，对于急性肾炎尤佳。以本品有清凉性消炎作用，并能中和血液中之酸性毒素，故有些中医药书认为有凉血之功也。

（五）土茯苓五钱，泽泻四钱合煎，空腹时服，对于肾炎之小便不利有显效。

【橘泉按】土茯苓，人皆知为最有效的缓和利尿药，内服本品后，有极佳的中和酸性毒素作用及缓解炎症而奏利尿之功（参见拙著《合理的民间单方》，有详细说明）。与泽泻合用，有相得益彰之功，盖泽泻亦著名之利尿药也。

（六）西瓜皮与冬瓜皮各五钱，煎汤代茶，为肾炎患者极佳之饮料。西瓜皮治肾炎，不仅为现代科学所证明，而我国古代有记载，早被国人所利用。市上有某国药店发行所谓秘制的西瓜霜，据称治"膨胀"，其实所谓膨胀者，即肾炎性水肿、腹水等疾患，此时用西瓜霜的确有效也。若肝脏性腹水（古时亦混称膨胀），则西瓜霜无效也。

【橘泉按】西瓜之治肾炎，而奏利尿之功，其有效成分不在内部之汁液及外部之青皮，而在皮部内层的髓质，即夏令吃西瓜后抛弃的一层厚皮，若在此时大量收集晒干，大可废物利用。可是现在的国药店，只知采备一些所谓西瓜翠衣（即外面的薄皮）而遗弃了有用之物，这不知是何人的作俑。著者于临床上遇到肾炎患者，介绍其购服大量西瓜皮，但一般药店只备薄的翠衣，且所备的数量极少（一般时医唯于夏令偶用西瓜皮翠衣以应时令而已，故药肆亦少备，只以应时令之用），只能应付医生方笺上的少量的配剂，不愿单独地发售。此种不花本钱的良药，他们不知收集。国药业的麻木不仁，他们的前途，令人担忧。敌伪时期，日本人在我国沦陷区大量倾销他们的药品，有不少是此类民间药制剂，一种"佐藤西瓜霜"，即是用西瓜煎熬而成的胶饴状流质，其说明书指出是专治肾炎的民间疗法。日本学者研究药物之认真，值得我人借鉴，望国人尤其医药界国人共勉之。

（七）石蒜与蓖麻子裹敷法。肾炎、小便不利，用石蒜一二颗，蓖麻子七八十粒，共捣如泥，涂布上，裹包两足底心，约经过十个小时后，大小便即排出，肿势可减退。每日两侧交换裹包，连续四五日，停止。若用本法之前，先以艾灸足底跟中心（足跟踩地处厚皮的中心）七炷，再包敷此药膏（贴敷全足底），以绑带扎紧，其效尤著。

［《新中华医药月刊》1947年第2卷第11、12期合刊第13-14页］

# 《中国医学论文选》序

汪君浩侠日前来函，谓近辑有《中国医学论文选》系选自三十年来中医刊物中各地作者发表关于改进中国医药之论文，内容分为讨论、综述、各科研究、方药讨论四大类。汪君称要余写一序文。

余与汪君，既未谋面，又鲜通函，只前闻老友祝怀萱兄谈及而知其为一好学青年，系中医界后起人才也。此语绝非吹嘘，盖有事实可证。近年来中医杂志报汪君发表研究记载搜集考证笺文字甚多，其为中医谋改进致力颇勤，有目共见耳。

时代如一个巨轮，文化总是前进的。虽然我们中国的一切比较落后，尤其是中医界学术贫乏得可怜，可是近来的一般作者较诸旧志着实进步不少，且大都具有现代的目光了。像从前那般抱残守旧、夜郎自大的顽固腐朽文字毕竟少见了。这是时代环境自然进化的趋向，中医改进成功的期望必须寄托在青年中医的身上。可惜现在考试院考试中医，尚用玄僻陈腐的试题来考试一般青年中医，如同把中医进化的历程倒转过来。

中医应整理也应改进，此为人所共知，可是整理的方法和改进的步骤，则人各有其见解。但据余之所见，与其从新旧名词或理论的汇通着手，不如以古今医疗的方法来做比较研究。若据时新学说，演绎古理论，往往吃力而不易讨好。即使作者有生花之笔，亦不过取悦当时的一般读者，日后只是自成一家之言，充其量只不过成为中医进化史上之一页陈迹而已。说到研究中医的问题，真是一言难尽。如果你钻进古医药书籍，只把理论作为研究对象，也许你毕生渺无所得。倘若把其不合理部分弃置不顾，则其中尽有宝贵的经验，恰合现代最新科学的事实。例如古来以七情六淫相提并论为致病之源，现代新兴的"心理科学"及心理卫生等，专家发觉情绪可影响健康、左右病理，而精神快乐则可延长其寿命。同时临床医家发现几乎三分之二病人有关于心理方面的问题。所以现在美国的医学教育家强调"医学生对于心理学知识较生理学尤为重要"云。余举是例，非敢以七情学说自诩，特以证古人经验之可贵而已。

苏联医家包哥莫列茨氏特别指出，"现代治疗之特效化学剂原因疗法，成功与失败，实与活体之反应力有密切关系，盖病原体虽由特效化学剂所削弱，然后须待活体生理细胞成分所消灭。如果生理反应不充分，则特效疗法之成功，不可能实现。故现代医家之最重要任务，厥为影响及加强活体反应之保卫力，以抵抗疾病。为活体反应力发挥作用起见，自必须探悉其由何种成分所构成，及在需要对其发挥作用时应遵循的生理学定律，是以研究上述种种之方法问题，应成为理论及实用医学研究工作程序上之最重要者。"

这位医家并称"治疗医学上往往可见所谓偶合性，即我人并不了解某一治疗法之原理，而事实上竟意外地产生良好效果。为了解此点起见，必须对病理机转在活体内之发生方式（即发病论）有深刻地了解。现代治疗必须在多数减弱或消除活体内病原体作用之外，另再加强活体抵抗各种疾病之机转，盖此等机转正与疾病之经过及转机有密切之联系论。职是之故，理论医学之主要任务，乃为活体反应力之精密研究，及根据是项研究各种发病论治疗方法之寻求"云。

我人试寻绎包哥莫列茨氏所提出之"理论医学"及"发病论"等治疗方法，似与中医之临床症候群，表里、虚实、寒热、阴阳，尤其与张仲景《伤寒论》之六经证候主证治疗，有点不谋而合。这一点比证如果不错而有些近似的话，那才可证明凭之向素主张"改进中医必须致力于仲景经方及主证治疗的研究"为可靠。我人似应整其步骤，明确目标，一致向证候方剂及药物方面着手研究，即对于活体的病理机转发病方式的证候治疗方法的研求，但有必要学习现代知识，寻求其虽非原因治疗而能收良好效果的原理，然后对于药物方剂的作用必有明白了解之一日。

窃谓中医将来的演进蜕变，必出之于现代科学医学同化之一途。但我人唯一的愿望，即在同化之后，以现代特效药的原因治疗外，更充分发挥国产药物及独特方剂作用，加强活体反应，提高抵抗疾病的能力，保卫体力，改善民族体质，而成为中华民族建设性的、独立自主的中国特有医疗，不若现在西医之只知使用舶来品的"完全中国的医学"。

汪君在此中医演进之过程中选辑关于改进中医药之论文汇集而成为一编，内容系各地各人各书所见发表之言论，其致力方式还有待改进，而目的则均在中医药的整理与改进之一途，是其出版后学者得以排比而读之，不仅饶有趣味，且可藉此而得归纳改进之捷径，或可缩减进化的过程，此汪君之功绩不可泯焉。不宁唯是，将来理想的崭新的"完全中国医学"得以告成后，是书亦不失为中国医学演进历史上的重要文献之一种，使后之学者得以窥见医学进化中之痕迹也。诸位读者以为如何？但见仁见智，固难强同。言容有失检，以骨鲠在喉不言不一吐为快。知我罪我，不暇话及，拉杂写出，不加修饰，聊以自慰而已。

［《华西医药杂志》1948 年第 2 卷第 9、10 期合刊第 38－39 页］

# 希望与建议

　　读周振汉先生之"四川爵金"一文,引起我无限感慨。窃谓中医界如果真欲求进步,决非纸上谈兵似的研究所能见效。药物为医者唯一工具,中医界"医药"脱节,由来已久。中国只言药商药农,而无药学者,生药之性效作用大都因袭旧载记述,与事实往往不符固不论,即名实品类,产地样本颠倒错误者比比皆是。药农以及药贩与饮片商,既不联气,医者殊无法究药。例如柴胡为疟热病效药,方书所载,言南柴胡、北柴胡之别。依考据所知,其特效成分在根部,但周询药店,只言"春柴胡"及"银柴胡"两种(苏地药店如此,不知他省如何?)而所谓"春柴胡"者,系采其嫩苗,银柴胡则习用其根,但不知银柴胡究竟是何种科属,何者是北柴胡,医者不知,药店亦不知也。又如黄常山(药店称鸡骨常山)之与土常山,(土常山,余疑非常山之植物)即蜀漆与甜茶(蜀漆气腥,服之引吐,甜茶味甜,日本人记述谓可提取糖类。余疑蜀漆方是黄常山之苗,甜茶是土常山苗,形态或相似,而种类或竟全非,盖黄常山有治疟作用,土常山则无效也)。但药肆混淆莫辨,因之,彼只称"新式"与"老式"而已。全部中药,类此者甚多,中医药之整理何从谈起。又如郁金是黄疸效药,而药店出售者言广郁金、川郁金两种,形色不同,功效似亦稍异,但不知何者可靠,询之药店亦不知也。余固早疑郁金或与姜黄有相似之作用,殆以其含有黄色素,奏肝脏解毒之功耳。今读周君文,始恍然于胸也。周君于功用项下,虽不免抄袭旧说之嫌,而对于产地、形态、采集、加工、产销等项,言之甚详,其有利于学术研究,厥功匪浅耳。希望周君本其阅历经验，于后关于药物之产地、运销、种类、鉴别等等，多多贡献于本刊。同时希望本志开一专栏，少发空论，注意实际，多多索求此项稿材，则中医药前途方有利赖也。

[《华西医药杂志》1948年第3卷第1、2、3期合刊第6页]

# 健康指导社宣言

我国民族健康之低落是一件无可讳言的事实。就说知识分子吧，论他一般体格，依旧是传统的文弱书生，怎能任重致远。营养不讲，卫生不究，运动不足，当然是因素，生活环境之支绌尤属其真因，主观因素是体弱苦痛，客观因素是疾病。

风云世变，震撼了每个人的心弦，加重了每个人的负荷。当二次大战期间，世界各地增加了许多胃溃疡患者，说明已推翻曩昔胃酸过多说之旧调。最近新闻之报道，上海一隅就发现了无数的疯子，精神病院已无法容纳。科学告诉我们，若干疾患有其病理因子，有其心理因子，如结核性疾患、神经系疾患、消化系疾患都不能例外。高血压现已阐明为心理因子，而非病理因子。即如一般人耳熟能详之"神经衰弱"症，系因于思虑错综，情绪苦闷，谓为"衰弱"，毋宁"过激"之较为恰当。若一味投以镇静强壮诸剂，将类缘木求鱼，唯转变其思想环境，去其精神桎梏，从精神心理治疗。迩来疾病繁兴，药物又仰自舶来，遂形成奢侈品。凡我医人，尤应分清事实，何者应以心理治疗，何者应以药物治疗，毋令富豪永远做吞维生素丸的傻瓜，贫病永远得不到人间的温暖。健康学理是无穷的，科学是前进的。我国保健制度尚期确立（先进国家早推行公医制度健康保险），疠疫时有流行，遭遇莫大威胁。一般疫性疾患陷入于麻木僵化，得不到相当医疗，时间经济，两受其困。如何曲突徙薪，如何亡羊补牢，这是我医人应肩负起的使命吧。

[《华西医药杂志》1948年第3卷第1、2、3期合刊第40页]

# 驱虫剂（肠寄生虫驱除药）

1. 使君子（异名：留求子、风稜御史）

学名：Quisqualis indica. L

基形：东印度原产，使君子科蔓生木质常绿植物，我国南方暖地均有分布，干高二丈余，叶卵圆形，前端尖锐，对生、全缘、夏秋茎端叶腋抽出长花梗，著红色总状花，下垂如穗状，结多角形坚果，果仁供药用。

果壳黑褐色、纺锤形，长约 3~4cm，径约 1.5~2cm，外具五棱，棱与棱间成凹形，坚硬而滑泽，内部仁肉色白微黄而柔软，有油脂，仁肉供药用，选其肥大色白而多油脂者为上品。

性味：油样微甘（甘温无毒）。

成分：含一种结晶性物质，系由"帕尔米青酸"及"辫利摄利独油酸"等而成，与脂肪油25%等，其他未详。

效用：蛔虫驱除药。（古代经验：健脾胃、除虚热、杀脏虫、治五痔、疗泻痢、溲浊、疮癣、小百病）

药理：据《科学》第30卷11期（329页）华西大学药学系李正化、陈思义两氏之报告，谓本品之水浸液中，提得一种结晶性物质，对蚯蚓之毒效极强，有驱虫作用，约为生药量之0.22%，此结晶体易溶于水，不溶于酒精，加热至200℃，开始破坏，变为棕色，在300℃时，则变为黑色，定性分析后，始知为有机钾盐，含钾量25.67%。

适应：小儿蛔虫及其他肠道寄生虫病。本品味甘无毒，适宜于小儿。

用法及量：去硬壳用其仁肉，作煎剂或散剂，每日 4～6 克顿服。

处方：使君子肉六克，水 300 毫升煎取 100 毫升，食前顿服。

友人叶心铭医师之经验云："余自 1931 年起开始应用本品，供驱蛔之用，以其味甘，且无副反应，故认为儿童驱蛔之良药。煎剂之制法：取切细之使君子仁（新鲜者呈白色效更佳）1000 克，加水 5000 毫升，温浸两小时后，煮沸一刻钟，过滤，滤液浓缩至 500 毫升，待冷后，加入防腐液（安息香酸 1 克，碳酸氢钠 1 克，甘油 100 毫升，乙醇 100 毫升）200 毫升，放置经夜，再过滤，滤液中加入凉开水至 1000 毫升，成人每日顿服 6 毫升，10 岁以下之儿童减半，连用 3 日。（此报告见《医药学》3 卷 5 期 P114）

2. 大蒜（异名：葫、荤菜、天师葫）

学名：Allium scorodoprasum L.

基形：百合科葱属多年生宿根草本，叶狭长如带，夏日抽出圆形肉质长花轴，上缀伞形白色带紫花，花间杂以珠芽，其地下鳞茎供药用，又供食用，叶及花轴嫩时均可作茹，臭气强烈。

性味：臭特异，辛辣。

成分：含有一种配糖体 Glucominal，有效成分为恶臭的含硫性挥发油，其他如 Phytin. arginin 果糖无水物等，本挥发油有强力的杀菌作用。

药理：含硫之挥发油对于细菌作用，以 0.5% 水溶液对窒扶斯菌 5 分钟完全死灭，又用大蒜汁加入细菌培养基中约 3% 比例，对于各种细菌，可以完全抑制其发育。

效用：健胃整肠，镇静理气，灭菌消炎。可驱除肠内寄生虫，用于细菌性肠疾患、伤寒、痢疾等，还可用酒制成提取物作钩虫驱除药，效果可靠云。

《荷兰药镜》云：驱涤虫用大蒜切细空腹吞下二三瓣，连续数日，其臭气攒透刺激涤虫，且增进肠之蠕动，致虫不能吸附肠壁，随大便而下，然须兼用泻下剂，则效更著，如患蛲虫则捣大蒜如泥，用沸水泡，乘热熏蒸肛门，虫死而自下云。又本品兼具利尿发汗之功效，治水肿，用于黏液质之水肿、小便不利者有卓效。

文献：

（1）大蒜浸液治百日咳

保加利亚的内科医生华西来夫（Vassilcff）试用大蒜浸液于小儿百日咳两百例，颇有效验。他的记录中说，大多数的病例内服大蒜浸液三四天就见效，痉挛性的咳嗽和呕吐渐渐停止下来，食欲也渐增进了，营养也好转了。在这两百个例子中，没有一个出现并发症，有些病例因同时患了扁桃体炎的关系，所以服用本药较少，有些孩子不肯多服本药，但也出现了治疗上的功效，只不过效力比较缓慢罢了。

大蒜浸液的制法很简单，就用生大蒜球根，剥去皮膜，把一瓣一瓣的大蒜切成小片放在碗内，用沸滚的开水泡浸，大约经过10个小时后滤过去渣，再加白砂糖或蜂蜜二三十克，每小时一汤匙（15毫升），多些也不妨。大约10岁的小孩，每天用大蒜40克，泡水250毫升，5岁的用25克，1岁左右的用15克，但冲开水一律用250毫升，每天服8~10次，成人可用60~80克的大蒜。须连续使用三四个星期。家庭中如有小儿患了百日咳，其他的小儿也可用本药预防。华医师曾见两个小儿仍被传染，但病势很轻，咳嗽时间亦很短，本药既可治疗又可预防。（《医师世界》2卷1期，杨士达译稿）

（2）治疗慢性肠炎痢疾，曾见"健康报"译载苏联医家的临床经验，谓大蒜对于慢性肠炎下痢，无论是细菌性或原虫性的慢性痢疾，均有良好效果，用法是捣烂作浸液加矫味料，成人每日二三球，多些也可。

（3）大蒜浸出液作蛲虫患者的灌肠剂。用大蒜切细，沸水浸12小时后以纱布滤过（约20%浸液），乘温（与体温相等）作保留灌肠，一日2回，每回约60~100毫升，有卓效。

古代记载：大蒜能散痈消肿，驱虫止疟，下气消谷化肉，去水伏邪恶，宣通温补，疗疮癣，解瘟疫，止霍乱腹痛、蛊毒、溪毒、沙虫，并捣贴之，熟醋经年者良。

笔者经验：慢性胃肠炎，消化不良，肠鸣腹泻，用生大蒜黑烧、研细粉，每服1.0克，日三四回，有效。

又钩虫，用生大蒜切细粒，每日3回，每回1克，空腹时用温开水吞下，晚间服盐类泻剂取泻下，或隔一日泻下之，连服4日为一巡疗，间三五日，3巡后再验大便钩虫卵，3～5次后轻症大都全治。

用法及量：每日10～30克，去外膜，生吃效更著。醋渍大蒜（苏州的酱菜店有售，称糖醋大蒜）亦好，煮熟或煨熟的大蒜辛辣气较减，可以多吃些，更为有效。

处方例：大蒜100克，阿魏50克。捣烂，加雄精适宜，为丸如绿豆大，外以朱砂为衣，瓷瓶密贮，每服2～4克，日服三四回，食前开水送吞。主治：急慢性肠炎，下痢，鼓肠及肠道寄生虫等。

德制新药：亚力山丁（Allisatin）及阿路斯（Alius）（Sando），日新医学社，二药均是大蒜为主剂。

3. 石榴（安石榴、丹若、若榴、酸若榴）

学名：Pnrica granatum L。

基形：安石榴科落叶乔木，叶对生，长椭圆形，全缘，有光泽，干高八九尺，初夏开赤朱色花，果实球形，熟则裂开，现出不整齐肉红色种子，分酸甜两种，可供食用。其树皮及根皮为驱虫药，在七八月间剥离干燥后供药用。

性味：酸涩，有收敛性。

成分："阿尔卡洛依独"（Alcaloidum），其成分为"泼来坦林"（Pelletierin $C_9H_{15}No$）、伊舍泼来坦林（Isopelletierin $C_9H_{15}No$）、梅替儿泼来坦林（Metrycpelletierin $C_{10}H_7No$）、普舍优独泼来坦林（Psoudopellerin），其他尚有"孟尼之笃""单宁"等。果汁含有林擒酸、枸橼酸、转化糖等。

药理：日本村上氏《药理的生药学》328号载，以泼来坦林做绦虫实验，用0.9%生理盐水将泼来坦林稀释成1∶10000溶液，放入绦虫5～10分钟，即见绦虫运动停止而死亡。

效用：石榴树皮及根皮为绦虫及钩虫驱除剂，果实之煎汁作扁桃体炎及咽喉炎之含漱料，除口臭有效。

古代记载：杀蛔虫、寸白虫，止泻痢、下血、脱肛、带下、崩中。内服本品（根皮）作驱虫剂后，应服盐类泻下剂。

用法及量：削去外皮，用其内层皮质干燥者作煎剂，每日10～20克，小儿依年龄递减，作驱虫药，先一日以盐类下剂泻之，第二天早晨空腹顿服，下午再服泻剂。

处方：新鲜石榴树根皮60克，捣烂，沸水一斤半浸一天，入陶器锅煮取360克，去渣过滤，分3次服，每半小时服一次，药后4小时，再服泻下剂（绦虫驱除方）。

文献：石榴皮碱为石榴树皮或根皮中的有效成分，石榴果皮亦可作驱虫药，但因含大量鞣酸，对胃刺激甚大，易致呕吐，故不便使用。

本品乃石榴皮全赝碱之鞣酸盐（PelletierinaJannecs），为淡黄色无臭之粉末，味涩，易溶于酒精，略溶于水，其作用为麻痹绦虫，对猪肉绦虫尤效，对短小绦虫无效，其功效略次于绵马（即中药之贯众）。

本品对于中枢神经，初期兴奋之，后期麻痹之，对于视神经特具毒性。对于横纹肌先使强直（作用如藜芦碱），而后麻痹之（作用如康毗箭毒）。用其治疗量后，常有眩晕，用中毒量则致恶心、呕吐及腹泻。反射初则亢进，后则肌软弱，此时常发抽搐及强直等。亦呈瞳孔散大，及视觉异常。最后肌麻痹，呼吸肌麻痹乃其致死的原因。（禁忌与绵马同）

用法：投药时，对于病人之准备，见绵马项下，本品常一次顿服0.25克。30分钟内随给予泻剂（《现代治疗学》）。

【橘泉按】此指石榴根皮中提出的有效成分"泼来坦林"（Pelletierin）而言，此有效成分的毒性能麻痹绦虫，若用过量则患者亦能中毒致死。故中药应用亦宜审慎。

4. 苦楝皮（异名：川楝皮、楝树根皮）

附苦楝子（异名：金铃子、川楝子、楝实）

学名 Melia japonica Dor。

基形：楝科落叶乔本，干高二三丈，羽状复叶，小叶长卵形，锯齿缘，夏月开淡紫色花，后结球形椭圆之核，果实冬月成熟，呈黄色，树皮及根皮与果，均可供药用。

性味：有特异臭味（苦寒有小毒）。

成分：含有单宁质与一种苦味质，与西药之"括矢亚木"有效成分相同［近缘植物之台湾苦楝皮中含有"买尔辩恶新"（Margosin）苦味质］。

效用：根皮为绦虫及蛔虫驱除药，外用涂疥疮。

果实治心腹疝痛，蛔虫腹痛，果肉捣烂涂冻疮，树皮茎叶或花煎汁用作菜蔬烟草等害虫驱除剂。

（古代经验：泄热、治疝痛、杀三虫、疗疮疥）

适用于肠寄生虫（绦虫、蛔虫）之心腹疝痛，兼作苦味健胃剂。

用法及用量：根皮去外面污层薄皮及内部木质根骨，取中皮，干燥，每日5~10克，作煎剂，3回分服，果实（苦楝子）同量，作健胃剂，每日3~4克。

新药：Saureran 为日本长命研究所研制，系以苦楝皮与海人草等为主剂之蛔虫驱除药。

处方例：

1. 楝根皮酒：楝根皮细切100克，60％酒精500毫升温浸7天，绞渣过滤，仍加60％酒精至500毫升。作健胃用，每日2~6毫升。作驱虫用，每回6~12毫升顿服。

2. 川楝子（酒煮去皮核）、延胡索（醋炒）等份为细粉，每回3~15克（蛔虫腹痛）。

［《新中医药》1950年第1卷第10期第10－11页］

# 百日咳之临床诊断及中药治疗

百日咳是一种在冬春两季极易侵犯小儿的传染病。病原是由百日咳杆菌感染到呼吸道里，引起气管黏膜发炎所致。在中国古医书上称"鸬鹚咳""天哮"，俗名又称"蛤蟆咳"或"顿咳"之类。

该病初发时与一般感冒咳嗽相似，数日后逐渐发生阵阵发作性的剧咳，咳时颜面潮红，颈部青筋（静脉）怒张，眼泪鼻涕一并流出，甚至大小便有时也会失禁。咳的声音有时像吹口哨，连连剧咳一声紧似一声的似乎换不过气来。这时，潮红的颜面可能会突然转为青紫色，呼吸好像要停止，但突然的吸足一口长气，喉中发生"嗷"的一声，接着就咳出黏痰。若在饮食后发作，则会把胃中的食物全部吐出来。呕吐之后，咳嗽暂时停止，嬉笑如常。

轻症病儿一天可发作三五次，重则每天发作数十次，病儿得不到休息，眼睑浮肿，非常疲乏。这些就是百日咳的临床特征。有经验的医生常常能够"望而知之"。

百日咳大都没有发热，年龄较大的儿童与没有并发症者，大抵没有生命危险。可是该病较为顽固，短期内不容易治愈。甚至在将近痊愈时，还可能咳出鲜血来。一般患者需经过两三个月才可治愈，所以该病称为"百日咳"。

幼小的儿童患染此病，如不能合理地护理，每因风寒感冒而并发"支气管肺炎"，引起发热气喘，以致危险。或拖延日久，又因没有很好地加强营养，也可能续发"肺结核"。

以前，没有治疗百日咳的特效药，近年来西医开发出"金霉素"与"链霉素"，临床功效确实很好，但是价格昂贵且不易购买，不合我国贫苦大众的需要。笔者个人的经验是，早期应用以下中药也很有效，而且价廉，随处可买到。问题是中医过去没有集体临床研究机构，缺乏病例统计材料，无法比较其中优劣。但这些处方都是有根据的，现特提供出来，给大家研究应用时参考。

### 中药单方：

1. 大蒜头：剥去皮膜，切细，每日约一两，开水一茶杯，泡浸两三个小时，去渣滤清，加入适量之冰糖（或白砂糖），以味甜为度，一日六七回，每回一茶匙，频频饮之。年龄较大的患儿，再服多些也无妨，幼儿还可减少些，或冲淡些服用。此药绝无流弊，一般服后即可减轻症状，宜连续服用。在百日咳流行时期，服之可免传染（此点书无学理根据）。唯百日咳后期，也就是出现咳血症状时不可服用，因本品有刺激性。（此方为保加利亚的医生所报告，曾译载于《医药世界》，笔者亦试用多次，颇有效果）

2. 蚱蜢：每岁约用二只（即一岁小儿约用二只，两岁约用四只，以此类推），煎汤去渣，加糖，一日三回分服。此药为友人叶心铭医师所报告，笔者屡经应用，对于百日咳之痉挛性剧咳，服二三日后，症状即减轻。

【橘泉按】蚱蜢为农作物的害虫，善跳跃，不能远飞，色灰褐，脚绿色，后肢特长大，秋季田野草丛间很多，可收集干燥待用。本品又可治成人之支气管哮喘，每日三十只左右，再加麻黄、甘草各二钱，煎服，一日分三回服。

3. 南天烛种子：采用新鲜之种子，五岁以内小儿，每日用一钱，十岁以内每日用二钱，十五岁以内三钱（干种子用量减少百分之四十，力较逊）煎汤，适量加糖，一日分三回服。

【橘泉按】南天烛种子有红黄二色，黄的干燥后系白色，功较伟。

4. 刀豆子：十粒，打碎，甘草一钱，加冰糖适量，水一杯半，煎至一杯，去渣，在一日中不拘时间频服，分量较多亦无妨，服一二次即有效。据日本医师筑田氏称，此方甚效，痊愈者有百例以上云。

5. 柿蒂：四钱阴干，乌梅核中之白仁十个，切细，加冰糖三钱，用水二杯，煎至一杯，一日数回分服，连服数日，咳可渐减。

6. 车前草：采用新鲜之叶一握，甘草一寸长的两三段，煎浓汤，一日二三回分服，约服四五日即效。

7. 白葡萄之种子：焙燥研细粉，白砂糖水送服少许，一日数回，有大效。

8. 南瓜种子：瓦上炙焦研细粉，红糖汤调服少许，一日数回。

9. 酸浆之果实：（中药店或草药店可购，又名挂金灯者）瓦上烧存性，每服约一分，白砂糖送服，一日两至三回。

【橘泉按】以上6、7、8、9四方，译自日本野村瑞城著《民间疗法与民间药》。

10. 仙人掌：洗净，再用烧酒洗刷消毒后，以温开水冲洗去酒味，捣烂榨汁，每餐后冲服一匙，连服三四日效。（见日本梅村共太郎《民间药用植物志》）

### 中药处方：

1. 麻杏甘石汤：麻黄二钱四分、杏仁三钱、甘草二钱、生石膏五钱，水两杯，煎至一杯，去渣，再加冰糖适量，一日三回分服（此为大人用量，小儿量酌减）。

此方对百日咳有效，对支气管哮喘、痉挛性咳嗽等均有较好的效果。此为汉代名医张仲景之处方，笔者屡经应用，功效确实可靠。曾有百日咳患儿，剧咳咳血，以本方二三剂治愈。有时加入款冬花、桑白皮各二钱，效更著。对急性支气管炎之剧咳，有轻度发热者，亦有著效。恽铁樵医师盛赞此方，称为支气管肺炎之良药，亦见载于日本《家庭看护之秘诀》，并称曾为桥本纲常博士爱用于哮喘患者之著名汉方云。

2. 橘皮竹茹加减汤：竹茹一钱五分、橘皮一钱五分、苏子五分、甘草六分、半夏一钱八分、人参六分、生姜六分、大枣一钱，水两杯，煎至一杯，去渣，一日三回分服。

此方为《金匮要略》之橘皮竹茹汤加减。日本医师大下叩石著《新汉方疗法》称此为百日咳最有卓效之汉药处方，治验甚多云。

3. 鸬鹚涎丸：上海中药店有现成丸药出售，每丸约为弹丸大，四岁以内小儿，每日一丸，五六岁者两丸，纱布包，煎汤三回分服。此方亦麻杏甘石汤组成，不过略为加减，另用鸬鹚鸟的口涎做成丸子，治百日咳颇有效。

预防与护理：凡患此病小儿，在初期传染力最强，应与健儿隔离。但初期诊断困难。在当地有百日咳流行时，见小儿咳嗽，尤其在咳甚剧时，即应怀疑到本病，而暂时禁止其入学，以免传染他人。

重病咳嗽呕吐太多时，须防营养不良而致衰弱或引起并发症，给予少量而多次的流质食品，如鲜菜、鲜果汁、鸡蛋、瘦肉汤、豆浆、牛奶等。天气晴朗时，宜带患儿到野外去游玩，接触日光和新鲜空气，切勿关闭室内，但寒冷有风时切勿外出。

在百日咳流行期中可注射百日咳预防疫苗，以使小儿获得个人免疫力。

[《江西中医药》1953 年第 3 期 20 – 23 页]

# 伏龙肝（火砖）汤的效用

"伏龙肝汤"名见陶弘景《名医别录》，系取灶中对釜脐下之黄土，盖得火久烧，土色赤黄者，用以入药。治妇人崩中，吐血，止咳逆出血，醋调涂痈肿云云。本品似有镇静镇呕作用，用于神经反射性呕吐颇有效。唯古代记载须取燃烧野草的陈年旧灶心黄土，服法是研细吞服或煎汤服。现在都市居民煮菜烧饭改用煤炉，所以现在采取旧灶心黄土已不方便。

笔者曾改用黄泥罐碎片（砖片或瓦片也可）约如手掌大者五六片，置炭火中煅至通体炽红，另用开水一大杯（杯须洗净清洁，绝对无油渍的），以铁钳夹取火砖，投淬水中，再烧再淬，如此操作3~4回，然后去砖片，将水澄清（或过滤），只饮其澄清如水之汤，对于妊娠恶阻及舟车船晕等呕吐，屡经试用，功效显著。

几例严重妊娠恶阻患者，呈强烈的呕吐，十多天不能进食，甚至米饮也不能进，仅赖静脉注射葡萄糖和维生素C等以维持营养，大便秘结，非灌肠不下，口渴，但饮水即被呕出，闻到任何药物或食物都要引起恶心呕吐，给与此汤，令冷饮，一口一口慢慢呷下，因此汤无臭又无味，患者都能耐受。服此汤数口后，患者顿觉心胸宽舒，呕逆渐次减轻。大部分患者服此汤两三天后，即能摄取少量的米汤或其他流质食物，在六七天内渐次治愈。对于症状比较顽固的患者，则先用此汤减轻其呕势，后用制半夏6克，茯苓5克，生姜8克。此3味药，名"小半夏汤"，也是著名的止呕剂，日本的汉方医师也都爱用此方，并已将其列入了《日本药局方》。此方服用方法是：以上3味药用水200毫升煎至100毫升，一日分数回频频饮服，效果更充分。笔者将此

# 伏龙肝（火砖）汤的效用

方改为散剂，从中药店购姜制半夏和云南茯苓，分别研细粉，取净粉半夏与茯苓按 6∶5 混合，再以与半夏等量之生姜捣汁，拌和在药粉内，放石灰干燥器中干燥后再研细，密贮瓶中，每次 0.5~1 克，以伏龙肝汤送服，一日 3~6 回。

对于普通的妊娠恶阻，早期应用此汤，多数不需其他内服药或注射剂，只用伏龙肝汤 2~3 天，至多 4~5 天，就可解决问题。

伏龙肝汤，可以平时制成，贮于大号玻璃瓶内，随时应用，既方便，又不费钱，贮藏数月后，效用也不觉减弱。

伏龙肝汤镇静镇呕的功效是事实，可是它究竟含有哪些有效成分？药理作用的机制如何？还需要做进一步研究。

[《北京中医》1953 年第 2 卷第 9 期 15 页]

# 治疗哮喘的中药验方

支气管哮喘为临床上常见的疾病，该病原因复杂，而且很顽固。无并发症者，虽无生命危险，但根治却不易。哮喘发作的时候，呼吸困难，不能平卧，头额部出冷汗，颈间静脉怒张，口唇发紫绀，病人因极度苦闷而露惊怖颜貌，面对这样的病人，我们作为医生也很同情。为迅速解除其痛苦，除了注射肾上腺素或麻黄碱等药物之外，用中药制的药烟熏吸法，也能快速地使其缓解下来，况且此病发作往往在夜间睡眠中因哮喘突然发作而惊醒，夜间一时找不到医生，病人可能会承受更多的痛苦，而药烟可以自用，现将笔者的经验介绍如下：

1. 药烟的处方

麻黄一两，曼陀罗花一两；甘草一两，捣为粗末，加火硝少许拌匀，撮少量于碟中，取火点燃熏吸其烟，哮喘即平，或用上药粗末，搓成烟卷（不必加硝），哮喘发作时燃吸几口，效果亦好。

2. 内服处方

曼陀罗花一至二分，麻黄五分至一钱，甘草一钱，麻黄二钱，橙皮三钱，莱菔子四钱，远志二钱。水两杯，煎至一杯，去渣加入冰糖适量，一日三至四回分服。治疗支气管哮喘有效。

注意：曼陀罗花用量不宜过多，须视各人之耐受量，先以极少量服之，不效稍加，以知为度。

本方服后如觉咽喉口腔干燥而咳痰不松时，宜减轻曼陀罗花之量，再加蜜炙桑白皮四钱。哮喘患者如大便秘结时，另用元明粉四钱，瓜蒌仁四钱，同捣和冲入开水半杯，过滤去渣，顿服，以通大便。

**【橘泉按】**曼陀罗花又名风茄儿、山茄子，为茄科一年生草本植物，茎高三四尺，叶如茄叶，花为喇叭状，结实如球，外生刺，内含褐色种子，状如补骨脂。其花、叶及种子均可入药，用为镇静解痉镇痛剂，用于支气管哮喘、剧咳及止痛、安眠有卓效。此物有毒，用量一定要注意，过量易中毒。

用量：成人内服每回取曼陀罗花0.1～0.3克，配合甘草、麻黄等用之。因本品有抑制唾液腺的分泌作用，服后咽喉干燥，与甘草同用则可减轻副反应。

又取干燥之花或叶烧烟熏吸，平喘有效。

本品含有菲沃斯碱及莨菪碱等，其性质与颠茄相同，可作颠茄、阿托品等之代用品。

本品不但作烟吸，也可用作内服，但用量宜谨慎。

麻蕡即大麻之雌花，含苞者，嫩时为麻蕡，老熟时所结之果实即大麻仁，俗称火麻仁。

大麻为桑科一年生草本植物，俗名黄麻，又称火麻，茎高数尺至丈余，雌雄异株，雄株至七月间茎端叶腋分桠作穗开淡绿色小花，不结果实，亦不入药。雌株则同时茎端叶腋集生数蕾，开时无花冠，由一萼及雌蕊而成，大如黍粒，色绿，即以此嫩萼苞入药。大麻茎之皮层纤维强韧，可供织布制履之用。

大麻雌花之绿色萼苞，有镇静解痉之效。印度大麻为西药大麻酊几、大麻流膏之原料，有麻醉性，用为镇静解痉剂。《中华药典》收载之大麻系用中国大麻，即本品之雌性花、有叶状苞的短茎及尚未完全发育之果，此三者，因所含树脂性分泌物黏合而成之团块，现绿色或暗绿色，有强烈之异味，嗅之则头昏。

麻蕡对于干咳、哮喘有著效，神经痛、妇人歇斯底里之头痛等用之亦佳。此药之优点为用后无便秘及食欲降低等副反应，故与吗啡不同，昔时于不适于用鸦片之症，多以此药代之。唯此药功效有时不太准确，这与采收时期有关。须采集其雌花未熟之果，内含少许白浆汁，外面绿色而臭气强烈，嗅之久，令人头痛者效力方佳。若果实成熟则无效矣。于初秋采取其枝端叶腋之花蕾及嫩叶，干燥后研贮瓶中勿泄气，成人内服用量为每日六分至一钱，煎分三次服。亦可作烟熏剂，燃点熏吸或作烟卷与曼陀罗花合剂尤佳。

麻黄为雌麻之花，古人不称麻花而称麻蕡者，因其形状不类花且恐与雄花相混，故曰"麻蕡"。

《本草纲目》分麻勃、麻蕡为两条，一说麻勃是雄麻之花，然观其主治"遍身苦痒、逐诸风"（镇静），似系一物而二名也。

3. 胡颓子方

胡颓子叶四钱，甘草一钱，水二杯，煎至一杯，一日二至三回分服，治哮喘有效。

【橘泉按】胡颓子为一种常绿树，叶似冬青，表面深绿色而光滑，背面密布褐色和银白色鳞片，其果实为小长椭圆形的浆果，初夏成熟呈红色，味甜可食，颇似小枇杷。此树苏浙乡间很多，又似小牛奶柿，乡民俗称野枇杷。其叶拭去背面之鳞片，炒燥研细或煎汁，用于哮喘有著效。

用量：成人每日用干叶二至三钱，煎汤，二至三回分服，或用焙燥之叶研细粉，每回一克，一日三至五回，温水送服。

李时珍曰，胡颓子叶主治肺虚短气、喘咳，剧者，取叶焙研，米饮服二钱。又云，胡颓子叶治哮喘，方出《中藏经》，谓甚者亦效如神云。

有人患哮喘三十年，服之顿愈。甚者服药后胸上生小隐疹作痒（按：此殆药疹）则瘥也，虚甚者加人参等份，名"清肺散"。

笔者曾试用过本品，确实有效，但实例不多。希望临床医师们做进一步研究。

4. 定喘汤《证治准绳》

白果二十一枚（去壳、切碎、炒至黄色），麻黄、款冬花、桑白皮、半夏各三钱，苏子二钱，杏仁、黄芩各一钱半，甘草一钱，水煎，一日二三回分服。

李时珍云：金陵一铺治哮喘，用白果定喘汤，服之无不效者，其人以此起家。其方用白果二十一个炒黄，麻黄三钱，苏子、款冬花、制半夏、桑白皮各二钱，杏仁、黄芩各一钱半，甘草一钱，水三钟，煎二钟，分作二三服。

【橘泉按】白果含有成分未明的某种毒素，小儿服食后易中毒，大人则不多见。白果平喘之药理未明，但与麻黄并用有协同作用。上面的复方白果平喘汤，临床上对于支气管哮喘等疾患确有著效。

5. 砒石方

（1）冷哮丸，（《全生集》方）治痰饮，经寒即发哮喘气急不能平卧，用江西白豆豉一两，白砒一钱，二味研细，取饭三钱，捣烂入药末为丸如莱菔子大，每服三至四丸，或二至三丸，冷茶送下，童子服之可除根。

（2）紫金丹类证，（《普济本事方》）治多年哮喘，哮嗽，夕不得卧，用砒石水飞五分，淡豆豉三钱（质佳），用水略润少时，以纸挹干研膏，以豉膏和砒同研极匀，如芝麻子大，每服五至十丸，剂量可随年龄加减，临卧时用腊茶清极冷送下，以愈为度。

（3）坦仙皆效方，治齁喘痰积，凡天雨便发，坐卧不得，饮食不进，乃肺窍久积冷痰，遇阴气触动则发也。用此一服即愈，服至七八次即出恶痰数升，药性亦随而出，即断根矣。用江西淡豆豉一两，蒸捣如泥，入砒霜末一钱，枯白矾三钱，丸如绿豆大，每用冷茶或冷水送下七丸，甚者九丸，小儿五丸，即高枕仰卧，忌食热物等。

【橘泉按】砒，又名砷，砒霜即亚砒酸，为砒石升华而成，西药常用者为亚砒酸钾溶液，内服有增进新陈代谢之作用，通常为补血剂，治恶性贫血、白血病等。《贺氏疗学》云，支气管黏膜易于发炎，致患气喘者，此为妙剂，服吸俱可。《万国药方》云，主治湿癣、慢性皮肤病、风湿、疟疾、梅毒、气喘等。

砒霜之用量一次 0.001~0.005 克，一日量不超过 0.015 克。

以上三方，均以砒石为主药，豆豉等当为赋型剂。

笔者曾以砒石一与豆豉十之比制成丸药如麻仁大，每粒重约 0.03 克，成人每回服 2~3 粒，一日 3 回，用于慢性支气管炎、喘嗽（古称痰饮哮嗽，遇寒即发者）有效。但须注意连服 5 日后停 5 日再服。

此方与前数方不同，有改善体质，根治顽固疑难病之功，特提供同志们试用，做进一步研究。

[《北京中医》1953 年第 2 卷第 10 期 18-19 页]

# 痢疾经验药方的初步整理（上）

痢疾分细菌痢和原虫痢，其主要病变为大肠黏膜的发炎和溃疡，故呈现下痢、腹痛、后重、排泄不畅、下黏液或脓血等临床证候。中医古有"肠澼""滞下""赤白痢""热痢""冷痢""五色痢""水谷痢""噤口痢""休息痢"等说，均随症状表现的不同而命名。

《外台秘要》论"天行热痢"云："热气在畅胃，挟毒则下黄赤汁。"又云："热毒伤至肠胃，故下脓血似鱼脑或烂肉汁，壮热而腹绞痛"，这好像是细菌痢。

巢氏《诸病源候论》"赤白痢"："冷热相交，故赤白相杂，重者状似脓涕而血杂之，轻者白脓上有赤脉，薄血，状似鱼脂。"这类似于原虫痢。

又论"水谷痢"云："脾胃气虚，风邪入于肠胃，脾气弱则不能克制水谷，故糟粕不结聚而变为痢也。"这近似急性肠炎。

《内科金鉴》云："肠澼者，饮食不节，起居不时，阴受之则入五脏，腹胀闭塞，下为飧泄，久为肠澼，腹痛下血也。"这可能是非传染性肠炎，也可能是传染性痢疾。因各种传染病原，往往乘饮食不节、起居不时造成抵抗力减弱的机会而发病，所以我们对古人的记载，只能做历史性参考，做批判性吸收。如果以古之某病即现代之某某病，那是不正确的。

痢疾的治疗，和其他疾病一样，分"原因疗法"及"对症疗法"两种。对查明了病原体的痢疾应用特效疗法，但同时也少不了以下剂来清除细菌与原虫及其毒素、镇痛、解痉、收敛、止血、保护肠黏膜等对症疗法。

我们通过学习组织疗法及大脑皮质反射学说在各方面的应用，开辟了生理病理和治疗上的新途径。中医对痢疾治疗有很多的经验方药，虽然多数尚未明了其疗效的药理机制，但其中经过科学的证实者亦不少，如黄连之于细菌痢，鸦胆子之于阿米巴痢疾等。兹将中医治疗痢疾的经验方药初步整理如下。

## 甲、原因疗法

1. 黄连：黄连少量用为苦味健胃药，大量用对于肠道有消炎灭菌之效，适量用于赤痢肠炎、伤寒、霍乱等传染性肠疾患（阿米巴痢疾应除外），用于痢疾，成人每日量至少三至五钱，最好制成浓流膏，再做丸剂内服。

许叔微《本事方》治热毒赤痢：黄连二两，瓦上焙，当归一两焙，为末，每服二钱，陈米饮下。佛智和尚在闽，以此济人。

经验方：赤白暴痢，下如鹅鸭肝者，腹痛不可忍，用黄连、黄芩各一两，水二升，煎至一升，一日分三次热服。

葛洪《肘后备急方》治赤白痢下，脐腹绞痛，日夜数十行，以黄连一斤，酒五升，煮取一升半，分两次服，当止痢镇痛也。

《千金方》治热毒血痢，宣黄连一两，水二升，煮取半升，露一宿，空腹热服，少卧将息，一二日即止。（其他类似记载甚多，姑从略）

2. 黄柏：黄柏为苦味健胃药，其成分含有"小檗碱"，又名"被鲁陪林"（berberine），性状和黄连所含之"被鲁陪林"相似，对于细菌性肠疾患、腹痛下痢有消炎杀菌作用。

治痢疾须用较大量之黄柏，成人每日生药可用五至七钱乃至一两，但须设法改变其剂型，用其浓缩之浸膏剂比较合理。

日本药品中"活快来"（PulvisWaka）、"辟痢精"（Pyretin）、"汤

服宁"（Tanvonin）等健胃、整肠、杀菌、止泻的新药，均是从黄柏中提取的小檗碱而制成。

阎孝忠《集效方》治小儿下血或血痢，用黄柏半两、赤芍四钱为末，饭丸麻子大，每服二十丸，食前米饮下。

《妇人良方》治妊娠下痢，白色，昼夜三五十行，用黄柏根皮黄厚者蜜炙令焦为末。大蒜煨熟去皮捣烂为丸，如梧桐子大，每空心米饮下三五十丸，日三服，神妙不可具述。

3. 黄芩：黄芩为解热健胃药，对于急性胃肠炎所致呕吐下痢等有效，古人治热痢多用《伤寒论》中的"黄芩汤"。

黄芩治成人痢每日须用生药七至八钱，为浓缩制剂，效果方著。

《神农本草经》记载黄芩主治诸热黄疸，肠澼泄痢。

《伤寒论》治太阳少阳合病下痢，黄芩汤（黄芩、芍药、甘草）主之。

陶弘景《名医别录》记载黄芩主治肠澼脓血。

4. 金银花：金银花含有植物杀菌素，古称解毒治疮药，笔者屡经试用单味治下痢，成人每日须用至一两，或磨成细粉，每二至三小时服一钱，效果才显著。花之价较贵，忍冬之嫩叶及茎的功效亦相同。

《太平圣惠方》治热毒血痢，用忍冬藤浓煎服。

陈藏器治热毒血痢，水痢。

唐甄权云，治腹胀病，能止气下澼。

5. 木香：木香为菊科多年生草本之根，中药市售品有广木香与土木香之分，皆用为健胃整肠，治腹痛下痢之要药。另有一种称"青木香"或"土青木香"，为马兜铃之根，民间用治腹痛，成分未明。

土木香含有的"菊糖"达百分之四十四之多。其他尚有"挥发油"及"苦味质"等。挥发油中含有"土木香素"（Alantoiakton）。

土木香治痢疾腹痛，常与黄连合用。例如"香连丸"为大家都知的有效验方。唯制剂尚须设法改进，应把它浓缩后制成丸剂或片剂，这才能达到用量小而效力大的目的。

孙兆《秘室方》治一切下痢，不拘丈夫、妇人、小儿，用木香一块，方圆一寸，黄连半两，二味用水半升同煎干，去黄连，薄切木香，焙干为末，分作三服，第一服橘皮汤下，二服陈米饮下，三服甘草汤下，此乃李景纯所传。

【橘泉按】木香块根一寸见方，约为三至五钱，黄连煎汁给木香吸收，确是古人智慧巧妙的浓缩法，值得仿制试用。

6. 葱蒜及薤白：大蒜为植物性杀菌剂，年来已为苏联医学界临床实验所证明，对于慢性痢疾非常有效。葱和薤白与大蒜同类，且系野生植物，效用不亚于大蒜。慢性痢疾用葱白、大蒜或薤白煮粥服食，经济简便，有效无弊。

《日华本草》云，薤白煮食耐寒调中，补阳之不足，止久痢、冷泻、肥健人。

李杲曰，薤白治泄痢下重，能泄下焦阳明气滞。

陈藏器治赤痢不止，用薤白同黄柏煮汁服。

《食医心镜》治赤白痢下，用薤白一握，同米煮粥，日日食之。

杨氏产乳方，治小儿疳痢，以薤白生捣如泥，同米粉和蜂蜜作饼炙熟与食，不过二三服愈。

范汪方治产后诸痢，多煮薤白食，仍与羊肾脂同炒食之。

7. 乌梅：乌梅为清凉解毒药，有杀菌驱虫之效，中医学"后世本草"妄称味酸收敛，痢疾不宜早用此药，其实不然，且本品不含鞣质，对一切细菌性传染性肠疾患，如伤寒、霍乱、赤痢等，早期重量应用本品效果极好。笔者常用乌梅浓流膏（干膏）成人每回0.5克，一日三至五回，治肠炎下痢时与黄连并用（小儿则单用乌梅膏加砂糖），辄获良效。

乌梅的成分含有枸橼酸及苹果酸等，若多量内服可致肠液酸性化而抑制细菌的繁殖，因一切细菌均在碱性液中繁殖，而细菌培养皿中加入酸性液后，就不能生成菌落。依此理解，则乌梅的抑菌作用已可概见。近来由于苏联研究的经验，北五味子治疗儿童赤痢的启示（见后），乌梅可能与北五味子有类似的作用，值得我们注意。

《必效方》治产后痢渴，用乌梅二十个，麦门冬十二个，以水一升，煮七合，细呷之。

《仁斋直指方》治赤痢腹痛，用陈白梅同真茶蜜水各半煎饮之。

《太平圣惠方》治赤痢腹痛，用乌梅肉、川黄连各四两，为末，蜜丸梧子大，每服二十丸，日三服。

《圣济总录》治便痢脓血，用乌梅一两去核烧为末，每服二钱，米饮下，立止。

《肘后备急方》治久痢不止，肠垢已出，用乌梅肉二十个，水一盏，煎六分，分二次食前服。

《袖珍方》治久痢不止，用乌梅、白梅各七个，去核，取肉捣烂，入乳香末少许，丸如梧子大，每服二三十丸，茶汤下，日三服。

《济生方》治大便下血及酒痢、久痢不止，用乌梅三两，烧存性为末，醋煮米糊和丸，如梧子大，每空心米饮服二十丸，日三服（同类记载甚多，不胜枚举，姑从略）。

【橘泉按】乌梅与黄连合制浓缩丸剂或片剂，用于细菌性肠疾患，如肠炎、痢疾、伤寒、霍乱等预防和治疗，为农村医疗机构理想的常备药。

8. 五味子：五味子有南五味、北五味两种，其中以北五味为佳，中医师多将此作为强壮性止咳药用于临床。

《大明本草》：治风消食，反胃霍乱转筋。李杲："生津止渴，治泻痢，补元气。"

苏联伯力医学院曾做过很有意思的实验，他们用北五味子治疗儿童赤痢所显示的效果，比用细菌法治疗还好。应用此药并没有见到任何副反应，而当停止服用时，其效能消失也很迅速。（《药学通报》一

卷二期，任国智译，药学硕士 E. O. maee 著）

【橘泉按】笔者曾以 50% 北五味子酊剂试用于儿童痢疾（包括肠炎），七至十岁儿童每回一毫升，一日三四回，混合于糖浆中服用，有相当效果。惜例子不多，还待继续应用。

9. 鸦胆子：鸦胆子不是苦参子，是一种黄楝树科植物（一种苦木）之种子，如小豆大，卵圆形，果壳褐色皱缩，内有白色或黄白色如米粒大的核仁，有油，味极苦。本品对于急性阿米巴痢疾的疗效已为临床实践所证明。成人每日三回，每回用核仁十至十五粒，装于胶囊中吞服，能使症状很快消失，即使慢性阿米巴痢疾（休息痢之属虫性者）亦可治愈。唯因其味苦，易引起呕吐，故宜于食后服，或胶囊包装吞服。又民间方法用龙眼肉包裹吞服也很好。

10. 秦皮：秦皮俗称"酱瓣草"，一称"九头狮子草"，为马齿苋科之一年生草本植物，茎及叶肉质多汁，平卧地上。我国各地田野自生很多，农家煮作饲猪之食料，亦可作救荒充饥之用。

本品用于细菌性痢疾，须大量取新鲜之草，洗净后捣汁，每服半杯（约二十至三十毫升），一日数回，或作浸膏。

据汪美先、余锦仁等医师实验证明，用马齿苋之 25% 稀释液，对痢疾志贺氏型、弗氏型和丫型细菌等都有抑制发育和杀灭之作用。然以对 Y 型最敏感，稀释在 10% 以上时，即可停止细菌之发育。

中国预防医学研究所论文第八号报道说："在对照实验里，用马齿苋 25% 稀释溶液，对伤寒菌也有抑制发育和杀灭的作用，但是比对细菌痢所需时间为长。"

据上海一位西医师临床试验报告，马齿苋浸膏用于五十三例细菌痢的病人，结果证明对志贺氏型、弗氏型、丫型都有效，但对阿米巴痢疾及鞭毛滴虫性痢疾无效。

11. 秦皮：秦皮为"苦枥木"之树皮，又名"梣皮"，其皮浸液呈碧色，味苦。本品虽未经发现有效成分，颇疑与黄柏等类同样有植物杀菌素。成人用量每日三至五钱,为煎剂。

王好古曰,秦皮主治热痢下重、下焦虚。

《千金方》治血痢连年,用秦皮、鼠尾草、蔷薇根等份,水煎去渣,铜器重釜(重汤锅)煎成,丸如梧子大,每服五至六丸,日二服,稍增,以知为度,亦可煎饮。

《伤寒论》下痢便脓血,用白头翁汤(白头翁、秦皮、黄柏、黄连)。(待续)

[《江西中医药》1954年第4期23-27页]

# 痢疾经验药方的初步整理（下）

## 乙、对症疗法

### 一、泻下

1. 大黄：痢疾初起，腹痛、排泄不畅的情况下，需用泻下剂帮助排泄，清除肠内毒素，往往可以很快地减轻症状。痢疾的排便越不畅，下痢的次数也就越频繁。用了适当的泻下剂后，排便较畅而量多，则腹痛减轻，下痢频度亦减少，这是大家都知的事实。中医书本上早有"通因通用"这句名言。

大黄就是痢疾初期常用的药物之一。其用法最好不用水煎，而用温开水泡浸半至一小时，饮其汤。

【橘泉按】笔者的用法是生大黄二钱，温开水一杯，浸一个小时，去渣取汤，再溶化玄明粉约二十克，分作三回饮服，必要时只作一回饮服（成人量），用于痢疾初期，腹胀痛、下痢不畅时，可同时兼用连梅丸等。

2. 木槿花：木槿为锦葵科之小灌木，用治赤白痢，为民间常用单方，宜焙燥研细粉，成人每回五分与一钱（二至三克），米饮调服，一日三回，对下痢腹痛、后重不畅者，服数回即可减轻症状。本品为黏滑药，殆有排除肠内毒素庇护肠黏膜之功效。

《大明本草》治肠风泻血、赤白痢，并焙入药。

赵宜真《济急方》治下痢噤口，用红木槿花，去蒂、阴干，为末，先煎面饼二个，蘸末食之。

3. 白扁豆花：最近有某学校一位熟悉的同志说，她有一张单方，专治赤白痢疾，非常灵验，具体方法是用白扁豆花炖鸡蛋食之，大多数患者服二三回即愈。

李时珍曰：白扁豆焙研服治泄痢。

《必用食治方》：治一切泄痢，用白扁豆花正开者，择净勿洗，以滚汤焯过，和小猪脊肉一条，葱一根，胡椒七粒，酱汁拌匀，就以焯豆花汁和面包作小馄饨，炙熟食之。

以上各方用法都是把花连渣服之。据笔者个人经验，认为植物花瓣连渣服食，往往能促进通便，此外，或许尚含有鞣质等其他成分，待今后再做进一步之研究。

此外，如槟榔、牵牛子、枳实、马鞭草、桃仁、麻仁等都可归入本类。

### （二）收敛

1. 荠菜：荠菜为良好的止血剂，治赤痢下血（包括大肠溃疡出血等）有著效。凡急慢性痢疾，腹痛下血，成人每日用干荠菜或花穗果实一两，煎浓汤，三回分服。二三日后即可见效。

荠菜治血痢，不仅笔者屡亲试验有效，且有学理可据。

荠菜全草含有以下成分："失水戊糖""失水乳糖"及"胆碱"，并有降低血压的"乙酰胆碱"与有止血作用的"荠菜酸"，此外尚有"肌糖"和"维生素 A、B、C"等，种子中含有"配糖体物质"，水解后则生成"鼠李糖"。据 L. Dron 氏研究，谓本品之止血作用已获证实。

唐甄权《药性本草》云："荠菜根叶，烧灰，治赤白痢极效。"

2. 鸡冠花：鸡冠花为收敛、止血、止泻药，中医师与民间草药医都习惯将鸡冠花用来治疗赤白痢、肠风下血等症。

花及种子均入药，花之用量，成人每日三至五钱，作煎剂，或焙燥研细粉，每回二至五分，一日数回，米饮送服。

陈藏器曰：鸡冠花子，止肠风泻血、赤白痢。

李时珍曰：鸡冠花治痔漏下血，赤白下痢，崩中赤白带下，分赤白用（因鸡冠花有红花与白花之故）。

《濒湖集简方》治赤白下痢，鸡冠花煎酒服，赤痢用红花，白痢用白花。

3. 白头翁：白头翁为毛茛科多年生草本植物之根，含有"白头翁素"（Anemonin），为苦味收敛性止泻药，又为止血药，治热性病下痢、赤痢之里急后重，白头翁与秦皮、黄柏、黄连合剂，为著名之白头翁汤，详见秦皮项下。有关用量，因本品有毒，应注意极量，成人每日生药二至三钱，不宜超过五钱。

甄权曰：主赤痢腹痛。

《太平圣惠方》治下痢、咽痛，用白头翁、黄连、木香各二钱，煎分三次服。

4. 苹果：苹果为蔷薇科植物之果实，内含丰富的营养成分。以苹果或花红晒干去皮核，磨细粉，每回一匙（约三至五克）一日数回，食前服，治痢疾有效，尤其对于小儿及衰弱患者更适宜。用新鲜苹果洗净去皮，令患者适量食之亦好。

本品含有"苹果酸""枸橼酸""酒石酸"及"鞣酸"等，有收敛灭菌之效，又含"果糖""葡萄糖"及"维生素 A、B、C"等，并含铁质，有补养之功。

《食医心镜》治水痢不止。苹果半熟者十枚，水二升，煮一升，并苹果食之。

《子母秘录》治小儿下痢，用苹果、构子（即俗称谷树之果实，形似杨梅者）同杵汁，任意服之。

5. 贯众：贯众为蕨类水龙骨科植物之根，为驱虫药，并有止血止痢之效，中医古来用于血痢肠风，用法为烧存性，每回一至二钱，一日三至四回，食前服之，或作煎剂，成人一日可用到四至六钱。

本品有驱虫之效，似适用于阿米巴虫痢及各种肠寄生虫和钩虫病，以及血吸虫病所发之下痢。因其止血作用甚著，痢疾性肠溃疡出血之时均适用之。

《普济方》治诸般下血、肠风、酒痢、血痔、鼠瘘下血，用贯众去皮毛，焙为末，每服二钱，空心米饮下，或用醋糊丸如梧子大，每米饮下三四十丸，或烧存性，去火毒，为末，入麝香少许，米饮服二钱。

《濒湖集简方》治血痢不止，用贯众五钱，煎酒服，此陈解元吉言所传方。

附凤尾草治痢疾的报告（见《星群医药月刊》二卷八期广西张伦德）：称普通急性肠炎、水泻，用鲜凤尾草约二两，切碎煎浓汁，分二三次服，立见功效，或调入蜂蜜同服。普通服一二次即告痊愈，如果确属赤痢，必须改变服法，即用鸡蛋一个，放入鲜药内同煎，蛋熟后取蛋黄，成人每次用蛋黄一个和一次用量之药汤同服之，普通只服一次，第二次不必加蛋黄，服药二三回可告痊愈。据称张伦德医师的堂叔用此治痢甚多，几乎百发百中。又云，此药治阿米巴痢疾则效力不确。

【橘泉按】"凤尾草"与贯众是同科同属但是不同种的植物，性状和效用大抵相同。

本品也具有收敛、止血、止泻痢作用。李时珍曰，"凤尾草解热，通五淋，凉血"，《本事方》治热毒下血，用金星（凤尾）草、陈干姜各二两，为末，每服一钱，新汲水下。

6. 酸石榴皮：石榴皮焙焦，研细粉，成人每回一克，一日三至四回，食前服，治泻痢肠出血（古称肠风下血），尝见民间应用，效果极著，大都数回即止，这是酸石榴鞣质的效用。后世本草中，如《本草从新》《本草备要》等均误认为酸味药有收敛作用，即有留邪的后患不敢应用。殊不知重症下痢时，肠黏膜里有溃疡，鞣质能保护溃疡面，有止血止痢，促其收敛愈合之功。痢疾除初期宜间用缓泻剂，清除肠内容物及毒素外，收敛药亦适用于痢疾的中期和末期。水泻、血痢以及久泻久痢不止者，用酸石榴皮研细粉内服，效果确实可靠。

孟诜曰，赤白痢、腹痛，用酸石榴一枚，连子捣汁服。

李时珍曰，石榴止泻痢，崩中，带下。

《普济方》治久泻不止及肠滑久痢，用酸石榴一个，煅烟尽，出火毒一夜，研末，仍以酸石榴一同煎汤送服，神效无比。

【橘泉按】煅烟尽，即烧存性；出火毒一夜，即将药放置一夜待冷之意。所谓"烧存性"，最好将该药放黄泥罐中，外涂绍酒甏头，泥封固，置灰火中，煅至成焦炭，不可泄气，窜入空气则氧化燃烧而变灰烬，其药性也就损失殆尽了。

又方，治久泻久痢，陈石榴皮焙研细末，每服二钱，米饮下，患二三年，百方不效者，服之便止，不可轻忽之。

《圣济方》治痢血五色，或脓或水，用酸石榴五枚，连子捣汁，每服五合，甚佳。

《食疗本草》治赤白痢下腹痛、食不消化者，用石榴皮炙黄为末，枣肉为丸如梧子大，米饮服三十丸，日三服。

《肘后备急方》治赤白痢，用石榴皮烧存性为末，每米饮服方寸匕，日三服，效乃止。

石榴根皮含有植物膺碱，为肠寄生虫驱除药，主为杀绦虫，果皮含"鞣质"，果肉有"枸橼酸""转化糖""维生素C"等成分，止泻痢、止血，并因富含鞣质而有收敛作用。石榴花亦有同样效用，最著表现于止血、吐血、鼻衄、外伤出血、肠出血，焙燥研粉，内服外用都适宜，可推广应用。

7. 杨梅：杨梅浸烧酒为民间常用之家庭药，腹痛下痢时，饮一些杨梅烧酒，或吃一二枚酒浸的杨梅，往往可以减轻症状。

杨梅果实含有"枸橼酸""鼠李糖""维生素C"等成分，也是有益营养、清凉解渴之佳果，值得推广应用。

孟诜曰：杨梅止渴，和五脏，能涤肠胃，除烦愦、恶气，烧灰服，断下痢甚验。

《普济方》治下痢不止，用杨梅烧研，每米饮服二钱，日二服。

8. 荷叶：中医师一般都习惯用荷叶蒂，其实荷叶、荷梗、莲蓬壳等都可药用，每日约一两，煎浓汤，一日三回分服，或焙燥研细粉，每回一钱，一日三回，米饮送服，对于泄泻或血痢都很有效。本品亦是富含鞣质之收敛止泻止血药，古称"荷叶上升"是值得探讨的说法。

《普济方》治血痢不止，用荷叶蒂水煮汁服之。

又方治下痢赤白，用荷叶烧研，每服二钱，红痢用蜂蜜糖汤下，白痢用砂糖汤下。

9. "椿根白皮"及"樗根白皮"：香椿名"椿"，臭椿名"樗"，根皮效用相近，为中医治痢之常用药，每日成人量三至六钱，为煎剂，习惯上每复合其他药用。古称"清热，涩肠燥湿固下"，治赤白痢及女子崩带，其实这是苦味收敛消炎药，并有驱虫之效，含有"苦味质""软脂""硬脂""油脂""鲸蜡醇""植物固醇""氧化鞣质"及"苦楝苷"等成分。

陈藏器曰，去口鼻疳虫，杀蛔虫疥蠹，鬼疰传户，蛊毒，下血及赤白久痢。

萧炳《四声本草》止疳痢，得地榆更佳。

《外台秘要》治小儿疳痢，困重者，用樗根白皮捣粉，以水和枣作大馄饨，日晒少时，又捣，如此三遍，以水煮熟，空肚吞七枚，重者不过七服。又方，用樗根浓汁一蚬壳，和粟米泔等份，灌下部。（古时也有灌汤疗法，可见先民高度智慧之一斑）再度即瘥，甚验。大人亦宜。

李东垣《脾胃论》治休息痢疾，日夜无度，腥臭不可近，脐腹撮痛，用椿根白皮、诃黎勒各半两，母丁香三十个，为米醋糊丸，梧子大，每服五十丸，米饮下。

唐瑶《经验方》治休息痢，用椿根白皮去外面黄皮，焙为末，每一两加木香二钱，粳米饭为丸，每服一钱二分，空腹米饮下。

刘禹锡《传信方》治水谷下痢，及每至夏秋前后即患痢，兼腰痛，取樗根一大握，捣筛，以好面，捻作馄饨如皂子大，水煮熟，每日空心服十枚，并无禁忌。

《经验方》治脏毒下痢赤白，用香椿洗刮取皮日干，为米饮下一钱立效。

《普济方》治血痢下血，腊月日未出时，取背阴地北引樗根皮，东流水洗净，挂风处阴干为末，每二两入寒食面一两，新汲水丸梧子大，阴干，每服三十丸，水煮滚，倾出，温水送下，忌见日，否则无效，名"如神丸"。

【橘泉按】椿樗根皮的药效，除收敛止血作用外，尚有驱虫之效，可用于肠寄生虫性痢疾及慢性阿米巴痢疾等。又《外台秘要》的药液灌肠方法较为合理，值得采用。因痢疾的病灶大都在大肠下部，药液灌肠疗法，不仅免去苦口之烦，且易使药液直达局部病灶发生作用。笔者曾以地榆煎汁和鸦胆子乳剂的混合液灌肠（地榆一两，煮浓汁一百毫升，去渣，过滤，和以鸦胆子一百粒，研成乳剂三十毫升，一日分二回，用玻璃水节灌注肛门内）。治疗慢性阿米巴痢疾溃疡下血，获得良好效果。但樗根皮煎汁灌肠却未经试用，希望大家今后展开临床研究，并将研究经过提供本刊，以便交流临床经验。

臭椿根皮（此树各地有产，能掘新鲜者更好，中药店亦有干者出售）鲜者刮去表皮约二两（干者一两），煎浓汁一杯（约一百二十毫升），去渣，用纱布滤过，待温（约与体温相等，也可多煎些贮瓶中保存待用），用三十毫升玻璃水节（灌肠用的玻管，药房有售）轻轻灌入肛门内，一回可注两管（六十毫升），一日二至三回，初灌时一回可注一至二管，习惯后一回注三至四管（九十至一二〇毫升）更好。

这是笔者设定的方法。临床实践时，药液的浓度、灌注的回数和用量等，还应斟酌实际情况。

10. 玫瑰花：玫瑰花在民间多用于赤白痢，每日约十朵，同红茶一撮，浓煎，一日三回，服之有效。

赵学敏《本草纲目拾遗》云，噤口痢，用玫瑰，阴干煎服。

《民间方》治急慢性肠炎，腹痛下痢，便混黏液，排便不畅者，用玫瑰花二十朵，去萼蒂，生大黄一钱，水煮，一日二至三回分服，有效。

本品含有"精油""鞣质""没食子酸""葡萄糖"等成分，有收敛、止血、止痢及镇痛之效，用于腹痛下痢颇为合理。

11. 紫参：紫参为蓼科植物之根，又名"牡蒙"，生根黄赤色，干者皮黑肉紫，故名"紫参"。此药古时供药用，张仲景《金匮要略》中有紫参汤，为紫参与甘草二味组成，治下痢腹痛。

本品含有鞣质19.7%，亦为收敛、止血、止痢药。

王好古云，治血痢温疟衄蚴，汗出。

苏恭曰，治金疮破血，生肌肉，止痛，赤白痢。

【橘泉按】本品不仅止血，还具有治痛解热之效，对于急性赤痢恰是理想之药，惜现在中医市场已失传。

此外如地榆、棕榈、橡实、诃子肉果、艾叶、侧柏叶、益智仁等皆有治泻痢的记载，可以归入本类。

### 三、滑润

1. 木耳：木耳是一种贵重的营养食品，含有蛋白质、脂肪、糖、钙、磷、铁及维生素等，另外尚含有一种黏滑性类胶质，内服不仅有滋补之效，且有缓和、黏胶性止血、止痢之功。

《御药院方》治新久泻痢，用干木耳一两炒，鹿角胶二钱，炒为末，每服三钱，汤酒调服，日二次。

《普济方》治血痢下血，用木耳炒研五钱，酒服即可，或以水煎，盐醋食之，以汁送下。

【橘泉按】"桑耳""榆耳""槐耳"等之功用相近。

2. 阿胶：阿胶是大家熟知的一味中药，具有缓和滋补、促进血凝的作用，对于胃肠出血效果颇佳。

苏颂曰，阿胶止泻痢，得黄连蜜蜡尤佳。

《和剂局方》治赤白痢疾，里急后重，用"黄连阿胶丸"，阿胶一两，水化成膏，黄连三两，茯苓二两共为细末，捣为丸如梧子大，每服五十丸，米饮下，日三服。

3. 蜜蜡：蜜蜡为蜜蜂腹部轮节处的分泌物，接触空气而凝结，用以造筑蜂巢及蜜糟之物，及采蜜后割取蜂房，煮沸，滤入水中，凝结成者，色黄，又名"黄蜡"，外用于创伤，为止血药，多作药膏的赋型剂之用。内服用于胃肠出血，有缓和庇护黏膜创伤之效。

《神农本草经》曰，主下痢脓血，补中，续绝伤、金疮。

《名医别录》曰，白蜡疗人泄澼，后重，见白脓。

《千金方》"胶蜡汤"，治热痢及妇人产后下痢，用蜡如碁子大两个，阿胶二钱，当归二钱半，黄连三钱，黄柏二钱，陈仓米半升，水三升。先煮米至一升，去米后入药煎至一钟，温服甚效。

调气饮治赤白痢，少腹痛不可忍，后重或面青手足俱变者，用黄腊三钱，阿胶三钱同溶化，入黄连细末五钱，搅匀，分三次热服甚效。

【橘泉按】以上两方对于重症赤痢、大肠黏膜中溃疡病灶深重广泛而下血多者，颇有推广应用的价值。

此外如"无花果""禹余粮""滑石""赤石脂"等均属本类。

## 四、镇痛

1. 罂粟壳：罂粟壳为罂粟果实已被割取浆汁（即鸦片）之果壳，中医用为治疗下痢腹痛药，鸦片剂原为镇静大脑、制止肠蠕动、治疗下痢腹痛之要药。中药用罂粟壳作鸦片之代用品。

《普济方》治热痢便血，用罂粟壳醋炙一两，陈皮一两，为末，每服三钱，乌梅汤下。

《集要方》治久痢不止，用罂粟壳醋炙为末，蜜丸如弹子大，每服一丸，水一盏，姜三片，煎八分，温服。

《全幼心鉴》治小儿赤白痢下，日夜百行不止，用罂粟壳半两醋炒为末，另以槟榔炒赤研末各收，每用时二味等份，赤痢蜂蜜汤下，白痢砂糖汤下，此方名"神仙救苦丹"。

【橘泉按】罂粟壳用于小儿时，剂量必须按照年龄比例计算，不可过量为要。

罂粟壳之用量，成人每日一钱至二钱，极量为三钱，凡痢疾腹痛剧烈时，痢下次数频繁，出血多量时，于治痢方中加本品，即获减轻。

罂粟壳的作用是镇静不是收敛，古时可能误认为收敛药，故用醋炒，意在增强其收敛作用，其实不然。

2. 当归：当归之挥发油能使大脑神经镇静，使肠管肌肉痉挛得到缓解，故有止腹痛之效。痢疾方中加入当归，主在缓解腹痛，例如：当归芍药散、痢疾散等。

3. 白芍：白芍是缓解挛急、止腹痛之要药，痢疾方中往往加芍药，例如养脏汤、黄芩汤等。此外，如厚朴、延胡索、茅术、羌活、独活、防风、五灵脂、川草乌、乳香、没药等都可归入本类。

## 结　语

治疗痢疾的先决问题，要依靠诊断，喻嘉言亦有"先议病，后议药"之训。中药治痢，虽种类繁多，但临床应用时还须适当选择。如细菌痢而以治原虫痢之药则无效，反之亦无效。另外钩虫病也能发生痢疾样的症状，血吸虫病产卵期也有下黏液血便等症状，这些病非去其病根不能奏功。钩虫病可试用大量榧子或大蒜，血吸虫病目前尚无适当有效的中药，尚待我们今后努力去发掘。

[《江西中医药》1954年第6期31–38页]

# 如何研究中医中药治疗血吸虫病

中央政府指示在七年内消灭血吸虫病，并指出在消灭血吸虫病工作中，要发动群众，依靠群众，号召中西医团结合作，大力开展研究中医中药治疗血吸虫病，笔者认为这是完全正确的。中医中药治疗血吸虫病是完全可能的。虽然在中医药文献中没有血吸虫病的记载，但是该病在我国很早就出现了。我们的祖先在劳动生产中和一切疾病做斗争，实践经验积累起来的中医学遗产是非常丰富的。中医中药治疗血吸虫病的经验，也和中医其他治疗经验一样，蕴藏在中医药文献中和分散地掌握在各地中医师手中。也有一部分流传在广大民间，内容都是非常丰富的，不过尚未加以集中总结而已。通过这次中西医紧密团结合作，展开血吸虫病治疗的研究发掘、总结提高，将来一定会有惊人的发现贡献于人类的。

大家都知道，中医中药的理论体系和现代医学有所不同。中医诊断是根据病人的体征，运用辨证施治，所以中医诊断的病名都是证候名。中医治疗重视证候而往往不问病原。中医治疗的特点主要是调整机体的平衡失调，例如虚则补之、实则泻之等方法来解除病理生理机能的障碍。中医中药治愈疾病的道理，是直接治疗机体的本质，恢复机体的功能，提高体内的抵抗力，可能因而间接地消除了病原。所以研究和找寻治疗血吸虫病的中药，应结合中医的方法来研究，不必局限于现代医学一般研究的方法。

"按照中医方法使用中药"这句话是正确的，如果有意识地去寻找哪些中药能杀灭血吸虫是有困难的，应该按照中医诊断与治疗方法来应用中药。中医认为鼓胀的治其鼓胀，认为癥积痞块的治癥积痞块，

# 如何研究中医中药治疗血吸虫病

认为瘀血的祛其瘀血，认为寒证的用温药，热证的用凉药，虚证用补剂，实证用泻剂，完全根据中医理论，运用多种多样的方法来解除病人的疾苦，恢复病人的劳动力，把疾病治愈。河北省石家庄市运用中医中药治疗流行性乙型脑炎，就是一个成功的事例。研究中医中药治疗血吸虫病，也应该从多方面吸取群众的经验，从各种各样的方法所治愈的病例中，推广其最著者，总结其最好者，得出完全治愈的病例。那时不难进一步有目的地来进行实验研究，追究其所以能治愈血吸虫病的缘故。这里必须指出：不要误会以为这样做是拿病人做实验，须知中医中药是数千年来久经实践的疗法，何止亿万人的亲身体验。

目前各地已开始运用中医中药及民间验方草药治疗血吸虫病，取得了初步的效果。例如浙江省的腹水草和瞿麦复方，扬州市的龙虎草，上海市及无锡市的虫笋、葫芦，苏州市的天平一枝香，苏州吴县的生鹅血，常州市的荜澄茄，安徽省的半边莲等。以上种种仅不过是一个初步的开端。相信中医学对治疗血吸虫病的有效良方，在中西医紧密配合下，边治疗、边研究，必有更多更好的发现。而这些初步发现也给我们对中医中药治疗血吸虫病指出了新的途径。

龙虎草是扬州市的一位叫做吕同友的经验方，用的是新鲜龙虎草根，每回用到五至六两，服后一至二小时，即发生呕吐和腹泻，接着腹水就逐渐消退了。经他治愈的腹水症已不少，其中有两例因血吸虫病所致腹水的患者，被他治愈后，大便检查虫卵由阳性转为了阴性。经调查，一位名卞敬来，另一位为宫怀发的爱人，现在都健在，并已恢复了生产劳动能力。目前，扬州血吸虫病防治研究所已聘请这位吕同友同志来所，向他学习采用龙虎草的治疗方法。

天平一枝香是苏州市郊区善人桥一位中医的经验良方。具体方法为一边用俗名"天平一枝香"的草根磨成粉末吞服，一边用此草的茎叶煎水代茶喝。该植物产于苏州天平山，服用后也有呕吐下泻等症状，但是消水除胀的效果很好。这位中医在苏州郊区开业，嘉兴松江一带血吸虫病流行区的腹水患者成群结队地用船载来求他医治，他每天要看七八十号病人。这些都说明了他的治疗方法确实有一定的效果。苏州市的血吸虫防治工作者正在向他学习。

【橘泉按】经过植物鉴定，龙虎草与天平一枝香均为大戟科的京大戟，可能和中药店的红芽大戟是同类植物。红芽大戟是中医常用的中药，《神农本草经》记载：红芽大戟"主治蛊毒，十二种水，腹内急痛，积聚等"；《大明本草》谓"泻毒药，泄天行黄病，温疟，破癥结"；张洁古《活法机要》曰："治腹大如鼓，用红芽大戟一斤，大枣一斤，加适量之水，煮至汤干，去大戟，食枣，自少至多，以泻下为度，不尽剂而愈云。"大戟内服会刺激胃肠黏膜，容易引起呕吐，张洁古用大枣煮服的方法，可以减少刺激，很值得仿效。

虫笋、葫芦是上海传来的民间验方，经无锡血吸虫病防治研究所试用于23例晚期血吸虫病腹水患者，认为利尿作用很显著。葫芦的利尿作用亦有古人经验的记载。陶弘景《名医别录》云："葫芦利水道。"杨起《简便方》用"亚腰葫芦，治腹胀黄肿，十余日即愈"云。"虫笋"是虫蛀的竹笋，此物供应较困难，但一般的竹笋均有利尿的记载。《食医心镜》云："苦竹笋，利水道，下气化痰。"《名医别录》云："诸竹之笋，甘微寒无毒，主治消渴，利水道。"如果虫笋办不到，改用一般竹笋或笋干，当亦可以的。

生鹅血这一单方初发现于苏州市木渎镇。据说有一位晚期血吸虫病患者，肝脾肿大、腹部胀满，身体衰弱消瘦。有人传给此方，饮用生鹅血，每日一杯，黄酒冲服，不久居然治愈。吴县用直一医师如法试用于同样患者数十人，果然效果显著，肝脾缩小，营养状况改善，大部分恢复了劳动能力。其中有4例，经检查虫卵已转为阴性。鹅血缺乏时，改用鸭血或鸡血，同样有效。这个单方，本草书上也有记载。陶弘景《名医别录》云：鹅血，主治"射工毒"。巢氏《诸病源候论》云："江南有射工毒虫，夏月在水内，人入水洗浴或遇牛马等，含沙射影便病，初得病时或如伤寒。"李时珍云："鹅血能解药毒"；《普济良方》云："治痞块，用鹅血生饮之，能消减于无形"云云。鸭血，《名

# 如何研究中医中药治疗血吸虫病

医别录》记载:"乘热饮之,能解诸毒并治射工毒。"又《事林广记》:"白鸭血乘热饮之,解百蛊毒。"《外台秘要》云:有"鸭头丸,治阳水暴肿,烦躁喘急,小便涩,用葶苈子、汉防己研细,以绿头鸭之血,同鸭头合捣为丸,服之其效如神"云。又摘玄方:用"野鸭血,解桃生虫毒,乘热饮之甚效";《中国医学大辞典》云:"南方有桃生蛊毒者,人中其毒,则发胸腹胀痛。"鹅血、鸭血,在本草书上有这样类似的记载是值得我人注意的,今后在临床上应做进一步研究。且这些禽类生血既有营养价值,又无不良反应,值得推广试用。

中医中药对血吸虫病各期症状的治疗药方也是很多的。例如,依据张仲景《伤寒论》的治疗规律,以柴胡汤类治往来寒热,白虎汤治高热烦渴,葛根芩连汤、白头翁汤等治热痢血痢,五苓散类之利尿,桃仁承气汤、抵当汤类之下瘀血,陷胸汤类之治心下结实痞满,栀豉汤类之治心中懊憹烦躁,茵陈栀子汤类之治黄疸,乌梅丸之治虫厥,当归四逆汤之治贫血厥冷,四逆汤类之治虚寒症状。不拘何种类型,都有相当的治疗方剂。对于血吸虫病展开中医中药治疗,应充分发挥中医固有的经验,根据中医方法使用各种各样的中药治疗,走群众路线,吸取广大中医师的经验,在中西医团结合作、紧密配合下进行研究、检查、治疗、观察、总结,相信一定能得出最好的疗法。

研究中医中药,离不开下列的三条路线,即:①祖国医药文献的记载,②各地中医师掌握的经验,③人民群众中流传着的验方草药。我们寻找治疗血吸虫病的方药,除了②③两项外,首先是积极研究中医学文献。因为书本上的记载都是古代医师和群众的经验。应该重视发掘。

现在笔者以个人主观的理解,根据历代诸家本草的记载,举例提出数种中药和方剂,以供大家研究参考。

1. 阿魏:《唐本草》云:"杀诸小虫,去臭气,破癥积,下恶气,除邪鬼蛊毒。"中医经验以阿魏为消痞块要药,文献中有很多用阿魏为主药的处方,有外用者,亦有内服者。经验上对于肝脾肿大有效。

2. 芦荟：《开宝本草》云："……疗五疳，杀三虫。"唐甄权云："单用杀疳蛔"；李时珍云："芦荟乃厥阴肝经药也，其功专以杀虫清热"；苏颂云："研末敷䘌齿甚妙。"中医经验，芦荟常用为泻肝药，又为通经药，用作泻肝火，治虫积，成方有"朱砂芦荟丸"，主治黄疸便秘。

3. 鬼箭羽：一名卫矛，《神农本草经》云："除邪，杀鬼毒，蛊疰"，《名医别录》云："中恶腹痛，去白虫，消皮肤风毒肿"，《大明本草》云："破癥结，杀腹脏虫，通月经"。中医经验，鬼箭羽为通经去瘀、杀虫、泻下之药。

4. 芜荑：《神农本草经》云："主治五内邪气，散皮肤骨节中淫淫温行毒，去三虫，化食"；《名医别录》云："逐寸白虫"；《蜀本草》云："主积冷气、杀中恶蛊毒诸病。"中医经验，芜荑为杀虫要药，并有缓下作用。

5. 槟榔：《名医别录》云："消谷逐水，除痰澼。杀三虫、伏尸、寸白"；唐甄权云："宣利五脏六腑壅滞，破胸中气，下水肿，治心痛积聚"；《大明本草》云："除一切风，下一切气，通关节，利九窍，补五劳七伤，健脾调中除烦，破癥结"；李时珍云："治泻利后重，心腹诸痛，大小便气秘，痰气喘急，疗诸疟，御瘴疠。中医经验，槟榔能治多种寄生虫病，对蛔虫、绦虫、姜片虫、钩虫等均有效，并有缓下及利尿作用。

6. 木香：《神农本草经》云："治邪气、辟毒疫、温鬼……"；《名医别录》云："消毒杀鬼精物，温疟、蛊毒……"；唐甄权云："九种心痛，积年冷气，痃癖癥块胀痛，壅气上冲，烦闷羸劣……"。中医经验，木香常用为治腹胀下痢之要药。

7. 姜黄：《唐本草》云："治心腹结积，疰忤、下气破血，除风热、消痈肿，功力烈于郁金"；《大明本草》云："治癥瘕血块，通月经，治扑损瘀血"；苏颂云："祛邪辟恶，治气胀、产后败血攻心。"

8. 郁金：《唐本草》云："主治血积，下气、破恶血……"；甄权云："单用治女人宿血气心痛、冷气结聚，亦治马胀，李东垣治肠毒入胃，下血频痛"；李时珍云："治血气心腹痛，癫狂蛊毒。"

9. 蓬莪术：《开宝本草》云："主治心腹痛，中恶疰忤，鬼气霍乱冷气，吐酸水，解毒，又疗妇人血气结聚，丈夫奔豚"；甄权云："破痃癖冷气，以酒醋磨服"；王好古云："通肝经聚血"；《大明本草》云："通月经，消瘀血，止扑损痛，下血，及内损恶血。"

姜黄、郁金以及蓬莪术都是蘘荷科郁金属植物之根。据范行准氏考据认为，血吸虫病可能是我国古时之蛊病，并谓古以蘘荷治蛊病，然则以上三种对血吸虫病治疗有研究的价值。且姜黄、郁金均含姜黄素，能利胆，并对肝脏有解毒作用。中医经验，郁金治瘀血心腹痛、黄疸肝胀。蓬莪术消坚块、治血气胀痛。

10. 泽漆：《本草纲目》云："治皮肤热，水气腹胀大，面目四肢浮肿，丈夫阴气不足。"《名医别录》云："利大小肠，明目轻身。"唐苏恭云："主治蛊毒。"《大明本草》云："止疟疾，消痰水，退热。"中医经验提示，泽漆为极有效之利尿药，用以治腹水或癥瘕等症，民间用其治疗疟疾，也用来治痢疾。《乾坤秘韫》："治水气蛊病，用生鲜猫儿眼睛草晒干为末，枣肉为丸如弹子大，每服二丸，白汤化下，日二服，觉腹中暖，小便利为度。"《太平圣惠方》："治十种水气，用泽漆十斤，夏月取嫩茎叶入水一斗，研汁去渣，将汁慢火熬如饴，每日空心温酒调服一匙，以愈为度。"猫儿眼睛草为泽漆之土名，尚有灯台草、五凤草、绿叶绿花草等名。此物是大戟科泽漆属肉质多汁的植物，春夏之间，田野遍地自生，茎柔如马齿苋，缘叶如苜蓿叶，倒卵形，黄绿色，颇似猫睛，顶端五叶轮生，顶叶间分抽小茎五枝，每枝缀小花，绿黄色，复有小叶承之，花状类"灯台"，花茎五枝轮生整齐，故有"灯台""五凤""绿叶绿花""猫儿眼睛"等名。

笔者曾将新鲜泽漆捣后取汁，慢火上蒸发水分待干，呈干膏状，略加茯苓细粉，搓成丸如黄豆大，每回三丸，日二至三回，取其利尿消肿之作用治疗水肿腹水，效果颇著，并无呕吐、泻下等反应。

杨华亭《药物图考》云：瘰疬外贴药膏，处方为鲜泽漆2130克，鲜芫花根5330克，切研入锅熬烂，去渣，再熬浓，另用降香180克，蓖麻子60克，铜绿30克，孩儿茶60克，杏仁60克，麻油1060毫升。先将麻油熬去水分，再入降香、蓖麻子、孩儿茶、铜绿、杏仁等，炸枯，过滤后，与泽漆、芫花根汁合并入锅，再加松香120克，慢火熬至成膏为度，贴颈项瘰疬，不论已溃未溃，均效。

泽漆、芫花均有利水之效，并能治瘰疬，外用或内服均有显著功效，其作用机理有赖于今后的研究。

11. 马鞭草：陈藏器《本草拾遗》云："癥瘕、血瘕、久疟、破血、杀虫。"《大明本草》云："治血气肚胀，女子月候不匀，通月经。"《千金方》用治"痰疟寒热"；《卫生易简方》用治"鼓胀烦渴，身干黑瘦"；《肘后备急方》治"大腹水肿"；《医方摘要》治"赤白下痢"等，都用一味马鞭草。

12.《六科准绳》：木香散：主治单腹胀。

木香、青皮、白术、姜黄、草豆蔻各半两，阿魏、荜澄茄各一两。以上为丸，如绿豆大，每服20丸，日2~3回。

13.《卫生宝鉴》：见晛丸：治积聚坚大久不消者。

附子、鬼箭羽各三两，木香、槟榔各二两五钱，水蛭一两（炒），荆三棱五两，桃仁二两，大黄二两。以上研末为丸，如梧桐子大，每服20~30丸，食前温酒送服。

14.《六科准绳》：积块丸：治癥瘕积聚痞块，难消难化，腹胀，或虫积疼痛，皆能取效如神，不伤元气。

荆三棱、蓬莪术（各用醋炒）、自然铜、蛇含石（各烧红醋淬，如是者七次），以上各二两；雄黄、蜈蚣（焙炸），以上各一两二钱；木香一两五钱；铁华粉（用米醋炒）一两；朱砂、沉香各八钱；冰片五钱；芦荟、天竺黄、阿魏、全蝎，以上各四两。上药共研为极细末，用雄猪胆汁炼为丸如梧桐子大，每服7~8分，重者用一钱，空腹时黄酒送服，块消即止，不必尽剂。

15.《证治准绳》：治腹胀如鼓，青筋浮起，坐卧不得者。

丁香、木香、沉香、砂仁、青皮、槟榔、陈皮、蓬莪术、草果、牵牛子各一两，粉霜、煨肉果各一钱，茯苓、人参各五钱，大蒜二百瓣。上药共研极细末，用生大蒜捣和为丸如梧桐子大，每服5~7丸，渐加至15丸；食后服，忌咸酸鱼酢、茶酒、生冷之类，只可食淡白粥百日。

16.《全婴方论》：治五疳八痢，面黄肌瘦。

大干蟾蜍一个，焙研细，皂角一钱，烧存性，蛤粉三钱，麝香一钱，为末，米糊为丸如粟米大，每次空心米饮下30粒，日二次（此为小儿量，大人可加倍）。

17.《万病回春》：治血鼓方："腹胀如鼓，周身老黑色，皮内有紫黑斑点者是。"

雄猪肚一具，茜草一两、雄鸡矢白四两（炒焦）、紫背浮萍一两、老丝瓜筋半条，共装在猪肚内，用线缝好，煮熟，去药，将肚切片，仍入原汤内，再加蚂蝗一条（烧枯存性），干漆三钱（煅令烟尽），炒虻虫、真花蕊石、真血竭各三钱；红花、降香各五钱；甘遂、大戟（如面裹煨）、芫花（醋炒）各二钱。文武火煮透，去药食肚与汤，分作2~3次服；服后以大便下黑水数次为验，其鼓自消。严禁盐酱120天。

研究中医中药治疗血吸虫病是一项新的工作。以上所举出的中药和成方是根据古代记载，参以笔者个人经验，认为理论上比较接近的，但理论必须与实际相结合，我们今后在治疗工作中，当有更可靠的方药发掘出来，这里仅不过初步搜集一些材料，以供大家研究时参考。

[《中华医学杂志》1956年42（4）（第42卷第4期）296－298、312页]

# 民间验方（五则）

中医学是我们祖先在几千年实践经验中积累起来的文化遗产之一，其中亦包括了一部分民间疗法。从实践中证明，这种民间医药具有较好的疗效。在以"百花齐放、推陈出新"的原则来接受和发扬中医学遗产的今天，对于这些丰富多彩的民间疗法，实有加以推广介绍的必要。

下面介绍五则对于常见疾病可以应用的民间验方，作为抛砖引玉，希望同道们多加指教。

## 一、头风痛方

来历：日本医师梅村甚太郎著《民间药用植物志》、我国《普济方》《谈野翁试效方》等均载之，唯组合剂量稍有出入。

主治：偏侧头痛，或左或右。

处方：香白芷、荆芥穗各三钱，加水适量，煎一二沸，去渣，一日分二回温服。大抵二至三服即见效。

注意：若用过大剂量（一日间的加倍剂量），则有促进子宫收缩催生及通经之弊，但依上述处方剂量则孕妇不忌。

经效事例：笔者试用有数例见效，记入拙著《实用经效单方》，曾获读者反映治愈三例。

【橘泉按】本方二药均含芳香挥发油，不宜多煎，可放在热水瓶中，注入沸水半杯，密栓瓶塞一小时即取服，或改制酊剂应用。

又本方主效似在白芷，或去荆芥换以川芎钱半，当亦有效。《谈野翁试效方》系用香白芷二两五钱，川芎、甘草、川乌各一两，共研细粉，每服一钱，细茶薄荷泡汤调服，据称"偏头痛，百药不治者，服此一剂便愈"。前两方试用无效时，此方亦可一试。

## 二、利尿消水肿外治方

来历：日本医师筑田多吉著《家庭看护之秘诀》。

主治：全身浮肿，小便不利（肾炎、腹水、脚气、胸膜炎等），心脏性浮肿也不禁忌。

处方及用法：掘取新鲜的石蒜球根，大者1个，小者2～3个，蓖麻子70～80粒，同捣烂，摊于纸片或布片上，贴在患者两脚底中心，用绷带包裹之，约10个小时后，水从大小便下，12个小时换药一回，连贴4～5日，全身水肿消退。若连用7天，病尚未退则应中止，休息7日再贴。（石蒜俗称重阳花或蟑螂花，又名一枝箭，为石蒜科多年生宿根草本，冬春自根部抽叶，形似韭菜，夏季叶枯腐，至秋再抽茎，一支直上，于农历九月上旬，枝梢顶端开红色伞形美丽之花，此时没有叶，其地下球根形似洋葱，外皮黑褐色，原野自生，中药店不备）

经效事例：曾将此方载于拙著《实用经效单方》，湖南省衡山第二区卫生所张东同志反映用该方治愈严重水肿二例，另一读者治愈一例（记录略）。

【橘泉按】石蒜根可作吐根代用品，作为祛痰剂使用，并能治阿米巴及肺蛭虫，是一种有前途的中药，我国各地野生很多，但中药店无备，且此物不易被人所识，以致供应上有其缺点。今后希望各省园林管理处留意，亦希各地中药店采备，以利供应。

## 三、肺痈草药方

来历：常州市郑少怀医师得诸于民间。

主治：肺痈、胸痛、咳吐臭痰（肺脓肿、肺坏疽）。

组合及用法：采掘鲜桔梗及鲜鱼腥草，适量煎服（民间口传应用，无一定剂量，大约鲜草各2～3两之谱）。

经效事例：某农民患者曾延郑少怀医师诊治，投与苇茎汤（原为治肺痈的名方）数治未效，后经老乡介绍，采取这两种鲜草药煎服，呕吐臭痰后而愈。

【橘泉按】此方中之鲜草药供应亦有问题，幸而这两种药，中药店均有备。桔梗本是呕吐性祛痰药，鱼腥草原名"蕺菜"，日本民间称"十药"，谓有十种药的功效而命名。苏浙乡间俗名"鸡虱草"，生于庭垣墙脚阴湿处，地下茎匍匐横行，蔓延石隙间，嫩叶带紫色，有臭气，后变青色，互生，心脏形，全边，两面有明显的叶脉，茎高数寸，夏季开花，花瓣细绿，花苞四片白色。据中医书记载，此草广用于淋病、化脓病、中耳炎、痔疮、痈肿等疾患。

上海华东师范学院刘约真老先生来函云，用此鲜草叶，纸包浸湿，煨熟取出融化如泥，敷痈疽肿毒，能吸出脓毒；敷治弹片伤。他在抗日战争时期亲见日兵治弹片炸伤，用此立愈。后依照此法，均奏良效。桔梗及鱼腥草治肺脓肿，大可试用。如无鲜叶，可取中药店的干药，剂量可由小而大，成人桔梗3～5钱（至发生呕吐恶心时为极量），鱼腥草5钱至1两，以见效为度。

## 四、颈疬溃烂方

来历：民间疗法。

主治：颈间淋巴结肿大及溃烂（淋巴结核等类）。

药物及用法：活壁虎（守宫）若干条。

（一）把活壁虎切碎，用豆腐衣（或糯米纸）包裹之，吞服，每日1～2条。

（二）把活壁虎切碎，放入鸡蛋内（生鸡蛋先开一孔将壁虎塞入，纸封），蒸熟后食之。

（三）将壁虎在瓦上焙燥，研细粉，外用麻油调涂患处，内服其粉末，剂量则尚无标准，拟用粉末每次1～2分，一日3次。

经效事例：笔者亲见一农村小姑娘，年约十六七岁，颈间左右肿核累累，大者如鸡子，小者如栗子，穿溃后，脓水涓涓不绝。全身状况不佳，面黄肌瘦，发育不良，犹如十二三岁之女孩，嘱服鱼肝油及中药，因家贫无力购买。隔了两年余，见此女已手抱小孩，俨然一少妇，几不信其为颈疬的患者。据云前年得一单方，生吞壁虎7～8条而愈，去年结婚，今春已生初胎男孩了。如此单方，如此服法，骤闻之下，甚感稀奇。但读《健康报》232期，中国红十字会昆明分会"壁虎刺激素"之报告，以及浩瀚之中国医书、本草书等关于壁虎的种种记载，大部用于颈疬的治疗。

【橘泉按】壁虎对于颈疬的疗效，初步可以肯定了，但上述（一）项的服法，不太妥当，（二）项服法比较好一些，（三）项的方法，在日本汉方医界叫做"黑烧"，效果方面是否会减弱，还须做进一步地比较实验。

活壁虎收集较为困难，但江苏及上海地区的中药店中备有此物，他们叫"天龙"，是干燥品，先把干燥天龙消毒（70%酒精洗涤）后再焙燥，磨细粉装入胶囊中，每次2～3囊（约0.5～0.8克），温开水送服，一日3次。

## 五、脑漏方

来历：民间传说，验方各书也有记载，此方名为民间俗名。

主治：脑漏、鼻渊（鼻流臭涕，不闻香臭），其中包括慢性鼻炎、鼻窦炎（蓄脓症）、鼻黏膜息肉等。

处方和用法：鱼脑石（即石首鱼或黄花鱼的头部形似牙齿状之骨，中药店有备），适量，火中煅，研细粉，略加冰片（其量约为鱼脑石量之1%～2%，作辅香料），研和，一日数回，频频搐鼻（如搐鼻烟样嗅入）。

经效事例：江苏省镇江市张禹门同志说，曾有一名患者患有鼻窦炎，屡经医院专科医师治疗，曾施手术，未能根治，后经乡友传此方治愈。

笔者曾屡闻民间传说，石首鱼头骨治脑漏很有效，唯迄未亲自实验。曾查不少方书记载，有兼用"脑砂"者，亦有用"辛夷"者，然主药均为"鱼脑石"。而脑砂似主治鼻息肉及肥厚性鼻炎。读者在试用之际，请先注意诊断与鉴别诊断，如果患有鼻息肉及肥厚性鼻炎，同时伴有鼻塞不闻香臭时，用鱼脑石粉和脑砂等份，略加冰片（不加也可），如鼻内无息肉及肥厚病状者，不必加脑砂。

[《中级医刊》1954年第10号22-23页]

# 决明子代茶和增进健康的功效

用决明子炒捣泡汤代茶用，香味赛过咖啡，能开胃整肠，消炎利尿，有营养却病之效，价格却比茶叶低得多。

决明子是中国特产。据科学资料报道，它的主要成分已找出胡萝卜素（Caratine）和遏摩亭（Emodin）两种物质。胡萝卜素是维生素A的初级物质，能增进人体抵抗力，防治皮肤病及眼角膜与结膜的干燥，治疗夜盲症；遏摩亭对胃肠无力之消化不良、胃酸过多、排便不畅及其所引起之头重、头痛、高血压、神经衰弱等，都有著效。服本品后小便显著增多，因其能促进自然排便和利尿，使体内产生的毒素可以及时排出，人体的新陈代谢因而旺盛，这对于防治疾病保持健康具有重大意义。

日本自亨保年间（1716－1735）始由我国传入本品，此后栽培渐广。民间惯收贮之名哈武草，予成人及儿童作茶剂，谓有保健强身之效，举凡眼炎、胃炎、支气管炎等疾患亦在适应之例，日本下山、高桥诸医师各有研究报告。日寇侵略中国时，又从我国大量捆载以去，其用途可以想象。

笔者家庭实行决明子茶已久，都觉得香味很好，乐于接受。饮用此茶以来，一般感觉食欲增加，排便正常，对来宾敬以此茶已成习惯。其味近似咖啡，转辗介绍试用，一般反映都比较满意。

决明子是豆科植物一年生草本，各地均有野生，中药店都有备存，价格也极为便宜，实为理想的大众保健药品。初步调查，江南各省区出产很多，极易繁殖，利用荒地，随处可以播种，五月下种，十月收获，不需肥料，夏开黄花，初秋结长线状荚果，种子呈褐色菱方形，久藏不变。

用法：将决明子淘洗晒干，炒微黄磨碎，贮藏瓶罐，每用一撮，注以开水，呈芳香饮料，可一再泡渍，如喜甜味也可以入少量砂糖。

医疗用途：对慢性习惯性便秘效果最著，每日20克（约六钱）煎浓汁顿服，连用四五日，能够很舒适地排出软便，这与一般用轻泻剂之下稀薄粪迥然不同。续以小剂量饮用，可经常得自然利便；也可用于慢性胃肠病所致消化不良、胃酸过多、脚气、浮肿、高血压、神经衰弱等，每日以10～15克（约三四钱）煎服；口腔炎、口舌疮痛（俗称火气），用其浓液滤过，作漱口料，一日多回含漱，往往一二日即显效果。

中医书籍以本品列入眼科应用者最多，见《外台方》《太平圣惠方》《普济方》。有用以作消炎目的者，如《普济本事方》治背疽。《江西中医药刊》报道说，赣省民间以本品为治肺痈妙药。日本民间经验应用于胸膜炎、肾炎等。苏联曾做生药研究，谓若干植物有抗菌作用，植物中能产生特种物质，与他种生物制剂有同样防止致病微生物的能力。笔者对于决明子的药理方面也存此憧憬，希望引起医药界的注意，给这味不被人重视的草药予以新的估价。

［《叶橘泉论医药》（1954年作）］

［上海中医药大学出版社2009年169－170页］

# 祖国的医疗体育——气功疗法

气功疗法是祖国医学遗产之一。它是以深呼吸结合精神意识的腹式运动,是身心并重的医疗体育。这种疗法在我国历史渊源很久,形成了不少流派。在《黄帝内经》里叫做"导引吐纳";孙思邈的《千金方》里叫做"调气。"

《千金方》引彭祖(相传为我国古代最长寿的人)的话说:"和神导气之道……密室,安床,暖席,枕高二寸半,正身偃卧,瞑目、闭气……耳无所闻,目无所见,心无所思,如此则寒暑不能侵。"又说:"口吐浊气,鼻引清气……徐徐定心,作禅观之法……觉腹中有汩汩之声,元气达于气海。须臾自达于涌泉,则觉身体振动……气息得理,百病不生。"又说:"调气之法……引气从鼻入腹,足则停止,有力更取久住,气闷,从口细细吐出尽,还从鼻细细引入,出气一如前法,闭口以心中数数……恐有误乱,兼以手下筹,能至千,则去仙(长寿)不远矣。"这是本法的古代记载。

他如道家用以修炼的"返观内照法""周天运气法""静功修养静坐法"等;佛教的"坐禅入定法""内观法"等;拳击家用以练腹力和肌力,有"运气法""内功""气功"等;又日本平田胤的"气海法",贝原益轩的"数息观"等等。名称虽有不同,但目的都是静坐"锻炼身心",以期达到却病强身,乃至长寿而已。其方法都是将精神意识集中于一点,主要是注意脐下"丹田",这个部位又称"气海"。所谓"气海"者,似有吸气入海之义;"丹田"之名,似乎指此中有"丹"的意思。古时以长寿不老的药,叫做"丹"。似因静坐,意守丹田,能奏却病延寿之效,而认为这里有丹吧。

气功疗法:1949年以来在政府的重视下,唐山气功疗养所已在重点进行实验性治疗。实践证明,气功疗法对慢性胃肠病、消化道溃疡、神经衰弱和其他顽固难治的慢性病,已取得了良好的效果。

对这种医疗体育,我们医务工作者应很好地利用它、学习它、宣传它、推广它,使一般慢性病患者早复健康。必须了解,不少慢性病患者因长期困扰而精神苦闷,情绪紧张往往妨碍睡眠和消化,影响了医疗效果。假使能够练习本法,对于医疗是有很大帮助的。

练习本法是很简单的。只要有恒心,人人都能学会。笔者是从书本上学习的,练习不久,自己的胃病就改善了。有时失眠,练习后,居然能酣然入睡。因为亲身体验到了它的效果,曾在1947年写了一本"自然医疗"的小册子,其中曾介绍静呼吸和腹式呼吸的方法。不少读者反映,按法试用后,都能获得显著疗效。现在把方法再简化一下,介绍给大家:

1. 准备:在任何地方皆可施行,只要比较安静、空气流通之处即可。坐下来,脚踏着地,或盘膝坐着都可,不拘形式,只要自然(病员坐在床上或睡着做都可),臀部要坐得着实些,腹略略向前,臀部略略向后(生理的姿势,本来颈椎略向后,腰椎和胸椎略向前),两手放膝上或交握着放在小腹之前都好。眼不旁视,心不旁骛,口微闭,舌抵上颚(不抵亦可)。如果躺着练习,仰卧或侧卧均可,头部用枕头,身体四肢应松弛自然,两手放置也不拘形式,以不妨碍呼吸运动为原则。

2. 呼吸练习:先静静地调整呼吸,以鼻吸气,轻轻而深长地吸入。同时,用自己的意识,随吸气送入下腹丹田(吸气是不能到下腹的。可以有意识地通过腹壁神经的运动而使下腹徐徐膨隆)。此时,尽可能地忍耐一下(叫做"意守丹田");但也不必勉强用力。然后,仍以鼻缓缓呼出,再行吸入。这样反复地、深长地进行有意识地呼吸,做健康运动，每日一二回，每回 60～120 次呼吸，大约需要 15～30 分钟，于早晚临睡前和早晨起身后行之。假使目的是在医疗某种病，那就要每天多做几次，时间也可每回增加到一个小时。

3. 注意事项：这种运动，主要是使自己的精神意识集中于下腹使大脑休息。为了防止思想意识不集中，所以有用数息（即默念呼吸次数或用手指掐数）的方法。唐山气功疗养所用的"字句限制法"也很好，即心中默念字句，以"自己静"三字起，逐渐增到"自己静坐身体能健康"九字止（静坐呼吸、静坐能健康、静坐却病强身、意守丹田能强壮、静坐呼吸却病延年等，随意组成字句都可）。这样，一方面可以逐渐增进呼吸程度的深长；一方面可以通过字句的暗示建立起良好的条件。我们体会到，这种运动是神经方面起着主导作用。练习时，呼吸不必用劲，吸时下腹稍稍膨隆，吸入后稍稍注力于下腹（"意守丹田"）。习之既久，自然下腹或下肢有热感，或跃动感、全身舒畅感，这是神经方面的感应。

## 适宜于本法医疗的疾病

1. 消化系统疾患：慢性胃肠炎，习惯性便秘，消化性溃疡，胃肠弛缓下垂，肝脏病，胆石症，脾脏肿大，门静脉循环不良，痔疮，肠结核等。除了急性炎症、发热者外，均适用本法。

2. 神经精神系统疾患：神经衰弱，失眠，头痛，疲劳感，心悸亢进，性神经衰弱，梦遗，阳痿，腰痛，神经痛，妇女更年期逆上感（肝阳），癔病等。

3. 循环系统疾患：心脏瓣膜闭锁不全，动脉血管硬化，高血压，血管舒缩性皮肤病，过敏性皮炎，荨麻疹等。

4. 呼吸系统疾患：支气管哮喘，慢性支气管炎，支气管扩张，肺气肿，慢性肺结核。除急性发热及咯血期外，均适用本法。

5. 妇科疾患：子宫弛缓，子宫位置不正，月经困难，月经痛，妇女腰冷，不孕症，慢性盆腔炎（瘀血症），子宫附件慢性炎症。除急性炎症有热者外，均适用本法。

6. 泌尿生殖系统疾患：慢性肾炎，游走肾，膀胱弛缓下垂，尿路结石，男女生殖腺发育不全以及早衰、早老、内分泌腺衰退等。

7. 其他各种慢性病因疾病的苦恼而影响了精神情绪，妨碍了睡眠与饮食，以致健康恢复迟缓时练习本法可有很大的帮助。

8. 保健作用：作为健康强壮目的而练习本法时，不论男女老少皆适宜，尤其是脑力劳动者和中高年者更为需要。每日早晚临睡前和晨起时，各练习15～30分钟，或60～120次呼吸，对于提高身心健康有很大帮助。

## 本法的三个主要作用

1. 由于深长的呼吸，直接受影响的首先是肺脏，受纳多量的新空气和排出多量的二氧化碳，使血液摄取较多的氧气，变得更清新，以此清新的血液运送到全身各组织，发挥其更好的营养和活力。

2. 腹式呼吸，由于横膈膜深沉地下降，挤压腹腔脏器，同时有意识地刺激腹壁肌和横膈膜规律地运动，通过神经调节随意肌和不随意肌，胃、肠、肝、脾、胆囊、膀胱、妇女子宫、卵巢以及门静脉血管、淋巴管等本质的活动。主要表现在消化吸收的功能、淋巴与血液的循环、内脏脏器的代谢机能等都会因之而改善。于是食欲增进，体重增加，诸病自易治愈。

3. 精神意识集中于下腹一个点（丹田），是诱导脑部的血液下行，使下腹部有温暖感。头脑自然清静，杂念不生，睡眠酣适。同时在大脑皮层高级神经调节下，体液激素与各种内分泌机能通过条件刺激而参与活动。格涅斯《论内分泌腺机能的神经调节》一书（何瑞荣等译，科学出版社1955年出版）中说："脑下垂体本身的机能完全受制于下视丘，下视丘又受大脑皮质的调节……巴甫洛夫曾不止一次地强调了这种情况。"又说："业已有多次记载，心理因素对女子月经，泌乳的突然停止或出现等作用，所有这一切状态，都是由于来自外感受器的刺激到大脑皮质与皮质下部位后，再由这些部分通过植物性神经和脑下垂体而到达适当的内分泌腺而发生的。"在中国古代认为"丹田"这个部位是男子的精室或女子的胞宫。这"意守丹田"的运动是值得重视的一个问题。希望同志们做进一步地体验和研究。

[《江苏中医》1956年第1期7-9页]

# 有关避孕药"薰草零陵香"的考证

《本草纲目》引《医林集要方》记载一则妇人断产方,用零陵香研细末,黄酒送服2钱,每日1回,连服5天(总剂量达到1两),即可在一年之内不受孕。不少读者认为这一验方颇有一试之价值。可是零陵香这种草药在南方中药店里往往买不到。唯北京药店和民间有以栽培品应用者(俗称矮糠)。然零陵香名称不一,现在各地中药店一般出售的还有菊科植物之佩兰,亦名零陵香;豆科植物之丹阳草、辟汗草(即草木犀);《救荒本草》之零陵香,这些和我们所谈的零陵香均为不同的植物。兹将诸家本草记载,特与有关避孕药的"薰草零陵香",考核如下:

"零陵香"名见宋《开宝本草》,又名香草。陶弘景《名医别录》原名薰草。《山海经》西山经曰:"浮山有草焉,名曰薰。麻叶而方茎,赤华而黑实,臭如蘼芜,佩之可以已疠。"陈藏器曰:"薰草即零陵香也。生零陵山谷,叶似罗勒。"苏颂《图经本草》云:"零陵香今湖广诸州皆有之。多生于湿地,叶如麻,两两相对。茎方,七月中旬开花,至香。古云薰草者是也。岭南人皆作窑灶,以火炭焙干,令黄色乃佳。江淮亦有土生者,亦可作香,但不及湖岭者。至枯槁,香尤芬薰耳。古方但用薰草,不称零陵香。今合香家及面脂澡豆(古有澡豆方,即合诸药制如豆,以洗手面者),诸法皆用之。都下市肆货之甚多。"李时珍云:"零陵旧治在今全州(广西桂林),全乃湘水之源,多生此香,今人呼为广零陵香者,乃真薰草也。今江苏镇江、丹阳皆莳而刈之,以酒洒制,货之,芬香更烈,谓之香草。"又云:"今唯吴人栽造,货之亦广。"

据以上诸家本草所述，零陵香为产于零陵而得此名的一种香草。这种香草初名薰草者，或作薰香，以辟恶臭。古人祓除（辟邪恶）以此草熏之。又薰莸不同器，盖薰草即香草之意也。于此可知此草供医疗上的应用，收载于本草书者，由来甚古。古时不仅供药用，并作工业上的香料用。当时市肆货之甚多，显然是经济价值甚高，需要量甚大，而民间栽培甚广的一种香草。

零陵香的同名异物或同物异名，不一而足，即如上述。笔者更访问了南京中药业人员，据称从前中药店有一种香草，又名广草，或呼广陵草，香气很浓，药店虽备此草，为一种风俗习惯之用。并称现在南京有些寺庙中尚有此项香草出售。盖此种香草，亦即唇形科零陵香属之一种。

有人认为零陵香即罗勒，兹将零陵香类与罗勒的中文名和拉丁学名考证如下：查零陵香原产于热带和亚热带地区，随佛教传入中国，作降神熏香之用，最早已列于《名医别录》，为中品，称薰草，又称蕙草；到了宋《开宝本草》才改称零陵香，又称香草；《玉册》称黄零草，《本草纲目》称燕草。然零陵香普通有两种：一种为 *Ocimum sanctum* L.，另一种为 *O. basilicum* L.，都是属于唇形科零陵香属植物。药用部分是用它的干燥全草，此二种植物品种极其相似，在生药方面可能互相通用。今欲把此最普通的同名异物的中药，分别清楚起见，一拟称薰草零陵香，原植物属于 *O. sanctum* L.，Henry 氏称为九层塔，或蔡板草，与《植物名实图考》芳草类卷 25 第 110 页的图说相符。《本草纲目》草部芳草类的"薰草零陵香"，日本学者牧野富太郎博士依据《植物名实图考》而认其原植物为 *O. sanctum* L.。一拟称巴西零陵香，其原植物属于 *O. basilicum* L.，Giles 氏将罗勒又称为香菜。Bretschneider 氏称薰草零陵香，北京俗称矮糠。Htenry 氏亦称九层塔或香花草。照此看来，此类草药的中文名称有些混乱，均可互相套在学名文上，就难免有张冠李戴的错误了。查 *O. basilicum* L. 原产于南美洲巴西和热带非洲，也是外来药之一，和薰草零陵香非常相近。从来均把此学名充薰草零陵香的中文名，是不适当的。至于《本草纲目》列于草部荤辛类的罗勒（宋《嘉祐本草》附：别名兰香；《本草纲目》称香菜，又称翳子草），与上述两种零陵香完全为同属不同种的植物。后人把此中文名与《本草纲目》草部芳草类的零陵香（O. basilicum L.）互相通用，这更是不适当的。然则罗勒究为何种植物，据牧野博士说：可能是 O. canumsimo 的一种，而决不是 O. basilicum L.。为了更准确地加以说明，现将此零陵香的一类植物（O. Spp.）分述如下：

1. 薰草零陵香（九层塔）O. sanctum L. 本植物为外来的多年生栽培草本。茎方形，全株布软毛，高 40~60 厘米。叶有柄对生，叶身长，椭圆形，钝头或锐头，全缘或齿缘，6~7 月间，梢端、枝头、顶生总状轮伞花序。通常为 9 层，故有九层塔之名。苞为卵状披针形或心形，萼先端 5 裂，最上片为广长椭圆形；下片有长芒，甚长；侧片广卵形，较下片短，花冠小形，稍稍超出于萼，果实至小，成熟后变为黑色如车前子。此草的佳香，根部最烈，其根谓之薰，茎叶谓之蕙。本植物治疗神经衰弱和头痛郁闷等症有效，香气一如麝香。

2. 巴西零陵香（矮糠）O. basilicum L. 原产于热带非洲及南美洲巴西，为外来的一年生草本，茎方形，高达 30~60 厘米，叶有柄，对生。叶为卵形或长椭圆形，锐头，基脚狭，梢全缘，6~7 月间，顶生穗状轮伞花序，长 15~18 厘米。苞为卵形，有柄，萼钟形，先端 5 裂，最上片圆而大，稍反卷，两侧并下方的 4 裂片，为锐头而有芒。花冠白色、淡红色或紫色。筒状唇形，上唇稍整齐，4 裂，下唇稍长，全缘。雄蕊 4 个，倾下，花冠挺出于外，果实为至小的瘦果，至黑色成熟。

3. 罗勒 O. cimumcamum Sims. 罗勒至《嘉祐本草》始见著录，一般均谓罗勒就是零陵香，殊不知即"薰草零陵香"。前者早见于《名医别录》，后者亦早在宋初的《开宝本草》中已详载之。唯此《嘉祐本草》上，罗勒的记载要后于《开宝本草》85 年之久。按《嘉祐本草》的罗勒，与零陵香分列，并不混合。《本草纲目》也是这样按其原图，实似是而非。《嘉祐本草》于零陵香条下说："零陵香……生零陵山谷，叶如罗勒"，足证两物不同，只有叶相似耳。刘禹锡说："北人避石勒讳，呼罗勒为兰香。"又说："罗勒处处有之。有三种：一种似紫苏叶；一种叶大，20步内即闻香；一种堪作生菜，冬日用干者，子可安入目中，去翳。少倾湿胀，与物俱出也。"李时珍说："按《邺中记》云：'石虎讳言勒，改罗勒为香菜。'今俗人呼为翳子草，以其子治翳也。"子能治翳，为罗勒的特效。与上述一二两种零陵香的功用，也显然不同。李时珍又说："香菜须三月枣生时种之乃生，否则不生。常以米泔水、泥沟水浇之，则香而茂，不宜粪水……用其子，大如蚤，褐色而不光，七月收之。"照此看来，零陵香的成熟种子系黑色；罗勒种子系褐色如蚤而不光，这也是区别的一点。本植物与假苏（荆芥，Schizonepeta tenuifolia Briq），均含有类似之挥发油。主要成分为蒎烯（Pinens）、桉油精（Cinecle）、甲烷基丙烯基苯酚（Methylchavi, col）、右旋樟脑（D. campher），故 O. canum Sims. 又有樟脑草之名。

薰草零陵香的效用：

本品气味甘平无毒。唐代甄权云："苦无毒。"《名医别录》主治："伤寒头痛、上气、腰痛。"《开宝本草》主治："恶气、心腹痛满、下气。"《大明本草》主治："血气腹胀痛。"唐代甄权用治鼻中息肉。《范汪方》用于伤寒、下痢等。历代本草学家有着丰富的记载。周太炎等著《南京民间药草》云：O. basilicum L，南京民间叫香草，作药用，是用其叶。把香草的叶与丹参煎水服，可通经、活血。本品在医药上有一定的治疗作用。对这样一种既有经济价值，又供医疗应用的香草，应该重视起来，鼓励农民种植，以发展生药资源，增加农民收入。药材公司应予收购，以供医疗上的应用。

[《江苏中医》1957年第3期15－17页]

# 痨病与结核

肺痨病的病原体,是一种抗酸性的杆状菌,一般叫做结核菌。它的生命力很强,在人体外能生活较长时间,不容易死灭。随着肺痨病人的咳痰,往往带出来很多病菌,混杂于飞尘中或沾染于用具上,传染给人的机会是很多的,差不多人人都有被感染的可能。结核菌侵入人体后,健康人由于体内的自然良能(注:免疫力)强大,一般不容易发病,但是由于长期疲劳,营养不良或患有其他慢性疾病等因素造成自然良能极度下降时,就有可能发生肺痨病。肺痨病不仅发生于肺,其他如咽喉、肠管、淋巴、骨膜、肾脏、脑膜等部位也可以发病。

痨病杆菌为什么被叫做结核菌呢?它在人体内成为结核的理由应归功于人类体内具有防御保护的自然良能。此菌若侵入于肺部,即于肺部结成结核小结节;若侵入于淋巴,即于淋巴内结成结核小结节,故名其菌曰"结核菌"。体工把它结成结核结节之目的,是为了包围它以防止其繁殖。当结核菌侵入肺脏,体内自然良能把钙质运至该菌之周围而形成结核结节的新组织。此时病菌虽已被包围,但尚未死灭,而挣扎于结节之内。如果因某种原因身心有缺陷而人体抵抗机能受到挫折的时候,病菌则突围而出向外发展而蔓延;若身心健全,自然良能可以充分发挥作用时,抗体则围攻于病菌之周围,因重重包围而愈结愈厚,等待包围坚固(即所谓钙化),其病自愈。肺结核之能否治愈,全视此包围之是否坚固。虽说钙质是筑成包围工事之材料,但指挥调遣搬运构筑防御工事之主动力则全赖我人体内之自然良能耳。肺痨病不足惧,首要善自保养培植此"自然良能"。方法如何?曰,"乐观积极、休息营养、身心愉快"最为主要。

[《新中医药》1957年第8卷第4期20页]

# 数息观与练腹力

"数息观"是计数呼吸(一呼一吸为息)的观念,可在静坐或静卧中静静地呼吸,心中默念计数自己的呼吸,或用指掐数,同时使呼吸徐缓而深长。吸气入腹时则以心意运送于下腹部,行意守丹田法,不必拢力,每次行数十乃至数百回。数息观的主要目的是集中意识,静坐呼吸,吸气虽亦以意识送入下腹部,但不若腹式呼吸之注力。只如此简单地练习,能热心而恒久地实行,自然精神统一,久而久之,可达神变不可思议的心境。

凡行上述的运动之际,唯一条件为"心不旁骛",精神力集中于下腹,行至最后终止前,吸气拢力于下腹之际,默念"身心爽快,百病全消"三遍,作自己的暗示而终。暗示者,即病人自己相信行此方法必可自愈所患之病。如在睡卧中行之则渐渐入眠。如此则于睡眠中发生潜意识,促起自然良能而奏伟效。作此运动时间不限于早晚,静坐或睡卧均可,每日一二回,每回十五至三十分钟,或数百回呼吸均好。总之,由渐而增加,最后多多益善。如果专练腹力,则不限于腹式呼吸。无论行立坐卧、谈话或劳动等任何场合均可。注意拢力于下腹,盖心意着落于下腹部,则头脑自然清爽,身体的姿势自然端正,人虽老而腰脊不屈。"腹力运动"与"腹式呼吸"稍有不同。"数息观"即静呼吸,与"腹式呼吸"微有出入。腹力运动宜于健康人之锻炼身体,腹式呼吸则宜于胃肠病、痔疾脱肛、妇人子宫病、肝脏及门脉瘀血、(水鼓)血行循环不良诸病,以及轻度肺结核等。若重症肺病有热,及咯血患者、胃溃疡、神经衰弱、失眠症、高血压及其他慢性疾患,衰弱太甚之患者,则宜行静呼吸之"数息观"。盖腹式呼吸是内脏的运动，故对消化系统最有效，对肺病不甚相宜。静呼吸的"数息观"，旨在集中意识，统一精神，自己暗示治愈疾病之信念，诱致陷于睡眠而生效果，故对精神神经系统最有效。

[《新中医药》1957年第8卷第6期10页]

# 枳实枳壳古今演变的初步考证

枳实是一种常用中药,最初见于我国第一部药物书—《神农本草经》。张仲景《伤寒论》中用枳实者共有七方,《金匮要略》中用枳实者计有九方,可见它在医疗应用上已有了较长久的历史。后来唐·甄权《药性本草》中,又增加了枳壳的名称。宋·寇宗奭说:"枳实、枳壳,气味、功用俱同,上世亦无分别;魏、晋以来始分壳、实之用。"又云:"枳乃木名;实乃其子。后人因小者皮厚而实名枳实;大者壳薄而虚名枳壳。张仲景治胸痹痞满,以枳实为要药;诸方治痔、痢、大肠秘塞,里急,后重,又以枳壳为通用,二物分之可也,不分亦无伤。"

【橘泉按】枳实、枳壳为同株所生,以采之迟早,个之大小,皮之厚薄为别。查枳木之名,来源甚古,枳之原植物,究属何种?试考证如下。

古代对"枳"的记载:

战国、宋王《风赋》:"枳句来巢,空穴来风。"文选注:"枳句"言枳木多句;"句"曲也,亦作"枳枸"。疏:"枳句来巢",则枳木多枝而曲,所以来巢也。诗"南山有枸传":"枸"枳句也。"后汉书":"枳棘非鸾凤所栖",以枳棘为恶木,殆因其木枸曲而多刺故也。东汉·张衡赋:"揩枳落,突棘藩",盖枳木多刺,可编为藩篱。"枳落"枳棘所编之篱落。唐·陈藏器说:"《本经》枳实用九月、十月,不如七月、八月,既厚且辛。旧云:'江南为橘,江北为枳',周礼亦云:'橘逾淮而北则为枳'。今江南枳橘皆有;江北有枳,无橘,此自别种,非关变易也。"宋·苏颂说:"枳木如橘而小,高五七尺,叶如橙,多刺，春生白花，至秋成实，七八月采者为实，九十月采者为壳。"《证类本草》有汝州枳壳及成州枳实见图，均为茎干多棘刺，叶为三小叶而成（附图1、2）。汝州为今之河南临汝县；成州为今之甘肃县，均在北方。据以上诸说，则古之"枳"应是现在的枸橘。可是宋《图经本草》又说："今医家都以皮厚而小者为枳实；完大者为枳壳，皆以翻肚如盆口唇状，须陈久者为胜。近道所出者俗呼橘，不堪用。"照《图经本草》所说，似在宋以前已选皮厚、气香之柑橘属为枳壳，而不用近道所出皮薄之臭橘（枸橘）。因此，李时珍在著《本草纲目》时另列枸橘一条，并说："枸橘，又名臭橘，处处有之。树叶并与橘同，但干多刺，二月开白花，青蕊，不香，结实大如弹丸，形似枳实而壳薄，人家多种为藩篱，亦或收小实伪充枳实。"倪朱谟《本草汇言》云："江南虽有枳，不及江北者气足、力厚。"

　　赵学敏《本草纲目拾遗》引叶天士《家抄本草》："枸橘色青气烈，小者如枳实；大者如枳壳，近时难得枳实，人多植枸橘于篱落，收其实，剖、干之，以和药，味与商州之枳，几逼真矣。"疗子痈及疝气，解酒毒及胃脘结痛。

　　吴其濬《植物名实图考》说："枸橘，园圃种以为藩，刺硬、茎坚，逾以杞柳，其橘气臭，亦呼臭橘。乡人云有毒，不可食；而市医或以充枳实，亦治跌打，隐其名曰："铁篱笆"。

　　【橘泉按】枸橘为芸香科枸橘属枸橘（Poncirus trifoliata Raf），系落叶灌木，干高六七尺，棘刺甚多，分枝亦繁，复叶自三小叶而成，叶柄有翅，春季先叶，开花白色，果实球形，色青后黄，表面有绒毛，味酸苦，不堪生食。此植物原产中国北部，耐寒性强，多栽为藩篱，又用为柑橘类之接本（附图3）。

　　枳之原植物，征诸古代记载，以及现代植物分类学诸书均为枸橘（Poncirus trifoliata Raf）。汉张仲景所用之枳实，当属本品。但现在供药用之枳实，已非此植物之果实。日本《大和本草》说："枳实之叶如柑，与臭橘叶不同，有以臭橘充枳实者，不堪用"，又《物类品骘》

说:"日俗以枸橘为枳壳,大误,中国种传于亨保年间,(清康熙、雍正间),骏府官园有之,树如橘,叶如橙,经冬不凋,实亦如橙而小。"《手板发蒙》说:"中国产者真,且系上品,产于日本者乃薄皮枳壳,盖枸橘也,亦名铁篱寨。"在《日本植物图鉴》里,牧野富太郎氏于枸橘(Poncirus trifoliata)条下说:"和名唐橘,供药用,称枳实(非真物,是代用品)。"又说:"原来之枳实应为别一种。"又日本《头注本草纲目》于"枳"之项下,种名尚未确定。刘米达夫氏等著《和汉药用植物》及村越三千男氏著《药用植物大事典》均以枸橘为枳壳。木村重光氏《综合药用植物》、清水藤太郎氏《国医药物学研究》,均以回青橙(Citrusaurantium L)为枳壳。依照以上诸说,枳壳实的原植物在日本亦各是其说。

枳实产地:梁·陶弘景《名医别录》说:"生河内(河北)川泽",宋·马志云:"生商州(陕西)川谷",苏颂云:"洛西州郡皆有之,以商州为佳。"古时所用枳实的产地都在北方,似以枸橘为主。而现在则主产于南方,江西、四川、江苏等处。江苏苏州所产之枳壳,为代代花之果实。

【橘泉按】本品为芸香料、柑橘属、酸橙之变种,代代(Citrus aurantium var. amara. Engl)别名:回青橙、臭橙,系常绿灌木,枝间疏生棘刺,叶椭圆形,先端略尖,边有浅波状微齿。初夏枝梢叶腋开白花,果实略呈扁圆形,至冬呈黄色,不脱落,翌年夏又变青色而增大,数代果实同生于一树,故名"代代",皮厚、肉酸,不堪食用,唯其花香气浓郁,产于苏州虎丘、浙江黄岩、杭州塘栖等处。栽培者采其花焙制茶叶,名"代代花茶",其未熟果为枳壳,供药用(附图4)。江西所产之枳壳,据王龙骧氏之报道,亦为柑橘属植物,惜未做品种的鉴定(见《江西中医药》1957年第7期45页)。江西与江苏所产之枳壳实均非枸橘,而四川等处所产者,尚待调查。但枸橘与柑橘属之未熟果,功效是否相同,应在临床上做进一步的研究。

# 枳实枳壳古今演变的初步考证

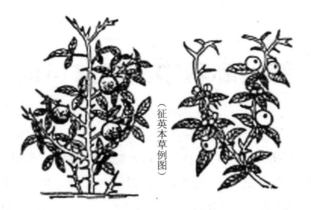

（证类本草例图）

图1 汝州枳壳　　图2 成州枳壳

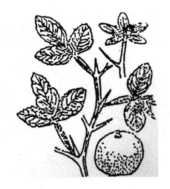
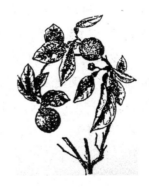

图3 枸橘　　　　图4 代代花

[《江苏中医》1957年第5期19-20页]

# 肺病卧养中的四肢运动

肺病患者仰卧病床上，病轻者可行"腹式呼吸"，重症有热者或咯血者，可行"数息观"（即静呼吸），以上两种，现在叫气功疗法。此外为行四肢的运动。四肢运动，先从两手起，以左右两手合掌于胸前，作礼佛状，同时心中默念"四肢运动可以充分发挥自然良能"，安定心神，坚定信念，旋即开始运动。先屈五指作握拳状，握时徐徐运浑身之力于拳，继则徐徐开展手掌，运其气力于五指，终乃松其力，如是左右交互反复行之（约5～10回，渐次增进）。次做腕关节的运动，用力握掌向前后左右反复屈伸，每一次左右前后屈伸后，作一小憩；左右两手交互行之，同上；再次做肘关节之运动，前后屈折，同时运其气力于手臂，每一屈折后，松其力而作小憩，左右交互行之，亦同前。两手的运动告终，次做两足的运动。先运全身之力倾注于五趾，趾向足底之方向屈，终乃徐徐向足背之方向伸，屈时与伸时其力不放松，屈之时间与伸之时间则相等，每一回之屈伸，运力于足踵，每一屈伸，作一小憩，反复左右交互行之，同前；次做膝关节的运动，与肘关节同。此时运力于足胫，一屈伸，作一休息，左右交互反复行之，同手之运动。

此种运动，可促进自然良能，活动发挥的助力，对于疗养上有良好的结果。因人体的机能愈使用则愈发达，譬如捶工之臂腕，人力车夫之腿，按摩师及缝纫师之手指等，均较常人为发达。肺病人久卧病床，用此四肢运动法作医疗体育，可保持肌肉的发达，健康之易恢复，且手足距肺脏遥远，这方面的运动，对于肺部决无何等的不良影响。

[《新中医药》1957年第8卷第7期10页]

# 腹式呼吸之伟效

腹式呼吸者，我国古时《黄帝内经》里叫做"导引吐纳"法。古称"吐故纳新"，可以"祛病延年"，数息观及腹式呼吸均属之，孙思邈《千金方》中叫做"调气"法，这种呼吸尽量不用胸廓而藉横膈膜的升降，自鼻孔行徐缓而深深的吸气，吸时以自己的意识随着吸气，缓缓送入于腹部脐下"丹田"之间（脐下一寸三分名丹田穴），此处又名"气海"，有吸气入海之义。所谓"丹田"者，殆指此中有"丹"，古时不老长寿之药名曰"丹"，以下腹运动，能奏祛病延年之效而称"丹田"吧！练习本法亦很简易，不拘坐着或卧床进行自然的、深沉而徐缓的呼吸，吸入时以意识送至下腹部，此时实即由于横膈膜之下降，挤压腹腔脏器，并以意识通过腹壁神经而促下腹部徐徐膨隆。这时尽可能地闭气忍耐一下，叫做"意守丹田"，然后仍以鼻缓缓呼出，这样反复地、深长地进行有意识的腹式呼吸运动，每日1~2~3回，每回15~30~60分钟，由渐而增进，能持之以恒，功效自著。唯此项运动时要使自己的精神意识集中于下腹部，而使大脑休息。为了防止思想意识不集中，也可兼行计数呼吸，或默念"身心爽快百病全消"等语句，习之既久，下腹或下肢自然有热感，或跃动感、全身舒畅感，这都是神经方面的有效感应。练习腹式呼吸，实际上包括数息观与练腹力在内，不但祛病，并可强身，尤其对于慢性疾患。

[《新中医药》1957年第8卷第9期16页]

# 金钱草及其类似品种的介绍

## 金 钱 草

别名：连钱草、遍地香、钹儿草、遍地金钱（《本草纲目拾遗》）、透骨消（《岭南采药录》）、疳取草（日本）。

本品系唇形科植物连钱草（Glechoma hederace. L. 或 Nepeta glechoma Bentn. 以及 N. bederacea（L）Trev.），为多年生蔓草。春季自旧茎发苗，新枝直立，高约三五寸。茎方形，叶圆，肾脏形，基部心形，边缘有钝锯齿，两面均绿色，上部之叶较小，对生，具长叶柄，茎叶多少被疏毛。三四月间，梢上叶腋开花，轮生，二至四朵，花冠唇形，淡紫或粉红色，花瓣有紫色斑点。花后其茎横卧地面，匍匐延伸，长达丈余。茎与叶均带香气。（附图1）

赵学敏说：生郊野湿地，十月二月发苗，蔓生满地，开淡紫色花，间一二寸生节，布地，节间生根，叶四围有小切痕，楔面，以叶大者力胜，干之清香者真。

产地：我国江南各地均产，生于原野路旁。现在野生者较少见，草药业者常栽培，繁殖极易。

采集时期：开花时期或花后茎叶繁茂时期，刈取全草。洗净，悬通风处充分干燥保存。

性味：味微甘，性微寒（《本草纲目拾遗》），气香而味苦。（《新本草纲目》）

成分：连钱草茎叶含有胆碱（Cholin）、精油0.03%、苦味质、鞣质等。

效用：

（1）祛风，治湿热。（《本草纲目拾遗》）

（2）温暖，开达，强壮，稍收涩，愈创伤，尤能尽去黏稠恶液，疏散内脏壅塞。祛肺肾污液，治冒寒咳嗽、痰咳湿喘等肺病。（《荷兰药镜》）

（3）为强壮药，用于慢性肺炎及泌尿系统炎症极有功效。又散风湿，治骨痛，理跌打损伤。

（4）治小儿疳病，故有疳取草之名。小儿痫病、痛风、脚气、肾脏病等。有强壮解毒之功。欧洲民间常用作强壮药。又治感冒及咯血，用为和胸药。

（5）对腺病质的小儿，易感冒、下痢者，以及糖尿病、肾脏病，长期服用颇有根治之效。

（6）发散风邪，治头风、脑漏、白浊、热淋、阴茎中痛，捣汁，生酒冲服神效。（《采药志》）

（7）祛风散毒，煎汤洗一切疮疥神效。（《葛祖方》）治疥疮、铍儿草加盐少许，搓热频频擦之，擦后洗浴，三次必愈。若用煎洗，反不见效。（《救生苦海》）

（8）治跌打损伤，疟疾，产后惊风，肛痈便毒痔漏，擦鹅掌风，捣汁漱牙痛。（《百草镜》）

（9）治肾及膀胱结石：《药学大辞典》金钱草条，引缪永祺治验案三例。《星群医药月刊》1950年4期22页，萧熙"肾及膀胱结石与金钱草一文"，转述贵州铜仁县章浩若治验肾脏结石，已割去左肾而右肾又发结石痛，在无可奈何之中，接受单方金钱草治愈。后为原治之某外籍西医所知，惊讶不置，索去此草，进行分析。另一例为广州王敬之，患膀胱结石，尿闭不下，用大量金钱草（一日六至八两），煮汤服，排出很多砂粒而全治。此外，近年来关于金钱草治疗尿路结石，已为群众所周知。治愈之人，不及备举。

（10）治热劳咳嗽，经久不愈。或肺痨咳嗽，呼吸不利。连钱草二两，甘草一两，用大麦煎汤泡浸一二小时，去渣加白蜜用作日常代茶饮，名清肺和胸饮。(《荷兰药镜》)

（11）金花散治小儿疮毒。金钱草、红花、大黄、连翘、藿香、升麻各二钱；沉香、槟榔、郁金、乳香、木香各一钱。共研为散剂，或加麝香少许为丸剂，每服一钱，日二三服。

（12）治痛风、脚气、肾区疼痛。连钱草、麦门冬、小连翘各三钱，煎服。

（13）治疗疮走黄毒归心。遍地香捣烂，童便煎服。(《慈航活人书》)

（14）治白火丹。遍地香、车前草等份，捣烂绞汁，和以白酒，鹅毛蘸涂患处即消（祝氏效用）。笔者曾见一草药医，专以此草医治"黄病鼓胀""五淋白浊"以及"小儿疳积痨病"等。在当地群众中威信很高。

据各方面记载，金钱草的治疗范围非常广泛，可归纳为下列四类。

（1）祛湿利小便，泌尿系统炎症，尿路结石，白浊热淋，阴茎中痛，肾脏病，糖尿病，脚气等。

（2）强壮，清肺养阴，小儿疳，腺病质，小儿易感冒，惊痫，风邪咳嗽，慢性肺炎，咯血等。

（3）解毒，止痛，疏解污浊恶液，痛风，黄病，鼓胀，跌打损伤，疔疮便毒等。

（4）外用治皮肤病。如疥疮、鹅掌风、火丹等。

金钱草治疗尿路结石，最受人们所注意。其他对于小儿疳痨、痫病、肾脏病、糖尿病等，都是极有研究价值的一种良药。唯目前中药店大都不备，医家病家都感不便。希望药材公司鼓励栽培，设法收购。

用量：金钱草的剂量，各方应用极不一致。据缪永祺、章浩若、王敬之等医师治疗尿路结石的经验，每日用一扎，约六两至十两。其他一般文献记载，每日10至20克，约三至六钱。大抵草药医单独用，剂量较重，而用以治尿路结石需要大剂量，每日用干草似不应少于二两或三两。作强壮剂和一般应用，每日不超过一两。如与他药配合处方时，每日三五钱，亦足够发挥其疗效。本品性味平和，剂量过大亦无副反应。但最适当最有效的剂量，还须今后在临床上进一步研究得出结论。

## 积 雪 草

积雪草，亦名连钱草，为伞形科植物积雪草（Centella asiatica（L）Urban. 或 Hydrocotyle asiatica Linn），生于阴湿处的蔓性草本。形状与金钱草相似，而全体光滑无毛，叶圆，肾脏形，有长柄，边缘有钝锯齿。头状花序，每一花梗之顶，由三至六朵细花集合生成，花瓣红紫色，花梗比叶柄短，往往叶柄与花序之柄三四个集生于节间。（附图2）

积雪草，名见《神农本草经》，又名地钱草（唐本）。段成式《酉阳杂俎》云：地钱草叶圆茎细，有蔓延地，一名积雪草，一名连钱草。

陶弘景云：积雪草方药不用，想此草以寒凉得名耳。

唐·苏恭云：此草叶圆，大如钱，茎细而劲，蔓生溪涧侧。

《植物名实图考》云："今江西、湖南阴湿地极多，叶圆如五铢钱，引蔓铺地。或谓以数枚煎水，清晨服之，能祛百病。此盖阳强气壮，借此清寒之品，以除浮热，虚寒者恐不宜耳。"又一种相似者，"辛烈似胡荽，不可服。"（按：天胡荽形状与本品相似，参阅天胡荽。）

积雪草，苦寒无毒。主治大热、恶疮、痈疽《神农本草经》。捣敷热肿丹毒（苏恭），治暴热、腹内热结，捣汁服之（陈藏器）。以盐揉贴肿毒（《日华本草》）。研汁点暴赤眼（李时珍）。

此草广州长堤一带的凉茶店（专售生草汤之店）及生草药铺均有出售。此药以供群众的需求，乡人取其茎叶煎水饮服，闻有清热利尿之效。锡兰岛人亦认为此药是清血助消化的良药。

处方：积雪草五钱，当归、栀子、蒲黄、黄连、黄芩、生地黄、槐花各一钱，上部出血加藕节一钱半，下部出血加地榆一钱半，煎服治一切呕吐诸血，便血，妇人崩中，止血神效。方名九仙驱红散，并云此方得之甚效。(《董炳集验方》)

【橘泉按】此药陶氏谓"方药不用"者，殆当时民间仅作生草药捣汁外用，但后来渐被医家应用于处方。(如九仙驱红散等)

此草江苏镇江、苏州药材公司收购，商品名落得打。但《本草纲目拾遗》所载之落得打云叶细碎如蒿艾者，完全不符。另有一种叶形小者，为天胡荽，亦应予以区别。

## 天胡荽（名见《千金方》）

《四声本草》所载的石胡荽是菊科，与伞形科天胡荽是两种。《本草纲目》并而为一，但附有两图，其一叶本狭末广者是石胡荽，其一叶圆心脏形者是天胡荽，又名鹅不食草。但菊科的石胡荽民间亦作鹅不食草用。

天胡荽为伞形科积雪草属，多年生小草本。茎细弱，匍匐延伸，节间生根。叶有长柄，托叶菲小呈鞘状，叶小圆心脏形，边缘有掌状浅裂及钝锯齿，表面绿色光泽。春夏间叶腋抽长花梗，梗端开小花排成伞形花序，花冠白色而带淡红紫晕。

李时珍说：生石缝阴湿处小草，高二三寸，冬月生苗，细茎小叶，形似嫩胡荽。其气辛熏不堪食，鹅亦不食之，故有鹅不食草、野园荽等名。(附图3)

天胡荽的效用：

(1) 辛平无毒，通鼻气，利九窍，吐风痰（萧炳）。塞鼻去目翳（陈藏器）。治疗痰疟齁齁，鼻塞，散疮肿。(李时珍)

(2) 有祛痰、止咳、解毒、消肿之效。用于急性咽喉炎、扁桃体炎、疥癣、蛇咬伤、痈疽、漆疮、风湿痛、挫伤等。

(3) 铺地锦（天胡荽）性温平，清热除痰，入肝肺二经，专治小

儿鸡咳。用此草捣烂（约五钱）和蜜糖炖服。（徐子真《生草药实用撮要》）

（4）治喉生单双蛾。铺地锦一握，加食盐少许，捣取汁含之，极效。（黄壁岩《草药集效方》）

（5）擂耳鼻止头风。治癫敷跌打、痈疮，极妙。（《生草药性备要》）

（6）治脚趾湿痒，俗名香港脚。采其茎叶，加入食盐少许捣烂，敷患处，数次后，患趾表皮迅速硬化，逐渐脱皮而愈。（许小士等经验方）

【橘泉按】江苏省药材公司收购本品，名叫鹅不食草，但其中亦混有菊科之石胡荽（附图4）。功效是否相同，待临床上进一步研究。

金钱草、积雪草、天胡荽、石胡荽的区别如下：

1. 金钱草：属唇形科，茎及叶有细毛，叶对生有长柄，每节间生两叶，叶腋生淡紫或粉红花，花冠唇形。

2. 积雪草：属伞形科，茎叶光滑无毛，节间集生三四叶柄与花柄，花为数朵集合而呈头状花序。

3. 天胡荽：亦属伞形科，形状与积雪草相同而叶较小。

4. 石胡荽：为菊科，全体无毛，叶长倒卵形，前端有三缺刻，夏秋间叶腋生绿色圆球形头状花。

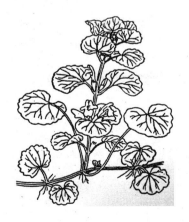

图1　金钱草

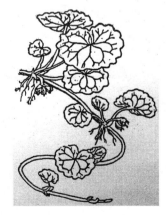

图2　积雪草

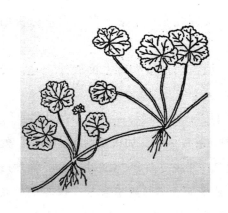 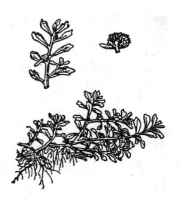

图3　天胡荽　　　　　　　图4　石胡荽

《中药通报》1958年第4卷第8期261－264页

# 关于金钱草问题的考证和解答

1949年以来,各地医务工作者采用民间草药金钱草治疗结石症(尿路结石和胆结石),获得显著的疗效,治验报告陆续发表于各地医刊。这样一个在现代医学中除了开刀没有他法的结石症,而中药却能治愈的消息,引起了人们极大的关心。由于金钱草是民间药,过去中药店大都未备,各地应用都是就地取材,而药用植物的同名异物者甚多,现已发现有数种不同的金钱草,其中有的在本草上早有记载,有的只流传于民间。当地医家虽偶有著录,名称和疗效各地又不一致,因此情况比较复杂。现将各种金钱草综合考证如下。

## 一、同名异物引起疑问

笔者于1953年所著的《实用经效单方》一书(132页)中,推荐了连钱草(又名金钱草)治尿路结石、小儿疳、慢性肺炎有效;并叙述了它的形状、产地,且附有原植物图。其间曾用肖熙同志介绍广州王某治验例,并报道了笔者对金钱草的临床经验和中外文献的记载,说明它具有广泛的疗效。笔者当时鉴于此药在中药店多未备,因此发表文章希望引起医药界的注意,并希望药材部门设法收购,以便医家、病家应用。近有读者刘昌一同志来函提出疑问,略谓,根据笔者介绍的金钱草形态去找,竟发现形态相同、功效不同;功效相同而形态又不同等疑问(原文见1958年第10期《江苏中医》)并谓广东王某治愈膀胱结石所用的金钱草,究不知是何种云云。

按广东王某治验案,系引自广州《星群医药月刊》第4期21页(1955年8月)肖熙氏"肾及膀胱结石与金钱草"一文。该文说明金钱草又名遍地金钱,叶圆,对生,蔓延湿地,开淡紫花,广东原野甚多云云,并追加说明谓:"今日草药店公认治胆石症、黄疸,都主用满天星,一名金钱草,服二三次即愈。"文后附有生草药的照片,显然是蔓生小草本,与唇形科的连钱草相符。又同刊第9期62页王利贞氏又作"关于金钱草的生态"一文与图以补充肖氏之文,更清楚地表现是唇形科金钱草之形态。据此,可知王某所用者确是本品。

## 二、关于金钱草治结石的报道

关于金钱草治泌尿道结石的报道,除肖氏介绍两例以外,还有:

1. 《中国药学大辞典》(陈存仁)于金钱草(《本草纲目拾遗》的金钱草,即唇形科的金钱草)条下,引缪永祺之报道治愈泌尿道结石三例。

2. 《中国新医药》13期(1955年2月)蔡乃文医师报道治愈膀胱结石一例。说明金钱草是蔓生的,潮湿地、庙祠等阶砌处都有繁殖,叶圆如钱,面滑,底有小茸毛,春夏之交生长甚速,又名铜钱草,并称:"据香港经营熟药业的新兴籍友人谈,这草又名满地金钱,新兴乡间甚多"云。

3. 《中医杂志》(1955年5月号)肖运春氏报道治愈膀胱结石一例,并说此草外观叶圆,为对生叶之草本植物。文后有编者按云:"金钱草别名遍地金钱,其叶对生似铙钹,生郊野湿地,治热淋、玉茎肿痛,见《本草纲目拾遗》。生草药店有售,价颇廉"云。

4. 《江西中医》(1958年5期)王龙骧氏云:"南昌金钱草为伞形科植物'天胡荽'。1954年南昌各院已广泛用作治疗肾炎、肾结石,都获得较好的效果。"又说:"广东另有一种金钱草,茎直立,属豆科植物。据说对肾脏病亦有效。中药同名异物者甚多,可见中药研究,鉴定品种,为目前迫切需要的任务"云。

5. 《广东中医》(1958年5月)梁荣锋氏报道,治愈膀胱结石一例,说明用的是豆科灌木样植物,亦名金钱草。

【橘泉按】豆科金钱草，见《岭南采药录》，名龙鳞草，别名"亚婆钱""午时灵"等。叶圆，味淡苦，性平。消风热，治小儿马牙疳及月内锁喉病，并治牙痛。浸酒，能祛瘀生新，又能去湿消滞云。

6.《中医杂志》（1958年11月）中医研究院附属医院外科报道治验胆结石四例，用的是四川大金钱草，又名过路黄，系樱草科植物，并称"另有一种小钱草，别名黄疸草，系旋花科植物"云。

从以上所引来看，对结石症有效的金钱草已有五种，今后尚可能有新品种发现。我国药用植物之无比丰富，即此可见一斑。

### 三、本草书记载的金钱草

1. 赵学敏《本草纲目拾遗》卷三收载之金钱草，又名遍地香、半池莲、遍地金钱等。其叶对生，形圆如钱，像铙钹，生郊野湿地，蔓生满地，开淡紫花，节布地生根，叶四围有小缺痕，皱面，干之清香者，真。赵学敏云："《纲目》有积雪草，即此。"

【橘泉按】此即唇形科之连钱草，一名积雪草；《岭南采药录》称透骨消。

## 金钱草的功效

《本草纲目拾遗》云："味微甘，性微寒，祛风，治湿热。"

《百草镜》云："跌打损伤，产后惊风、肛痈、便毒、肛漏。"

《采药志》云："发散头风、风邪，治脑漏、白浊、热淋、玉茎肿痛。捣汁，冲生酒服，神效。"

《荷兰药镜》云："治肺伤劳咳，强壮、温暖、开达，能去黏稠恶液。"

《和汉药用植物》引欧洲民间用为强壮药，治感冒咳嗽及咯血。

《药用植物大事典》云："强壮解毒，小儿痫、五疳、痛风、脚气、肾脏病等。"

2. 积雪草又名连钱草、地钱草、胡薄荷等，收载于《本草纲目》

卷十四。《酉阳杂俎》云："地钱叶圆如钱，茎细，有蔓延地。寇宗奭云："积雪草南方多有，生阴湿地，形似水荇而小，面光洁，微尖为异，叶叶各生，今人谓之连钱草，盖取象也。"

【橘泉按】此即伞形科之积雪草。《生草药性备要》称崩口碗、老公根、蔡蓬莱。

它的功效：

陈藏器："主暴热，小儿寒热，腹内热结。"

《天宝单行方》："治女子忽得小腹痛，月经痛，腰脊切痛，不可忍者。"

《广州植物志》："乡人采其叶，煎水饮，有清热、利尿之效。锡兰人亦作清血、助消化的良药。"

3. 天胡荽（南昌金钱草）又名鹅不食草，收载于《本草纲目》卷二十。曰通鼻气，利九窍，吐风痰，去目翳，散疮肿等。

【橘泉按】天胡荽亦属伞形科积雪草属植物，其形与积雪草相似而叶较小。

4. 龙鳞草（广东金钱草）收载于《岭南采药录》。系豆科山绿豆属多年生亚灌木状草本。茎直立，叶圆如钱，叶互生，茎叶皆密被绒毛，有香气，开蝶形花，结小荚果。此植物产于印度、越南及我国南部广东等处。

以上四种，本草均记载其形状及功效，但能治疗尿道结石尚是近年所发现。本草所记医疗功效各有不同，可见中药之疗效范围甚广泛，通过临床实践，可能还有新的发现。因此研究中药除根据前人记载外，还须注重再实践。

此外，如四川大金钱草、小金钱草以及铜钱草（又名喉蛾草），亦属樱草科植物。江苏民间用来治咽喉痛；四川民间则用以治跌打损伤。（见裴鉴等著《中国药用植物志》第三册 182 图）

### 四、各地有不同的名称和各自的经验

1. 唇形科的金钱草（连钱草），在广东叫透骨消，治跌打损伤

（见《岭南采药录》）；在福建民间叫肺风草、十八缺，治伤风咳嗽（见《福建中医》3卷4期郑忠楷"连钱草与积雪草辨"）；在浙江吴兴南浔民间叫"疽草"，治疮肿丹毒，痈疽初起，捣敷，能消肿解毒（见《浙江中医杂志》25期南浔制药厂林黎元："连钱草"）；在湖南衡阳用于小儿支气管肺炎久热不退（见《浙江中医杂志》25期衡阳中医研究所张序东："论连钱草"）；在日本名为疳取草、穿墙草，用治小儿疳，强壮、解毒、利尿，治痛风、脚气、肾脏病、糖尿病、慢性肺炎等（见《和汉药用植物》等）。

2. 伞形科的积雪草，亦名连钱草，在广东叫崩口碗、老公根、葵蓬莱，治浊、散湿热、小肠气、痔疮（见《生草药性备要》），又呼崩大碗、钱凿口，煎汤用作清热、利尿（见《广州植物志》）。在江苏叫落得打，药材公司在苏州等处收购，用于跌打损伤。在福建民间习惯称"乞食碗""蚶壳草"，用治腹胀，作利尿药（见《福建中医》3卷4期）。在湖南衡阳叫"寸步爬""荷包草"，捣敷，外用，治跌打损伤（见《浙江中医》25期）。

3. 伞形科的天胡荽，在福建民间叫"过路蜈蚣草"，治肝硬化，外用治齿龈出血，无名肿毒，缠腰疮（带状疱疹）等（见《福建中医》3卷9期）。

中药在各地有各种不同之俗名和习用的经验。以上仅根据杂志有报道而为目前所知者。我国地大物博，历史悠久，民间以及各地医家与疾病做斗争的经验无比丰富，于此亦可见其一斑。

## 五、解答刘昌一同志的疑问

刘昌一同志提出的疑问是很自然的。由于中药的名称和疗效大都是从各地民众与疾病做斗争中积累起来的知识，观于上面的各种记载，刘同志的四个疑点不难涣然冰释。如：形态相同而功用不同的透骨消，实在即是《本草纲目拾遗》之金钱草。形态与透骨消相似之崩口碗，实即是伞形科之积雪草。功效相同而形态不同之广东金钱草，即是

《岭南采药录》之龙鳞草。广州王某所用的金钱草，究竟是豆科还是唇形科？据肖熙氏文记载，是一种蔓生小草，而不是直立亚灌木状之龙鳞草。《星群医刊》第 3 期及第 9 期和《中国新医药》13 期、《中医杂志》（1955 年 5 月号）、《江西中医》（58 年 5 期）等报道的金钱草，均是蔓形植物唇形科或伞形科的连钱草一类。而豆科直立植物的金钱草（龙鳞草），亦能治尿结石，仅于《广东中医》（5 期）开始见有报道。此药在《岭南采药录》仅记载其有消风热，治小儿马牙疳、锁喉病等功效。由此可见，中药新疗效在实践中不断有所发现。至于在广东境内是不是只有豆科龙鳞草一种被称为金钱草？而其他唇形科或伞形科蔓生小草是否亦被称做金钱草？殊难肯定。观于肖熙氏称草药店公认治黄疸都主用满天星又名移星草之金钱草附图，及中国新医药蔡乃文氏谓香港药业的新兴籍友人谈金钱草又名满地金钱，新兴乡间甚多云云，则蔓生金钱草，显然在南方民间亦有流传和应用。

## 六、笔者的意见

有关治结石的金钱草，仅据目前所知已有四五种，即唇形科的连钱草（《本草纲目拾遗》的金钱草）；伞形科的积雪草属天胡荽（南昌金钱草）；豆科的龙鳞草（广东金钱草）；樱草科的四川大金钱草和旋花科的小金钱草（黄疸草）等。今后可能还有陆续的发现。至于哪一种是结石特效药？还须积累临床经验进一步研究。由于中药品类繁多，同名异物，同物异名，其间参互错综，非常复杂。今后研究中药必须密切结合实际，观察生药形态，分别科属，确定品种。现在全国药材已由国家统一管理，具备了良好的条件。我们应当依靠群众，联系实际，纠正名实，交流经验，追踪访问。大家共同来整理，并与有关部门协作，发掘中药潜力，提高疗效，更好地为人民健康服务。

[《江苏中医》1959 年第 3 期 8-9 页]

# 一种苏州特产的中药——紫梢花

紫梢花是苏州特产的中药，药材市上称"紫霄花"，但这不是植物类的紫葳花，也不是凌霄花，而是产于河水中的一种动物性中药。苏州药材公司于去年计划依照需要量收购，但由于货源不足，不能满足供应需要。此药行销于浙江、河南、河北等省，不销于本省（江苏省）。

紫梢花的性状：紫梢花为一种灰白色、质疏松轻虚、似海绵样不整齐的块状物，压之即松散而成细粒和尘粉，无味，微腥臭，有刺激性，沾惹皮肤会发痒而起小瘭。笔者曾访问当地药农，据说"此物产于河中，谓系某种虾类产卵于河中木椿上、树根或芦苇间，是一种黏液凝结物。当水位低落时，可以大量采捞，晒干后售于药市。采集期在秋季，若水位过高，则妨害收采，货源即大为减折"云。

本草所载名称的沿革：远在千余年前唐开元间，陈藏器著《本草拾遗》收载此药，称"吊脂"，一名吊膏。宋嘉祐间，苏颂《图经本草》引《延龄至宝方》称"吉吊脂"号"紫梢花"。宋·陈自明《妇人良方》云："紫梢花生湖泽中，乃鱼虾生卵于竹木之上，状如饴澈，去木用之。"

神话式的传说：陈藏器引裴渊《广州记》云："吊生岭南，蛇头、龟身，水宿亦木栖。其膏至轻利，以铜及瓦器盛之，浸出；唯鸡蛋壳盛之不漏。其透物甚于醍醐，摩理毒肿，大验"。苏颂引姚和众《延龄至宝方》云："吉吊脂出福建州，甚难得，须以琉璃瓶盛之，更以樟木盒重贮之，不尔，则透气失去也。"孙光宪《北梦琐言》云："海上人言，龙每生二卵，一为吉吊，多与鹿游，或于水边余沥，值流槎，则粘着木枝，如蒲槌状，其色微青黄，复似灰色，号紫梢花。"

吊脂的效用：《广州记》云："摩理毒肿，大验。"陈藏器云主治风肿痈毒，隐疹赤瘙，疮疥痔漏，皮肤顽痹，跌折伤，内损瘀血。以脂涂上，灸手热，摩之即透。《延龄方》治聋耳，点入耳中，便瘥。

紫梢花的应用：李时珍云益阳、秘精，疗真元虚惫、阳痿、遗精，余沥白浊如脂，小便不禁，囊下湿痒，女子阴寒冷带，入丸散及坐汤用。并说近时房中诸术，多用紫梢花。《濒湖集简方》云治阳事痿弱，用紫梢花、生龙骨等份，麝香少许，为末，炼蜜为丸，如梧子大，每服二十丸，烧酒下。欲解时，饮生姜甘草汤。《小儿卫生总微论方》云治阴痒生疮，用紫梢花一两，胡椒半两，煎汤温洗数次，即愈。

【橘泉按】裴渊谓吊膏至轻利……须以鸡蛋壳盛之；姚和众谓琉璃瓦盛之，可知当时均用其湿的黏液物，作外用摩擦涂敷。可能由于湿的不易保存，故姚氏云甚难得。后来由于需要量大，渐被设法干燥保存，应用上亦由外用发展到内服作丸剂。同时亦保持外用，作坐汤，洗阴痒。从历代本草记载疗效上观察，古之所谓吊脂摩理毒肿疮疥，皮肤顽痹。紫梢花作坐汤、洗阴痒。由外用而内服作丸剂，治阳痿。征诸此物对皮肤有刺激性，用于前述诸症，理论上亦有所依据。中药外用治阴痒，内服治阳痿，具有这种性能的如蛇床子等，颇不乏其例。

不以名害其实：人类在生活实践中，取多种多样的物质用来治疗疾病，是客观存在的事实。而当时当地仅凭识识相因，口口相传。古代文人的记载又不免据传说，凭臆测，对水生生物，不可能有正确的认识。且古代往往以鱼龙为同类，而加以神奇的渲染。我们不管它为龙、为吊，以及是否鱼、虾之卵，但人们千余年来采取这一种水生生物供药用，自岭南、福建，以及李时珍的所见所闻，至现在江苏苏州药市仍在源源生产，供应外地所需，可见这种药物有它一定的功效，我们不可因其名之不正，而忽弃其实。

紫梢花究竟是什么东西？紫梢花既不是古代文人臆测之吊脂，也不是鱼、虾所生之卵。笔者曾访问苏州采集该药的药农，据说是一种

# 一种苏州特产的中药——紫梢花

糠虾所产之卵，黏附在水中木桩或树根上的黏液块。但是它的采集期在秋季，不符于一般虾类产卵的季节。且鱼、虾产卵于水中，似不能黏结成团块。因此，笔者的疑团终莫能释。最近请教了南京师范学院生物教研组尤大寿同志。他认为这是一种淡水海绵。据说这种淡水海绵前苏州东吴大学生物系某教授发现于苏州城河中的木桩上。该教授曾做过一些研究，由于这是一种稀见的淡水海绵，目前对于它的生活史和习性尚不明了。这确是一个饶有兴趣的问题，生物学家认为是稀见的海绵，而民众则早经实践，采用作药物，由来已很久，足以说明生活实践是科学研究无穷无尽的源泉。

今后研究工作的展望：紫梢花是一种比较冷门的中药。虽然出产于苏州，但历来供销于外地，本省医家尚无应用的经验。此药的效用，本草上虽有一般的记载，但与其他中药一样，其医疗作用往往续有新的发展。目前消费地区对本品的用途、用法以及处方配伍、临床疗效等，有必要进行调查了解。这就需要药材供销部门的协助。同时希望对紫梢花有应用经验的中医、药界同志们介绍经验，交流情报，以便在现有基础上做进一步的实验，使这一味奇妙的中药更好地为医疗服务。

[《江苏中医》1959 年第 3 期 17 页]

# 治痢良药野麻草(江苏苏州的血见愁)

野麻草是民间用来治红白痢的草药,疗效确实,很久以来,该药的治疗经验长期分散在各地民间,各地纷纷报告野麻草在临床上试用,对痢疾是有确切的疗效,亟待进行总结,普遍推广应用,更好地为广大劳动人民服务。

据福州市红十字会医院报告:抗日时期(1937-1945年),福建省某后方医院曾采用野麻草治疗赤痢,收到良好的疗效。1953年10月,该院的一位职工因患阿米巴痢疾服用此草而迅速治愈,于是引起了他们的注意,采用此草在临床上试用,发现效果确实可靠,乃推广应用于门诊和住院患者以及小儿科的病人。计门诊治疗成人痢疾18例,小儿痢疾13例,住院患者27例,都获得全部治愈。特别对住院病人的观察,均于大便中查到变形虫者方予应用。用此药治疗的阿米巴痢患者除给予维生素、葡萄糖外,不用其他治痢西药如收敛剂、泻下剂、解热剂等。27例患者都系病情较严重的阿米巴痢疾,治疗结果得到100%的疗效。剂量是干品野麻草一两煎汤,一日二次分服。鲜草则用二两,小儿按年龄减量,服法与成人同。服药后在2~3日之间临床症状消失。复查大便,在3~4日之间阿米巴原虫转为阴性,远较吐根素疗程缩短了三分之二。(《全国医卫技术革新资料选编》)

朱良春医师介绍:南通市制药厂向福建购来野麻草原料,制为"痢疾片",送了两瓶给六合县人民医院。该院一位内科医师患慢性阿米巴痢疾已甚久,曾用痢特灵等各种西药内服和灌肠治疗无效,服用痢疾片而治愈。南通市公费医疗门诊部及南通市中医院用此药治疗红白痢疾——包括细菌性痢疾和急性肠炎等，疗效均极可靠。每次服5片，一日3次，大都当日即见效，两三天治愈。

据湖南省衡阳市卫生防疫站顾文明同志报道，58例痢疾患者服用野麻草的疗效统计，对细菌性痢疾痊愈率为75.86%，好转率为12.68%；对阿米巴痢疾无效。

福建省中医研究所和福建医学院微生物学教研组所作36种草药对痢疾杆菌抗菌作用的报告，计野麻草等11种草药对志贺氏痢疾杆菌及史密次氏痢疾杆菌有显著的抗菌作用；对福氏及宋内氏菌之抗菌作用则较差。例如南通市中医院曾治一急性痢疾患者，腹痛、里急后重，一日20余次杂有红色的黏液便，内服痢疾片，3天后症状完全消失。该患者在治疗前曾送大便至卫生防疫站做细菌培养，结果分离得福氏痢疾杆菌。证明此药既能治虫痢又能治菌痢和其他一般性肠炎。为什么一种药草能治多种痢疾呢？这是因为中药的有效成分比较繁复，它的医疗作用不如西药之单纯。药物的复合治疗是大有希望的，所以说不应以西药观点来看待中药。

据湖南衡阳顾文明同志的经验，野麻草对阿米巴痢疾无效，并提到有4例女病员在服药后出现轻重不同的腹痛等副反应，而朱良春医师的经验，治疗女性患者时，用干草一两煎服，半小时后即见腹痛缓解，下痢减稀，两日而愈，因此他怀疑该药或因产地不同而性效略异。这虽然也有可能，但还应考虑到衡阳产的野麻草是不是与福建的野麻草同名异物。因这是民间的土名，因同名异物而同有治痢作用的药草，事实上确是很多，这也是值得注意的一个问题。

笔者认为中药的研究，尤其是民间草药，必须了解原植物的品种，最低限度要搞清它的科属，这样才易顺利地推广应用，否则同名异物的太多，因而疗效往往不一致。福建产的野麻草原植物经鉴定是大戟科的"铁苋草",学名为 Acalypha australis L。该药草在江苏省也有分布,苏州药材公司收购的"血见愁"即是本品。

根据《本草纲目》记载:"血见愁"原名"地锦草",又名"草血竭",主治痈肿、跌打、血肿、血痢、下血崩漏等症。系生于田野石砌间之小草,铺地生,茎纤细,色赤,断之有白色乳汁,夏秋间叶腋开黄色小花,也是大戟科的草本植物,学名为 Euphorbia hamifusa Willd(附图1)现在河北安国制药厂提取它的地锦草酸及单宁酸,制成血见愁药片,用来止血,治鼻衄、咯血、子宫出血和月经过多等症。为什么大戟科的"铁苋草"在江苏省也叫"血见愁"呢?地锦草和铁苋草形状是大不相同的,这似不是偶然的混淆,可能还是民间经验传统所由来。按吴其濬《植物名实图考》记载谓:人苋,一名铁苋,叶粗涩,不中食(指苋菜是可食用的),为刀创要药,江西俗呼"海蚌含珠"。据此,则本品还有止血的功效,血见愁之名或由此而来。(附图2)

本植物有"人苋""海蚌含珠""玉碗棒真珠""野麻草"等别名,在日本则还有"榎草""编笠草"等名称。本品为大戟科一年生草本,生于田野近水潮湿处草丛中,高约一二尺,茎直立,有分枝,叶有柄,互生,叶形卵状,长椭圆形,先端尖,边有浅锯齿,叶面皱纹粗糙如麻,夏秋间叶腋出有梗之花穗,花雌雄同株,雄花多数细小而成穗状,褐色,雌花苞三角卵形抱合,略似编笠状,子房三,每房有胚珠如珠,故有海蚌含珠等名称。江苏省药材市场称"血见愁",在苏州地区收购,主销于东北及浙江等处。产地不仅在苏州,其他地区亦有。过去因销路不大,收购量不多。希望中医界的同志们对这种具有确实疗效而生产又便利的草药,认真地推广应用。在目前如黄连、木香等治痢中药供应紧张的情况下,充分利用草药,发掘草药潜力,这有其重要的意义。

# 治痢良药野麻草（江苏苏州的血见愁）

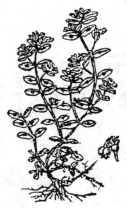
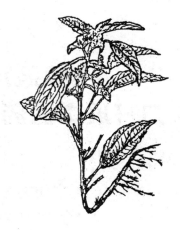

图1　地锦草　　　　图2　铁苋

[《江苏中医》1959年第7期9-10页]

# 继续鼓足干劲
# 大力开展中医药学术研究工作

新中国的医药卫生事业飞速地向前发展着。特别是正确地贯彻了党的中医政策后，中西医合作整理发掘中医学遗产，近年来在临床上应用中医中药治疗疾病，发现了很多疗效高、方法简、成绩好的医疗方法，治愈了许多疑难病证，包括现代医学认为难治的或需施行手术治疗的如急慢性阑尾炎、结石症、胆道蛔虫病、血栓闭塞性脉管炎以及传染性肝炎、晚期血吸虫病腹水症、流行性乙型脑炎、高血压等。这些事例说明了中医学都是根据整体性医疗理论作指导的。例如阴阳、虚实、经络、营卫、气血、针灸的十四经和各种穴位、《伤寒论》的六经主证主方和温病的三焦学说等，都是在整体观念上根据人体活动与疾病斗争所表现的证候来诊断的。中医学的临床诊断，完全为治疗而设，因此研究中医学必须密切结合临床，先从典型的证候和显著有效的疗法入手，进行分析研究，中西医分工合作，按照中医理论指导临床，做好详细的病历记录，客观地诊查观察，得出精细详密的总结，肯定某些典型证候和适应疗法，一方面推广应用，一方面进行科学研究，尽可能阐明它的机制。例如阳明病的承气汤证、少阴病的四逆汤证或太阳病的麻黄汤及桂枝汤证、少阳病的大小柴胡汤证等，虽有经文范例，但古文简奥，必须通过临床，详细记录它们的定型证候。在这些定型证候下适应哪些主要方药，然后研究这些证候的发病机理和方药的疗效机制，通过中西医合作的临床研究，总结经验，肯定疗效，不但便于推广应用，并且逐步从现代科学来阐明这些整体医疗机制，这对医学科学的发展具有重大的意义。

又如中医学有瘀血、蓄血等病理和消瘀活血等药理,例如桃仁承气汤治蓄血发狂、四妙活血汤治脱疽、大黄牡丹皮汤治阑尾炎等都是饶有研究价值的问题,根据临床实践已经证实了疗效,譬如阑尾炎在西医治疗中是禁用泻药的,而大黄牡丹汤治疗不但不禁泻下,而且在药后排出大便,从而更好地治愈了阑尾炎。脱疽是由动脉管血栓闭塞而来,西医只能手术截肢,而四妙活血汤却能使血行复活,将该病治愈。如果能把这一类疗效机制阐明,将对世界医学做出贡献。

对中医药学术开展研究是发掘中医学遗产、发展中国新医学的必要途径。中医学内容无比丰富,进行科学研究在目前来说不可能全部包下来,但先从临床总结中有卓著疗效的部分着手,是必要和确当的步骤。因为科学来自实践,实践有效的部分一定可以找出它的科学真理。

在辨证治疗复方的研究上,考虑先从典型的方剂入手,例如白头翁汤是由白头翁、秦皮、黄连、黄柏所组成,这四种药物都有抗菌作用,可以说明药物复合的协力作用是不是较单独应用具有更大的威力。乌梅丸治蛔厥,方中既有川椒、乌梅等驱蛔药,又有当归四逆及姜、附、连、柏等;这一个是既有原因疗法又有证候疗法的兼治方剂,这里的蛔厥包含有呕吐而厥逆等厥阴症状,乌梅丸方之治胆道蛔虫病,不但用以驱蛔虫,并且治呕吐而烦、腹痛而厥等症候群。通过这一事例,启发了我们对厥阴病的热深厥深的病理及乌梅丸复方的寒热错杂的药理探讨,可以结合临床做进一步研究。

《金匮要略》说:"下痢腹痛者,紫参汤主之。"此方由紫参与甘草所组成,主药显然是紫参,紫参即蓼科植物之拳参。《苏联药典》收载拳参为治肠炎下痢之要药,紫参治下痢在我国两千年前已有实践经验的记载,可是由于年远代湮,文字脱误,《金匮要略》这条原文作"下痢肺痛者紫参汤主之",历代注家虽有疑为文字误讹者,亦有人谓下痢属大肠经病,肺与大肠相表里,大肠移热于肺故肺痛,然而肺痛究属少见之症,致《金匮要略》此条成了疑案,字之误而致良方失传,紫参这一味良药，亦湮没不闻，甚至有注家将紫参释为桔梗者。由此可知，研究中医学，对古代文献之校准考证亦为当前重要的任务，同时结合对本草药物的科学研究，更有其重要意义。通过实践研究中医中药的疗效，从而检验和阐明古人的经验。

在研究中药的疗效方面，除了单味药以外，还须研究配伍后的作用。如附子配干姜以回阳、大黄配芒硝以攻下、麻黄合桂枝以解表等，这种配伍是否加强了它们之间的协力作用，又如麻黄合石膏以平喘、附子合白术以治风湿、黄芪合防己以消水肿等，是否转变了它们作用的方向？从这些配伍后的疗效中可以窥测复方配合的规律。中药的医疗效用肯定是在医疗实践中发现和发展起来的。我们必须在原有经验基础上，通过再实践，求得不断地发展。如半边莲原作解毒药，治蛇毒，近又发现能利尿、消水肿，甘草近又发现能治胃溃疡等疾患，由此可知临床实践为研究药效的必要途径。在大搞群众性献方运动中，各地献出的验方秘方、单方草药等，是群众长期实践、行之有效的宝贵经验，必须认真整理。首先应从这数以百万计的庞大资料中，根据来源，追踪访问它的经效事例，做出初步整理，从中发现有特殊疗效的珍贵资料。通过临床再实践，做进一步的科学分析。

临床研究应该是广泛治疗和精密实验相结合，一方面广泛应用各种有效方法解除病人疾苦，另一方面积累大量资料，加以分析总结，阐明证候治疗的一般规律，并为进一步研究疗效机制提供有利条件。在研究过程中，应该按照科学的要求，要有详细的病历记载，客观地诊断检查，周密地临床观察，做必要地对照，定期地追访等，从而找出更明确的治疗规律和更好的特效方药。例如白头翁汤治痢疾，茵陈蒿汤治黄疸，主药白头翁和茵陈蒿应做单味和复方的对照实验，借以窥测药物的单独作用和复方的协力作用之间不同的规律性。

西医学习中医，除有条件的离职学习外，一般可结合业务，边临床边学习，应用中医理论，施行中医治疗，结合西医诊查，观察记录，总结疗效，提供科学研究，同时也要研究中药，因为中药是中医学的组成部分,是医疗方法中的重要武器。研究中药,一般来说,虽然也应该分析其成分,但是目前看来,还不能用西药观点,即从单纯成分来看待中药。由于中药是生药,其医疗作用是天然的复合的多种成分的综合,它对人体起着多方面的作用。经验证明,有的中药发汗而兼利尿,有的止血而兼治痢,有的抗菌也兼有解毒,有的泻下又兼健胃等,在用法及用量上,也处处值得研究。从某些中药和方剂已可窥测到多数中药是对人体起调整平衡、改善体质、增进抗病力、恢复正常生理机能的;也有针对病原的功能,如杀虫、制菌、抗病毒等。由此可见,今后研究我国丰富的药物,首先应从临床观察以及动物实验研究它复合的药理作用,然后再进行化学分析。

中医中药研究得以迅速开展和上面所述成绩的获得是中西医团结合作的成果。科学研究必须为广大劳动人民的健康和生产服务。理论研究与医疗实践相结合;经典医学与群众经验相结合;总结经验与科学分析相结合。我们的共同目的是为了战胜疾病,保障人民健康,中西医必须相互学习,取长补短,共同提高。

[《江苏中医》1959年第9期16-17页]

# 蚤休与拳参混淆原因的探索

各地中药市场供应的蚤休（或称重楼），它的原植物都是蓼科的拳参或紫参，而蚤休则只流传于民间，草药医、蛇医自采自用，叫做"七叶一枝花"。

拳参和紫参是两种极为有效的中药，为什么充做蚤休，埋没了它们固有的作用呢？为了纠正名实，发掘中药，充分利用这些有效药材，更好地为人民保健服务，试以本草学的观点，探索它们互相纠缠的原因，并提出积极研究中药的意见。

1. 蚤休：收载于《神农本草经》，还有蚩休（《名医别录》）、螫休（《日华子本草》）、紫河车（《图经本草》）、重台、白甘遂、草甘遂、重楼金线（《唐本草》）、草河车（民间）、七叶一枝花（《本草蒙筌》）、三层草（《本草纲目》）等异名。它的基本来源为百合科王孙属轮叶王孙的一种，拉丁学名为 Paris polyphylla Smith，系多年生草本，根茎肥大，表面褐色，有环节，断面粉质白色。茎一枝直立，茎顶有叶轮生，小叶长椭圆形，呈卵状披针形，四五片至七八片，叶的变化很大，或成掌状复叶，排成一层，亦有两层至三层的。花着生于顶端，单朵，花梗长，花瓣绿黄色。蕊紫红色，药黄色，花柱长，向外反卷，因此有金线重楼、七叶一枝花、重台、三层草等别名。

它的异名"蚩休""螫休"，都表示其有解蛇虫毒的功效，其他的别名都能形容其茎、叶、花蕊和根茎的形状。再来看看历代本草学者对它的描述：苏恭《唐本草》说："一茎六七叶，似王孙、鬼臼、蓖麻辈，叶有二三层，根如肥大菖蒲，细肌脆白。"韩保升《蜀本草》则谓："药似鬼臼、牡蒙（指王孙），年久者二三重，根似紫参，皮黄肉白。"宋代苏颂说得更具体，谓："叶似鬼臼、王孙，作二三层，六月开黄紫花，蕊赤黄色，上有金线垂下，根似肥姜，皮赤肉白。"李时珍云："重楼金线，处处有之，生于深山阴湿之地，一茎独上，茎当叶心，叶绿色如芍药，凡二三层，每层七叶，夏月茎头开花，一叶七瓣，有金丝蕊，长三四寸，王屋山产者有五七层，根为鬼臼，苍术状，外紫中白。"

蚤休的根茎花叶，诸家本草都记述得很清楚。

2. 拳参：拳参是蓼科紫参属植物拳参的根茎，拉丁学名为Polygonum bistorta L.多年生草本，根茎肥厚捩曲，黑棕色，根生叶丛生，茎生叶无柄，披针形，锐尖头，基部心脏形，托叶鞘状，秋季梢头抽圆柱形花穗，密生淡红白色的小花。它的地上部分，与蚤休是截然不同的，根的外形虽可能有些相似，但蚤休根内面白色，拳参和紫参的根的内面呈红棕色，这是可以区别的。

拳参始见于宋《图经本草》，苏颂说："生淄州田野，叶如羊蹄，根似海虾，黑色，土人五月采之为末，淋渫肿气。"这味药有收敛止血、止下利之功，苏联已收载于药典。

3. 紫参：《神农本草经》列为中品，又名牡蒙。紫参的拉丁学名为Polygonum tenuicole L.《吴普本草》说："紫参一名牡蒙，生河西或商山，团集生根，黄赤有文，皮黑中紫。"梁代陶弘景说："三月采根，火炙使紫色。"又说："今方家皆呼为洪牡蒙，用之亦少。"唐代苏恭说："紫参叶似羊蹄，紫花青穗，其根皮紫黑，肉红白，肉浅皮深，所在有之；牡蒙叶似及己而大，根长尺余，皮肉亦紫色，根苗并不相似，虽一名牡蒙，乃王孙也。"李时珍云："紫参、王孙，并有牡蒙之名，古方所用牡蒙，多是紫参。"

4. 王孙：《神农本草经》列入中品，王孙的拉丁学名为Paris tetraphylla A. Gray。《吴普本草》说："楚名王孙，齐名长孙，又名海孙，吴名白功草，又名蔓延。"并云："蔓延，赤文，茎叶相当。"陶弘景说："今方家皆呼为'黄昏'，云'牡蒙'市人少识者。"

唐代苏恭引陈延之《小品方》述本草牡蒙一名王孙，徐之才药对有牡蒙无王孙，此则一物明矣。李时珍云："王孙叶生巅顶，似草河车（指蚤休）叶，《神农本草经》及《吴普本草》，紫参一名牡蒙。"陶弘景亦曰："今方家呼紫参为牡蒙，其王孙并无牡蒙之名。"而陶氏于王孙下乃云又名牡蒙，且无形状，唐代苏恭始以紫参、牡蒙为二物，谓紫参叶似羊蹄，王孙叶似及已，但古方所用牡蒙皆为紫参，后人所用牡蒙乃王孙，非紫参也。不可不辨别。李又云："唐玄宗时，隐民姜抚上言，终南山有'旱藕'，饵之延年，状类葛粉，帝取作汤饼赐大臣，右骁骑将军甘守诚曰：'旱藕者，牡蒙也，方家久不用，抚易名以神之耳'。"据此牡蒙乃王孙也。盖紫参主治血证、积聚、疟痢，而王孙主治五脏邪气、痹痛，疗百病之文，自可推也，苏恭引《小品方》牡蒙所主之证乃紫参，非王孙，故今移附于紫参之下。"

【橘泉按】本草王孙的记载，复杂迷离。①《吴普本草》所举之异名，已甚费解。②陶氏则据方家皆呼为黄昏，以意度之，认黄昏即王孙，因此又给王孙添了两个别名黄昏、牡蒙。李时珍在这个问题上产生了怀疑，他说：《神农本草经》与《吴普本草》记载紫参一名牡蒙，其王孙并无牡蒙之名，而陶氏乃云又名牡蒙，因此把苏恭所引《小品方》牡蒙所主之症——金疮破血、生肌止痛、赤白痢，移附于紫参之下，这是他的独具卓见处。但《小品方》牡蒙所主之症，即是紫参，那么苏恭所据以为牡蒙、王孙为一物之语，不攻自破。李不仅不加纠正，而仅凭甘守诚"旱藕者牡蒙也"一语，竟又据此"牡蒙乃王孙也"，又将旱藕并入于王孙，是其千虑之一失。即此看来，王孙的异名和它下面的功用是有问题的。

那么蚤休与拳参的纠葛究竟与上述情况有什么关系呢？笔者认为可能有以下几方面。

1. 蚤休和王孙是同科同属的植物，外观上非常相似，而拳参和紫参也是同类的药用植物，它们之间的形状既相似，功效又相近，采药的药农很难做严格的区别，这是可以理解的。且据调查发现，蚤休的原植物既有拳参又有紫参，而草药医所用的"七叶一枝花"里既含有蚤休也有王孙。

2. 紫参原来是牡蒙，因陶弘景之说而牵涉到王孙。据李时珍云，古方所用牡蒙皆是紫参，后人所用牡蒙乃王孙，而陈延之《小品方》牡蒙一名王孙，实际上仍然是止血止痢的紫参，李氏把它移附于紫参之下是正确的，但李又说后人所用牡蒙乃王孙，这有可能为《小品方》用的是紫参而名为王孙。由于这一纠缠而将紫参、拳参当做王孙、蚤休之用，似乎历史已很久，可是王孙、牡蒙早已不用了，唯蚤休则一直在被应用。

3. 蚤休的根，韩保升说"形似紫参"。至于王孙的根，《唐本草》亦说"皮肉皆紫色"。实际上王孙与蚤休的根的内部是白色。似乎这时候已经混淆了。紫参在张仲景《金匮要略·呕吐哕下利》篇有"下利腹痛者，紫参汤主之"的条文。后人因不识紫参为何物，注家竟有疑紫参是桔梗之误者。（《金匮要略》是宋代王洙在馆阁蠹简中发现的，因残简脱漏，下利腹痛误作下利肺痛，注者不加考核，望文生义，将错就错，曲解为大肠移热于肺而肺痛，因疑紫参是桔梗之误）

4. 吴其浚云："蚤休，通呼为草河车，亦曰七叶一枝花，为外科要药。滇南谓之重楼一枝箭，以其根老横纹粗皱如虫形，乃作虫篓字，亦有一层六叶者，滇南土医称其性味大苦大寒，入足太阴，治湿热瘴疟下痢，与本草书微异。滇多瘴，当是常用药也。"据调查了解，云南地区中药用的重楼，确是蚤休。而云南现在所用的"草血竭"又名"土血竭"，则是拳参属植物的根茎。它既有"血竭"之名，无疑是表示它有活血止血之功，可以设想云南这两种药名是从群众的实践经验中得来的，恰巧结合了实际，因而把它们区分开来了。

5. 功用方面：蚤休主治"热病惊痫，痈疽和蛇毒"，民间俗谚云："七叶一枝花，深山是我家，男的治疮疖，女的治奶花（乳痈）。"说明了它有很好的清热解毒、解痉等作用（蚤休根的成分：含有蚤休苷及派列斯替宁等苷类）。紫参则主治大热、吐血、衄血、血痢、痈疽诸疮，同样可清热解毒，并具收敛止血作用。拳参主治为外用"淋渫肿气"（拳参根的成分含有鞣质、还原糖、树脂、树胶、黏液质、淀粉等），苏联用于肠炎下利，含漱治口腔炎症，也是一种清凉消炎收敛药。其实验结果与我国《图经本草》所载功用不谋而合，可见古人实践的认识是正确的。因为这些都是清凉性解毒消炎药物，所以长久地误用，不至于发生问题。况且中医应用大都是复方，更不易发觉。唯因此而埋没了紫参和拳参，却是重大的损失。

紫参、拳参、蚤休、王孙等药用植物都是客观存在的，实际上各有它固有的医疗作用。其所以纠缠混淆的缘由，主要原因在于中医中药分工后，脱离了联系，过去中药工作者仅凭传统的直接经验，缺乏理论知识作指导；中医工作者只凭书本知识，缺乏直接的实践认识。陶弘景在《本草纲目·序例》中曾感慨地说："医不识药，唯听市人，市人又不辨究，皆委之采送之家，传习造作，真伪好恶，并皆莫测。"这些都是我国过去历史条件所造成的。

总之，蚤休和拳参相混淆的原因是相当复杂的，混淆的时期似乎已有长久的历史了。这里仅据历代本草的记载和民间（草药医）的实践，参照近代药用植物的知识与苏联医学文献做了初步的探索。不当之处，希读者指正。可是中药类此种情况还不在少数，今后应如何积极加以整理研究，是我们当前的一个重要任务。

整理和研究中药必须密切结合实际、结合历史，才符合中药研究工作的需要。一切真知都是从直接经验发源的，但人不能事事都有直接经验，事实上多数知识是间接经验的东西，这就是一切古人的外域的知识。这些知识在古人直接经验时，如果符合"科学的抽象"，是科学地反映了客观事物，那么，这些知识是可靠的，否则就是不可靠。人类认识的历史告诉我们，许多理论的真理性是不完全的，经过实践的检验而纠正了它们的不完全性；许多理论是错误的，经过实践的检验而纠正了其错误。

[《江苏中医》1960年12期3-5页]

# 点滴经验回忆录

## 一、应用"参苓白术散"的经验和体会

参苓白术散一方出自《和剂局方》，成分为：人参、山药、莲肉、白术、桔梗、茯苓、薏苡仁、扁豆、缩砂、甘草。原方主治脾肺气虚，泄泻，困惫无力，饮食不思等症，为和中化湿、行滞调气之要方。用于慢性胃肠疾患之腹泻，消化滞钝，颜面苍白或萎黄，肺结核无热，咳嗽咳稀薄痰，神经衰弱，同时伴有腹泻或贫血、虚寒症状等，服用参苓白术散确有满意的疗效。

笔者曾治一患者患慢性腹泻一年余，原有肺结核病史，衰弱疲惫，晚间腹泻较甚，中西医药应用殆遍。后经上海某医院诊断为"肠结核"，使用"次硝酸铋"后，虽见效一时，但稍着寒，或偶食一点油脂性食物后，又出现腹泻。患者面无血色，食欲不振，脉细无力。因嘱服参苓白术散粉剂，每日三回，每回二三钱，红枣汤调服。另食红枣糯米粥，有时把药粉和入粥内吃。嘱其特别注意饮食，腹部保温，防止受寒。这样连续服用三个月后，不仅腹泻症状消失，而且改善了消化和食欲，全身营养状况亦大为改善，获得了痊愈。

【橘泉按】①参苓白术散须用粉剂内服，效果始显，如作为煎剂，效力大减。②方中扁豆、莲肉、薏苡仁等必须炒熟后研粉，山药不宜炒，应生研，因山药含有淀粉酶，炒则易破坏其助消化作用。其他药味略微焙燥后研粉，粉剂研得越细效果越好。③如果改制剂型的话，建议将本方加入等量的糯米粉，和入适量红枣泥、砂糖，制成糕点，应是一种理想的制剂。

## 二、女子月经闭止

女子确非怀孕而月经闭止不来潮者,以茜草根为君,用量每日至少八钱,亦可加至一两二钱。配合当归、川芎、丹皮等。如血虚者,加生地或熟地,气虚者加黄芪;如果体质壮实而有大便闭结、脉实者,加桃仁、大黄;为了促进通经作用,药汤用热黄酒兑服,疗效较著。如无其他症状而单纯月经闭止者,仅用茜草根一两浓煎后冲入热黄酒半杯,往往一二剂后月经即来潮。

【橘泉按】茜草的作用与用量有一定的关系,《名医别录》主止血内崩、下血、跌折等;《大明本草》主月经不止及扑损瘀血、疮痈、脓肿,酒煎服;李时珍则谓通经脉,活血行血。经验证明,小剂量二三钱止血,大剂量八钱至一两余则行血通经,于此可见古人的记载并不矛盾。

## 三、痛经

月经来潮期腹痛腰酸,甚则乳房胀痛,同时有经行不畅的症状时,主药以藏红花为君约三至四分,配合川芎、丹参、当归、制香附等,轻煎热服。亦可加些黄酒,可后入,不要煎,煎则酒性挥发,失去作用。有一种痛经属于"肝气不条达"(功能性)而无器质病变者,即单用藏红花三至四分,开水半杯泡浸两小时,呈黄色之汤,乘热饮服,数次即愈。如子宫前屈或后屈以及有实质病变者服药后可能效果不著,应另行辨证治疗。孕妇忌用。

藏红花为通经药,并有镇静作用,对于月经困难(来潮不畅,延迟)、下腹部胀痛、郁闷、胁肋胀满、烦躁等肝郁症状明显者有著效。

[《江苏中医》1961年第1期38页]

# 半夏厚朴汤之治验

《金匮要略》之半夏厚朴汤在宋《太平惠民和剂局方》中改名为四七汤，主治梅核气及妇人肝气气郁诸证。四七汤之命名是因该方由四味药物组成（《金匮要略》原方本有五味，《太平惠民和剂局方》以四味为主，另加姜枣为引），主治七情气郁，顾名思义，使后人容易理解本方之适应范围。梅核气之症状为咽喉间似有"梅核"，咯之不出，咽之不下，原因则由于七情气郁凝结而成，故名之曰"梅核气"，实际上是一种异物感，相当于西医的"歇斯底里球"。我国医学家远在千余年前，已对本病有了一定的认识，且创制了有效的药方。笔者幼时初读《金匮要略》中的"妇人咽中如有炙脔，半夏厚朴汤主之"尚难理解；以后读了诸家论述应用的经验，本方适用于七情所致的"梅核气"，才开始对本方临床上的应用有了抉择适应证的依据。

本方的组成为：半夏、厚朴、茯苓、紫苏。看起来简单平易的四味药，辨证恰当时，往往有得心应手之效。

病例：1. 一妇人，年四十六岁，体格中等，年来常患月经不调，头晕耳鸣，因此常为妇科医生之座上客，同时也常来我处门诊。后来病情发展至卧床不起，邀笔者诊治。望诊，营养状态良好，体温及大小便均正常。主诉：常自觉气往上冲，忽而脑涨头晕，如巅如簸，颜面突然潮红，时而肢麻肉瞤，心悸亢进，通宵失眠，脉细弦数，舌苔微白。患者表情则呈特殊情状，目瞑不敢启视，语音极度轻微，其时她述说最感苦恼的是有时胸中有一股气，时时上塞咽喉，有时要她的女儿给予自上而下抚摩胸口。据说曾被西医诊断为心脏病、高血压、神经衰弱。

笔者考虑到患者上冲症状较显著，因投以柴胡加桂枝龙骨牡蛎汤，药后不见效应。

又考虑到妇人更年期，可能是脏躁病类，七情所作，乃作梅核气论治。投与半夏厚朴汤后，一剂即见效。数剂后不仅梅核气消失，心悸、失眠等诸症状随之而愈。

2. 一男性知识青年，年二十九岁，因患肺结核在家休养已两年余（患者系一单传子），其父母总是积极地为他进行中西医药治疗。在治疗过程中，患者经常感冒，咳嗽咳稀薄痰，同时喉头常感梗介不适，似痛非痛，患者疑虑喉头结核，因而焦虑苦闷，经常失眠。邀笔者诊治，诊得脉象沉细而弱，重按无力，舌苔白腻。主诉：常觉喉头梗塞，时发謦咳，咳痰不多。检视咽喉无红肿现象，既无潮热，又无盗汗，并无咯血，发音正常。唯惊悸梦扰，心神不宁，营养状况很好，食欲及大小便均正常。

辨析他的症状，原因似乎不在结核，考虑之下，以痰饮论，但服药后不见效果。改用疏肝理气之半夏厚朴汤，只服一剂，即感舒适，连服三剂，咽中梗阻感消失，咳嗽咳痰亦渐退，后以原方合六君子汤继续调治，体力恢复，收到满意的效果。

[《江苏中医》1961年第6期36页]

# 对巴豆剂的一些经验和体会

巴豆是一味具有剧烈作用的中药，远在数千年前已被人们利用来治疗疾病。我国第一部本草书《神农本草经》早已告诉我们"巴豆性味辛温有毒，破癥积，攻痰癖，荡涤五脏六腑，通闭，泄壅，疗喉痹，排脓毒，消水肿，杀虫鱼"，所以后人称之为斩关夺门之将，有戡乱劫病之功。

虽然巴豆的毒性较为猛烈，而我国的医药学家在长期实践中摸清了它的性质，掌握了应用经验，巧妙地把它制成巴豆霜或配伍他药为丸剂及散剂来应用，按照辨证规律，针对巴豆剂适应证施用，有立竿见影之妙效。张仲景《伤寒论》中有桔梗白散，才是典型的巴豆剂（巴豆霜一分，桔梗、贝母各三分）。原方主治"寒实结胸，无热证者"。笔者曾用于痰食胶结昏迷不语之老人，获得满意之疗效。

郑姓老人年七十一，素嗜酒，并有慢性支气管炎，咳嗽痰多，其人痰湿恒盛。时在初春，其家有喜庆事，此老饕餮大嚼酒肉饭食后，即入床睡眠，翌日不起，家人在忙碌中初当不知，至晚始发觉患者迷糊，询之瞪目不知答，木然如痴呆。因其不气急，不发热，第三天始邀笔者往诊。诊得两手脉象滑大有力，检视口腔，满口痰涎黏连，舌苔厚腻垢浊，呼之不应，问之不答，两目呆瞪直视，瞳孔反应正常，按压其胸腹部，患者蹙眉似有痛闷感拒按状，于揭被时发觉有尿臭，始知其遗尿在床，然大便不行，考虑其脉象舌苔是实证，不发热，不咳嗽，不气急，病不在脑而在胃，因作寒实结胸论治，用桔梗白散五分，嘱分三次以温开水调和缓缓灌服。第二次灌药后，患者呕出黏腻胶痰样吐物甚多，旋即发出长叹太息呻吟声。第三次药后，腹中鸣响，得泻下两次，这时患者始觉胸痛发热口渴，欲索饮，继以小陷胸汤两剂而愈。

第二例为一五岁小儿肺炎，于发病后第八天邀笔者往诊。据其家属称，权威西医诊断其为急性肺炎。当时青霉素正风行一时，每隔四小时注射一次，请来护士连续注射数昼夜后，虽然发热已退，呼吸也平静了，但是该儿旋呈无欲状态，不饮也不食，注射时不哭不闹，也不眠，肛门体温 36.7℃，脉沉弦而滑，舌苔满布白腻，时有恶心干呕，眼及四肢神经反应正常。大便虽不行，腹部按压亦无抵触物，唯按及胸脘时，患者颜貌呈苦闷状，投以玉枢丹，灌药后悉呕出，病情不动不变，筹思无策。时在夏季，患儿裸卧床上，任令触诊，注视其呼吸，有时闻以太息，胸胃部有窒闷感，胃部叩诊有鼓音，乃作结胸治，以桔梗白散小量（每回一分）频频灌服，吐出则再灌，乘势取其呕吐痰涎，药后果得呕出黏痰甚多，继而大便泻下黏涎，旋即哭闹出声。翌日复诊时体温（肛门）升至 38.5℃，咳嗽，乃以小青龙汤加减治疗而愈。

笔者亦经常应用巴豆剂的另一处方紫园丸，认为对小儿食积发热引起惊搐烦啼诸症最有著效，且服用便利，导滞去积不腹痛，无副反应，安全有效，确为儿科之一种常备要药，对于小儿即使是乳儿，由于乳积、食积、痰积、虫积等胃肠道异常而起的发烧、夜啼不安、惊搐等症，随其体质、年龄、病情而以适当剂量投与时，往往能排出黏液加痰样物而迅速奏效。紫园丸见于《千金要方》儿科门，处方为巴豆霜一份、代赭石一份、赤石脂一份、杏仁二份，共由四味组成，丸如萝卜子大，三岁小儿每次服 0.5 至 1 分，以轻泻为度，不泻时可稍稍增量。经验证明，紫园丸为儿科之妙药，后人从此方发展而制出的儿科名药保赤散、金鼠矢、万应丹等，均是巴豆剂之对儿科方面的应用。

1949 年以后，各地的中医师创造了更多的新方剂，例如在血吸虫病治疗中，湖南的巴绛矾丸（巴豆霜合煅制皂矾）、江苏常熟的麝香木香丸（巴豆霜，木香，麝香等）、广东的巴豆红糖丸等，都是用来治疗腹水。江苏的巴豆朱砂膏外贴治疗白喉，南京地区的利喉散用来治疗气管白喉等，以上均有良好的效用，可以说巴豆制剂的应用已经得到了推广。

虽然巴豆是剧药，但是有毒药物却为治病的利器，只要掌握了配制法和剂量，用以攻病破坚，诚有斩关夺门、旗开得胜之功效。巴豆峻烈毒性在巴豆油，制成巴豆霜，系压榨去净油，除油越净，则越无腹痛、呕吐等副反应，如新制巴豆霜，去油未净，则内服用的剂量要减少，否则其副反应较难掌握。巴豆内服取其攻坚，巴豆油并非不可用，不过定量的问题有待进一步研究。利喉散治气管白喉，取其逐伪膜，显然是巴豆为主之排逐驱除气管阻塞作用。曾有文献报道治气管白喉濒于窒息危险时用生巴豆一粒，加水于乳钵内研磨成白色乳剂，以注射器吸取乳液少许射入患儿喉头，当即呕出伪膜得救。这在无医疗条件地区仓猝中抢救的实例，足见巴豆斩关夺门的作用。外贴用的巴豆朱砂膏应以不去油之巴豆，紫园、白散等则必须去净其油，此外配伍以绛凡、赤石脂等矿物性粉末，内服时似有保庇性，可以减轻其副反应；配桔梗等则用于寒实结胸，可见巴豆的用法与配制法、剂量等均有重大关系也。

[《江苏中医》1961 年第 9、10 期合刊 40 页]

# 尸厥两例与防治冻疮验方

## 尸厥两例

1. 一中医先生之夫人，年四十许，因其爱子跌入河中溺死，掰踊大哭，痛不欲生，在其子殡殓之际，号恸昏厥，卒仆不省人事，经推揉呼喊多方急救，不能回苏，如是者一日。第二天清早急足速予往诊，至其家，见病人挺卧床上，四肢厥冷，颜面潮红，眼睑未合，眼泪汪汪，眼角膜及瞳孔反应均无异常，气息若有若无，心脏仅微搏动，两手脉象极微细而模糊，四肢关节腱反射尚正常，牙关虽不紧闭，但检视其舌较为困难，稍稍灌以汤水，良久不会咽下，仍从口角流出。

《内经》云：血之与气，并走于上，则为大厥。此殆气厥尸厥之类，因思汤药既不能进，只能用刺激开窍疗法，可是"掐人中"及开关散吹鼻等均已施用无效，乃考虑到"上病下取"之法，因嘱用艾炷直接灸其足底涌泉穴，按男左女右顺序先灸右足，灸至第三炷时，患者似已感到疼痛，有挣扎缩动样，因令两人把持其双足强行灸灼，不多久时，患者胸间颤动，抽噎而哭出声来，乃为之处方，用四七汤加味调理而愈。

2. 一农村妇女，年约三十余，平时性情急躁，一日因与邻居争吵，投河自尽，被人救起来，突然昏厥。时在夏季，笔者适往该村出诊，见河旁草坪上拥集多人，正在纷纷议论，他们见到笔者，即邀笔者看看是否可救。其人披头散发，衣衫尽湿，僵卧地上，据旁人说，从河里捞起时，还大哭大闹，故可认为此非淹死，但时间已经过大半天，家属问我是否有救。诊之，脉沉细，手足冷，按抚心胸间尚温，心脏微有搏动，扳开眼睑，见眼结膜布满血丝。

《内经》云：阳气者，大怒则形气绝，而血菀于上，使人薄厥。予因曾经有过上一例的经验，速嘱用艾绒灸足底，但当时村中无艾绒，须到三里路外中药店去买，往返又要数小时，因嘱取缝衣针来扎针，在足底涌泉穴刺了几下，毫无动静。考虑到缝衣针太细，嘱换扎鞋底用的大号针，再次往涌泉穴用力刺下去，用"泻法"捻针，突然其脚有些随针而缩动，患者大叫一声而苏醒过来，众人七手八脚将患者抬回家去，其家属再三道谢，要我去家里坐坐，我因要去别处诊病，兴辞而别。

## 防治冻疮验方——当归四逆汤

1. 杨小妹，十七岁，纤长瘦弱，肤色苍白，十四岁月经初潮，开始时间隔三四个月一次，现仍两三月一次，量少色淡，经潮期腹痛，手足厥冷，每年初冬起，耳轮、手腕、手指、足趾等部位均患冻疮，甚至溃烂后至春季尚不易愈合。时在初冬，患者因月经病来本院诊治，诊得脉象极细而迟弱，苔微白，四肢冰冷，手背红肿，冻疮已形成。处方用当归四逆汤合桂枝茯苓汤方，二剂腹痛著减，这次经行较畅，色鲜红。复诊去桂苓汤，专用当归四逆汤，嘱服十二剂，冻疮不溃烂，且较快恢复，同时手足已转温回暖，嘱保存此方，每年冬季煎服十剂作预防冻疮之用。其每年必发之冻疮，竟从此不复再发，而苍白之皮肤、厥冷之手足以及月经不调及腹痛等，竟因之而得治愈。当归四逆汤确有防治冻疮之功，且有改善体质之效。

2. 一男性小学生，两脚患冻疮溃烂，其父背负之来诊，已不能著鞋袜，用棉絮包裹双足。检视之，足背肿烂流血水，足趾紫黑，如脱疽状，趾甲几欲脱落，触之则剧痛号哭。据称曾经多方治疗无效，并说该儿年年患冻疮，今年更甚。诊察之下，皮肤血色不华，面色㿠白，两手脉象细而涩，胫冷至漆，手冷至肘，饮食与二便无异常。给予补贴紫云膏（紫草根、当归、麻油、黄蜡等制剂），每日更换，内服当归四逆汤两剂而痛减，六剂后手足回温，旬日后溃疡逐渐愈合。嘱每年霜期后即服此方十剂，用以预防冻疮。第二年服药后，冬季果不再发。

当归四逆汤是仲景经方，《伤寒论》厥阴篇云："手足厥寒，脉细欲绝者，当归四逆汤主之"，处方为当归三两，桂枝三两（去皮），芍药三两，细辛三两，甘草二两（炙），通草二两，大枣二十五枚（擘），此七味，以水八升煮取三升，去渣温服一升，日三服。

【橘泉按】古之三两约当今之三钱，本条经文，不言伤寒云，盖有别以伤寒亡阳而致手足厥冷者，论者谓本方是肌表活血之剂，可见本条是指卫阳虚寒体质，气虚血弱之证，观于次条，"若其人内有久寒者，以当归四逆汤加吴茱萸生姜汤"，所谓内有久寒，系指内有胃寒停饮呕吐等症，以此例彼，本条显是外有久寒，即体质之属于阳虚血弱者。本方是桂枝汤之变方，即桂枝汤方中去生姜换细辛，加当归、通草，故治血脉涩滞，紫斑痒痛，腰脚拘挛，贫血，神经痛，以及妇人虚寒，月经不调，腹痛，手足常冷，易罹冻疮等。用以祛外寒，温血行，具有兴奋与改善末梢血液循环之功效，确为不可忽视而值得推广的一张良方。

[《江苏中医》1961年第9、10期合刊54-55页]

# 中药璀谈——北沙参、防风

## 一、北沙参的潜力

北沙参主产于我国山东莱阳，中药市场称"莱阳参"，其原植物为伞形科珊瑚菜属北沙参（Phellopterus littoralis Fr. Schm.），生于滨海砂地，本植物与防风同类，亦名"海滨防风"，其茎叶嫩时可供食用，味美，新叶及叶柄鲜红色，故又名"珊瑚菜"。根肥大而长，达二三尺，皮黄肉白。商品北沙参系挖掘后剪去须根，剥去外皮，只取中心，刮成首尾均匀之根条，束扎成把，销运各地。张潞《本经逢源》云："沙参有南北两种，北沙参质坚性寒，南沙参质虚力微。"黄元御《玉楸药解》谓："补肺中清气，清头上郁火……产山东、辽东者佳。"《本草从新》云："北沙参甘苦微寒，专补肺气，清肺养肝，兼益脾胃。"诸家临床经验，均知南北沙参功用不同。北沙参并有类似防风之清头目、散郁火、平肝养肝、养阴清肺、益脾胃之功，不若南沙参之专作祛痰止咳用也。我国中药商品规格向来要求甚高，因而远销南洋及日本，获得国外信誉。但是北沙参的加工需去皮去须，损耗较大，建议今后除出口任务外，应考虑把其根全部利用，以充分发挥其全面作用。

## 二、防风的无尽功用

防风《神农本草经》列于上品，顾名思义，"防风"有"防治诸风"之功。观《神农本草经》主治大风、头眩痛、风邪、目无所见，风行周身骨节疼痛；《大明本草》主三十六般风，补中益气……瘫痪……羸损盗汗……安神定志；《珍珠囊》……散头目中滞气，经络中留湿，主上部见血。看来本品不只用于外感风邪，并具有镇静、镇痛、滋养、柔肝、息风、和脉络等功效。特别对于预防脑部疾患，例如中风以及脑贫血、神经衰弱、高血压、血管硬化等均适用之。

再来看看《朱氏集验方》用防风一味为末，浮麦汤送服治自汗不止。《普济方》用防风、白芷等份，治偏头痛。《经验后方》用防风、南星等份，治破伤风牙关紧闭。防风一味研末，名"独圣散"，治妇人崩中。《千金方》等并用来解除乌头、附子、芫花、野菌及诸药物之毒。这些实践经验都说明了防风是一味疗效广泛的良药。从药物鉴别来说，防风是伞形科植物，历来应用有数个品种。李时珍云："江淮所产者都是石防风……二月采嫩苗作菜，辛而甘香，呼为'珊瑚菜'，其根粗丑。"李氏所指"石防风"系伞形科防葵属防风 Peucedanum deltoideum, Makino，这也是防风之一种。正品防风，一般认为是 Siler divaricatum B. etH. 为宋《图经本草》所指"叶似青蒿而短小，春初时嫩紫红色，江东人采作菜茹，五月开细白花"的品种。

据国外文献记载，Peucedanum officinalis L（即伞形科防风之一种）用以治脑病猝倒，眩晕、癫痫、头痛、麻痹、痉挛等症有效。这种防风虽不产于我国，但与我国本草所记之防风是同类品种，它们的功效亦大致相似。可见我国历代医药学家的记载防风治头眩痛、目无所见、诸风、瘫痪、神志不清等脑部疾患，具有实践性、科学性，不仅中外经验不谋而合，且早在两千多年前，已有明确之认识。笔者近来应用防风于神经性失眠、头昏、头痛、脑涨等患者，收到满意之疗效。而其无尽功用，尚有待于研究发展，充分发挥其作用。

[《江苏中医》1961 年第 11 期 37 页]

# 古方药品考——紫参汤里的紫参

《金匮要略》之呕吐哕下利篇："下利肺痛者，紫参汤主之"，方内载："紫参，甘草，上二味，以水五升，先煮紫参取二升，内甘草煮取一升半，分温三服。"这一条原文，历史注家都知道文字有错简，《医宗金鉴》云，"此文脱简，不释。"程云来云："肺痛未详，或云肺痛当是腹痛。"唐容川云："肺痛之证未明，紫参究系何物，亦未能考。"陈修园云："紫参近似桔梗，今各地药肆已无此物，盖久无人用矣。"有人疑紫参为丹参者，亦有人疑为紫菀者，甚至有疑非仲景方者。黄元御则随文注释云："肺与大肠相表里，肠陷而利作，则肺逆而痛生，肺肠之失位，缘于中气之不足，脾土不升而后肠陷，胃土不降而后肺逆，甘草补中而缓急，紫参清金而破瘀，瘀去气调而复肺胃升降之属，则痛定而利止矣。"黄氏这种注解，可说信手拈来，自成妙文，但是不能解决问题。这条原文应作"下利腹痛者，紫参汤主之"，本来是朴简而明白的，《金匮要略》是断简残篇，文字脱漏，不足为奇，尚易理解，只因紫参一药的失传，以致许多注家虽知肺痛是腹痛之误，但对紫参无应用经验而不能征诸方药以决其疑义。

中医学自医药分工以后，医家和药家逐渐失去了联系，以致在药物的发展、沿革、演变过程中，产生名实混淆，不易及时纠正。虽然紫参早记载于《神农本草经》，曰："紫参一名牡蒙，主心腹积聚，寒热邪气，利九窍，通大小便。"《名医别录》云："疗肠胃大热，唾血衄血，肠中聚血，痈肿诸疮。"唐·苏恭还把它的形状说得很清楚，他在本草紫参条下注云："紫参叶似羊蹄，紫花青穗，根皮紫黑，肉红白，牡蒙叶似及己而大，根苗并不相似。"

紫参一名牡蒙，王孙亦一名牡蒙。紫参与拳参为同类，王孙与蚤休亦属同类。这其间由于同名异物、同物异名，演变过程中有着千丝万缕的关系。（笔者曾有"蚤休与拳参"一文，详见《江苏中医》1960年第12期）许多年来，紫参这一药一直被当作蚤休来用。紫参其名虽亡，其实尚存。

　　紫参与拳参均为蓼科蓼属之近缘植物，它们的地下根茎均肥厚，外皮紫褐色，内部粉红紫色，含有丰富的淀粉及鞣质。二者性状功用大致相同，紫参为清热解毒，止血，止痛，治下利腹痛之要药。拳参亦载于宋《图经本草》，为收敛止泻药。苏联用其作为止泻及口腔炎之良药，已收载于第八版《苏联药典》中。

　　蚤休与王孙均为百合科王孙属之近缘植物，它们的地下根茎均肥厚，外皮黄褐，内白色，蚤休为解热解毒、治痈疮解蛇毒的要药。紫参亦有消痈肿化疮毒之功，用来作蚤休，它的一部分功效是相同的，可是埋没了它固有的收敛止利止痛等作用，但百合科之蚤休则因此而失传。据我们调查了解，江浙地区药材商品之蚤休都是紫参或拳参的根茎，民间草药医用蚤休来治蛇毒，他们自采自用，称其为七叶一枝花。这一《神农本草经》收载的中药蚤休在中医界已失传，只流传于民间，所谓礼失而求之野，可见劳动人民亲身实践的认识胜过我们中医师的脱离实际者多多矣。我们中医药工作者，应该多向民间草药医学习。

　　笔者最近曾用紫参（商品蚤休）治疗一名患下痢腹痛的亲友，只服两剂而治愈。笔者认为没有任何理由对仲景紫参汤这一条证治存有丝毫的怀疑。建议恢复紫参的原名并推广应用，同时采集蚤休（七叶一枝花），使这一良药应用于临床。以上是笔者个人初步意见，请医药界同志批评指教。

[《江苏中医》1961年第12期28页]

# 黄连解毒汤的应用

黄连解毒汤方出自《外台秘要》，成分为黄连、黄芩、黄柏、山栀子等四味。《类证活人书》列于火证门，主治三焦之实火，内外皆热，烦渴，小便赤，口舌疮。《医方集解》主治一切火热，表里俱盛，口燥咽干，大热狂躁，心烦不眠，吐血衄血，热盛发斑等症。笔者常用此方于咯血、衄血以及诸出血而属阳证实热证者，屡获卓效。

1. 一女性患者，发热头痛，鼻出血，出血量甚多。曾用京墨纸卷塞鼻孔，血仍从鼻道流出，咽下或满口吐出。经服中药以及西医注射种种止血针剂，虽得暂时止血，但须臾又复出血。余诊得脉象有力而滑数，外观上虽无重症高热现象，但测量体温终在38℃左右。患者感觉头胀、心烦，并不口渴，大便稍倾向于干结。舌布腻苔，因墨汁及血液而染成灰褐色。平时月经正常，此次逾期数天未见来潮。患者过去既无鼻衄史，现在又无其他兼症，只开始时微觉感冒样头痛、头胀，初疑为月经之代偿性出血，投以桃仁、红花、茜草根等通经之剂无效，继思既有头痛，又有微热，流血虽多，面色并不苍白，参以色脉，当属阳证实证。因决定以黄连解毒汤加味，嘱予冷服。药后，血不复再出，只数服而痊。

2. 一个十来岁的麻疹患儿，发疹期高热咳嗽气急，麻疹稠密、色赤带紫。疹后身热不退，烦渴、咳嗽、鼻衄、齿龈出血、龈肿口臭，脉细弦数，舌质绛红，根有黄苔，小便赤涩，大便色黑呈恶臭，但不干结。显属麻疹余毒，颇有并发牙疳的危险。初拟用犀角地黄汤，因患儿家庭经济关系，改用黄连解毒汤加鲜生地、丹皮、赤芍等，数剂顺利治愈。

3. 一肺结核患者，男，40岁，咳嗽，多量咯血，初用滋阴降火止血之剂，屡治无效。因头痛发热，有口疮，脉滑数，舌黄苔，改用黄连解毒汤加味，血即止。临床经验证明，肺结核患者之咯血，往往兼有发热。在一般情况下，宜滋阴降火法，但在另一种情况下，即患者咯血发热，兼有头痛、头胀、脉数而滑、或带浮、心烦、口渴、睡眠不安、小便色黄、或排尿有热感、大便倾向于干结者，属阳证热证。此时，用滋阴降火法则无效，用本方加减，往往应手而愈。一般来说，肺结核发热咯血，属阴虚者较多，但事实上确有属阳证实热证的。先前我对肺结核咯血多以肺肾相关、金水相生、肾虚肝旺、木火刑金等五脏生克来论证，用滋阴降火的方法来治疗，可是有时见效，有时无效。实践表明，中医辨证必须参合色脉，根据具体病情，辨别表里虚实寒热而用药。

黄连解毒汤的方义：黄连降心火，黄芩清肺火，黄柏泻肾火，山栀子凉血热，且四味均具强烈的消炎作用，组合一方，协同而奏清热解毒、凉血消炎之功。此方不仅用于吐衄，其他热性疾患之充血性急性炎症，例如胆囊炎、黄疸、膀胱及尿道炎、赤淋尿血、眼结膜炎、急性脑充血、烦热躁狂等，如方证相适应都可见效。中医整体性治疗之所以能够"同病异治，异病同治"的道理就在这里。

江苏医院一位住院女患者韩同志曾给笔者一张多年保留下来的中药方。她说，当年参加抗日，在苏北（江苏北部）打游击时患大病，九死一生，就是服了这个药方治好的。据她说该病很奇特，开始月经过多，牙齿出血，后来项间发生疖子样的紫疙瘩，破头流血，涓涓不止，血异常腥臭。经多方治疗无效，后请一位农村中医诊治，开了这张方子去配药，药铺里的人不肯配，说这处方中的药物太凉，女人不能吃。当时因为束手无策，死马当做活马医，请他照配。不料吃了此药病就好了。一年后，因与敌人艰苦战斗，转移阵地，她几昼夜没有睡觉，疲劳过度，旧病复发，症见鼻衄、齿衄，周身发现紫斑，上半身更甚，有的斑变成疙瘩出血。再去该地（江苏盐城地区乡间）仍请那位中医师诊治，结果服了他的药又逐渐好转而愈。韩同志因此把那张处方视若珍宝般地保存下来。她要笔者研究一下，看看可不可以推广。现录其处方如下：生石膏、鲜生地、黄连、丹皮、黄芩、山栀子、赤芍、黄柏、鲜茅根、鲜芦根。原来这是黄连解毒汤与犀角地黄汤的合方，去犀角加石膏、茅根。笔者认为那位中医不但有学识，有经验，且具胆量和机智。他运用大方大药治大病，而且能根据病人的环境与条件，不用犀角而改用大量石膏和茅根，这殊令人敬佩。（已将该方交江苏省卫生厅有关处科了解，向当地卫生部门领导反映）由于这一事，引起了笔者对黄连解毒汤应用经验的回忆，因连类而记于此。

[《江苏中医》1961 年第 12 期 38–39 页]

# 有关治癌的中药方剂和草药介绍

近年来癌症的发病率在世界各国逐渐增长。由于癌症的发生原因目前尚未完全了解,因此预防和治疗癌症还无切实可靠的方法。1949年以来,我国的中西医师应用中医中药和民间草药来治疗癌症,例如治疗胃癌、食管癌、乳腺癌、宫颈癌等,发现和积累了不少经验,不少癌症患者不仅改善了症状,抑制了癌症的发展,并且延长了生命,也有一些患者因此而获得治愈。在这方面已经引起了国内外药界的极大兴趣和普遍注意,也给我们指出了今后治癌研究的一个新的方向。

苏联医药学家一贯重视生草药的研究。苏联科学院远东植物研究所对于药用植物的调查研究,主要是根据民间经验,同时也十分重视我国传统的本草学,他们采集各种中草药进行了综合性研究,除了对药用植物进行生药学的研究以外,还结合临床和动物实验来观察一般新鲜草药的临床疗效。研究结果认为,新鲜草药的疗效最好。为了解决青汁疗法的问题,苏联专家把新鲜草药的榨汁(青汁),用机器低温干燥,类似制奶粉的方法制成了粉剂。这样以改变剂型的方法,基本保存住新鲜草药的有效成分,使其不影响疗效,这一成功经验是值得我们学习的。

日本医药界早就接受我国医药文化,在我国医药的直接启发下,对汉方医学和民间草药的研究也积累了很多经验。现在将笔者搜集的国内外有关中药中草药抗癌的资料介绍如下,供临床医师和基础研究人员参考。

## 甲、复方方剂辨证治疗方面

1. 旋覆花代赭石汤：（旋覆花钱半、人参一钱、代赭石四钱、半夏钱半、甘草一钱、生姜三片、大枣四个）用于胃癌初起，心下痞闷，压重感，胃部膨满，肠蠕动不安，时有轻度腹痛、便秘、嗳陈腐气或呕吐反胃，呕吐物含咖啡样沉渣等。

2. 利膈汤：（半夏二钱、栀子三钱、附子一钱、甘草一钱、干姜一分）用于食管癌、胃癌、噎膈、反胃、食物咽下时胸痛、食管通过困难，或食后呕吐等。

3. 小建中汤：（芍药三钱、甘草钱半、桂枝二钱、饴糖一匙、生姜三片、大枣四个）适用于胃癌早期，心下部疼痛，胃部有振水音，直腹筋紧张，腹部挛急痛，脉软弱，或呕吐，食欲不振，下血便（黑粪），呈贫血衰弱症状者。

4. 半夏泻心汤：（黄连一钱、黄芩二钱、半夏二钱、干姜一钱、人参一钱、甘草一钱、大枣四个），适用于胃癌、胃部疼痛、有阻塞感，呕吐嗳气，心下及腹部触觉有抵抗硬块，与旋覆花代赭石汤症状相似但体力不甚衰弱，腹肌紧张有力者。

5. 冲脉饮：（黄芪钱半、人参一钱、茯苓三钱、白术三钱、当归二钱、芍药二钱、生地二钱、川芎一钱、柴胡一钱、青皮钱半、木瓜二钱、皂角子一钱、甘草一钱）用于妇人乳腺癌，破溃流血、不易收口等。

6. 十六味流气饮：（当归一钱、川芎一钱，白芍一钱、桂枝八分、人参一钱、黄芪一钱、枳壳五钱、厚朴一钱、槟榔五钱、橘皮一钱、甘草一钱、桔梗一钱、苏叶一钱半、防风一钱半、首乌二钱、青皮一钱）用于乳腺癌初期硬结、掣痛等。

7. 楤木龙胆汤：（楤木根皮五钱、龙胆一钱半、丹皮一钱半、大黄一钱半、木香一钱、甘草一钱、地黄二钱、苦苣苔三钱）用于胃癌、肿瘤可以触知，体质羸瘦、恶病质状，呕吐物有咖啡样沉渣，尿量减少,大便秘结如羊粪者。

8. 昆布韭菜汤:(昆布三钱、韭菜四钱、桂心一钱)治慢性胃病、胃癌初期。

9. 缩砂仁汤:(缩砂仁一钱、肉桂一钱、吴茱萸一钱)治胃塞、胃癌初期。

10. 神农丸、消瘤丹等,结合辨证施治,国内各地已有报道。兹从略。

## 乙、中草药方面

1. 白毛藤:《神农本草经》名"蜀羊泉",《植物名实图考》称"千年不烂心"。苏州郊区民间习惯用白毛藤治疗妇女白带,同红枣煮服。1955年有报道某患者经上海某医院诊断为宫颈癌,服此方而治愈。后经苏州、浙江等地中医师们采用治疗宫颈癌结合复方,随症施治,获得一定疗效。

【橘泉按】本草记载蜀羊泉治"恶疮及女子阴中内伤,皮间实积"等症。

2. 鬼臼(球):即薜荔的果实,俗名"鬼馒头",亦称木莲。苏州市中医院黄一峰医师治疗癌症在辨证用药处方中加用鬼臼(球),收效甚佳。

【橘泉按】薜荔这味药在本草记载具有散毒消肿、止血镇痛,并有壮阳道、暖腰脚、固精、下乳等功效;对痈疽恶疮有较好的治疗作用。

3. 枸橘:消乳核,乳腺癌初期有效。苏州地区民间经验用枸橘煎服,消乳核,行之有效。叶心铭、金里千两医师在吴县用直治愈三例经病理组织切片确诊的乳腺癌患者,每日以枸橘6～7个浓煎内服,久久服之,竟获消散。

【橘泉按】枸橘又名臭橘,本草记载"辛温无毒,治喉瘘,消肿导毒"。夏子益《奇病方》治咽喉生疮,层层如叠,日久有窍出臭气,废饮食,用臭橘煎汤连服必愈云。古人所称喉瘘,是否指喉头癌?值得进一步研究。

4. 白花蛇舌草：茜草科的一年生小杂草，植物名叫二叶葎，学名为 Oldenlandia diffusd Roxh。曾收载于《生草药性备要》，又名蛇舌黄。此草生于南方，广东、广西等处均有分布。该草茎高不足一尺，细而分枝，叶狭长呈线形，全缘，夏日开细花，白色或带淡紫色。民间用来治疗阑尾炎，近来发现又能治疗大肠癌。香港《文汇报》登载有三位大肠癌病人，用此草每日数两，和白茅根一起加水与红糖煎服治疗，都恢复了健康云云。

5. 四叶葎：茜草科的小草本。据《福建民间草药》记载，也是用来治阑尾炎（鲜草每日三四两）。此草与白花蛇舌草是近缘植物，江苏地区有分布，南京市郊外紫金山附近亦有。生于阴湿地，春季发苗，茎高数寸，基部伏地，上部直立，叶长椭圆形而小，节间四叶轮生，夏日开花白色，果实为小粒状。学名为 Galium tsifdum L. 南京所见到的是这种。另一种四叶葎叶较阔而短，花为淡黄色，学名为 G. graeile Bumge。这两种都与白花蛇舌草很相近。福建民间用治阑尾炎，是否与白花蛇舌草有同样作用，亦值得进一步研究。

6. 猪秧秧：又名八重葎，学名为 Galium aparine L，我国土名尚有锯子草、拉拉藤等，据日本医学家富士川游著《西洋民间药》记载，采新鲜之全草，捣榨取汁，混合以猪脂，贴乳腺癌有效。并称令患者预先服泻下剂，然后以此草之煎剂内服（成人每日鲜草三两，干草约一两），能治内脏之癌症，并可作利尿剂，能治水肿云。

【橘泉按】这是一个饶有兴趣的问题，猪秧秧也是茜草科的小杂草，且与二叶葎、四叶葎是同类相近的草本植物。这些小草在江浙地区分布很多，生于麦田中及蚕豆之间或庭园草坪上。茎细长，质软弱四棱，棱上有细逆刺，叶细狭长。六至八叶轮生于节间，花细小淡黄色，果实为小粒状，麦面生钩刺，易黏附于人衣或他物上。春夏间与小麦、蚕豆同时期生长，且大都生在麦、豆田垄间，采集极易，很值得临床反复试验并做进一步的药理研究。

7. 薏苡仁一两、菱角三两、矾松一两（匙叶菜），以上三种煎汤服，日本民间用来治胃癌，曾有报道说该方行之有效。据称一位70多岁的老人患胃病，某大学附属医院诊断为晚期胃癌，因其年老体弱，不适于外科手术。患者不能进食，米饮点滴不入，痛苦万状，待死而已。经人介绍用这三味煎汤，慢慢呷饮，不久渐渐能进汤饮，后来能进米饮、藕粉、稀粥，从此老人心情快乐，病情得以缓解，延长了三年半的寿命云。

8. 番杏一两、菱角二两、薏苡仁一两、藤瘤三钱用来治癌症，据称有不可思议的疗效。常有经过现代医学诊断为晚期癌症患者用此而得治愈的事例。

9. 决明子五钱、匙叶草（矾松）三钱、薏苡仁五钱、菱肉五钱，水煎，一日三回，食前服，对胃溃疡、胃癌、宫颈癌有效。

10. 白花藤瘤四钱，脐带二钱，菱角六钱，匙叶草四钱，甘草一钱，大枣三钱。一日一剂，水煎分二次服，据报道治胃癌及宫颈癌效果甚好，已治愈多人云。

11. 藤瘤对胃癌、宫颈癌和其他癌症都可应用。民间用法有多种，有用干燥粉末，也有作煎汤服。据称一个患宫颈癌妇人，经某大学附属医院妇科确认，认为已不能手术，后用白藤瘤粉末，一日五钱，楤木根五钱，甘草二钱，煎汤送服白藤瘤粉末，两三周内见效，后获痊愈。也有用藤蔓（白藤或紫藤）加其他两三种药物作煎剂，治胃病与胃癌有一定疗效。

12. 山豆根：据日本大泽胜博士实验研究报道，采用中国产之山豆根进行动物实验，证明对吉田肉肿及腹水性肝癌的治愈率达到60%。如果添加脾脏水解剂，则治愈率更高。该实验的结果还表明，与对照组的动物比较，实验组的动物的生存期得以延长。日本某诊疗所用中国产之山豆根粉末与其他两三种生药配合，治人体胃癌、肺癌、胆囊癌有效，对其他癌症亦有相当成绩。其中一例重症胃癌（已宣告只有一个月生存期），经六个月之服药，获得全治。特别值得提出的，对白

血病和前列腺癌，用药后获得显著轻快（《人间医学》第443号P4）

【橘泉按】我国山豆根中药商品有数种，日本所用的系产于广东之豆科山豆根，学名为Euchresta japonica Benth，药材商品称广豆根。

13. 瘤诃菱薏煎：千叶大学医学部外科教研组中山恒明教授发表"癌的汉方药疗法研究"之论文提示：118例消化道癌症患者中，计不能手术者47例，行胃肠瘘吻合术者36例，胃部分切除者59例，胃全部切除者15例，食管癌手术切除者11例。中山教授对此类患者给予上方煎剂服用，经3个月以上长期服用者36例，其中30例认为有效，无副反应。唯一例胃全切除者发生腹泻。全部病例中近20%有效。从不可能行根治手术之患者两年后的生存状态来看，我们对这类民间药草实不能漠视。

【橘泉按】中山教授原名此方为"W.T.T.C.煎"（以四物之拉丁名首字母组成，今译作"瘤诃菱薏煎"，实为藤瘤、诃子、野菱角、薏苡仁等四味各十克，即三钱，依照民间原来的方法煎服，早、中、晚各服一次。

14. 甘蓝（即卷心菜）汁：治疗胃溃疡并作胃癌预防药有效。最近美国医界做动物实验证明，甘蓝汁对胃及十二指肠溃疡有特效。甘蓝汁用于动物实验后，他们还在人体上临床观察了55例（其中胃溃疡11例，十二指肠溃疡42例，空肠溃疡2例），除了3例进行手术外，其余的患者的临床症状及X线所见情状都非常良好。10例胃部溃疡治愈期为8~23日，平均11.5日，28例十二指肠溃疡，治愈期为7~23日，平均11.7日，2例空肠溃疡，治愈期为8日。这种成绩比以前一般疗法治愈期的3~6周大大缩短了治程。方法是将甘蓝菜叶切碎榨汁，每回约200毫升，一日4回，略微加温，食前或食间服（最好同糕点或其他美味食品同服）。有少数患者初起服甘蓝汁后有呕吐腹痛，鼓肠便泄等现象，但是四五日后即无反应。由于胃溃疡病久久不能治愈时，就有可能发生癌症，甘蓝汁可称为溃疡病的治疗药，也可称为胃癌的预防药。甘蓝原是青汁疗法的主要药，新鲜甘蓝汁富含维生素C

和维生素 U，这两种维生素的含量随品种及栽培条件的不同而稍有差异，并且对热稳定性较差，如果远道运输，可用冷冻法。在室温中放置二三日后疗效则会降低，因此尽量用新鲜甘蓝汁。打汁后不要经高温，临时捣榨，随时服用。

【橘泉按】甘蓝的品种有数种，有甘蓝（卷心菜），花菜（球花甘蓝即甘蓝的变种，花部成肉质的块状，花球供食用，味甚佳），丕蓝（球茎甘蓝，也是甘蓝的变种，地上茎呈圆球形，如芜菁根，叶有长柄，球状茎供食用）。本文介绍的是甘蓝（卷心菜），其余两种，餐亦可用。

15. "抗癌苔"：日本中泽与平井两位博士研究发现一种地衣类，这是一种含有强力抗癌成分的抗癌苔。中泽氏等在两千多种低等植物浸出液中实验，发现这是唯一的具有最强抗癌作用的寄生性植物。此植物为松萝科，学名 Alectaua Sulcata Nyl.，中泽氏等将其命名为"抗癌苔"。这种地衣类寄生于高山或高原地带之古木上，为悬垂横卧或半直立体枝条丛生之小灌木状植物。茎圆柱状，下部稍扁平，以其基盘附着于树上，枝条稍呈角质化，灰白略带褐色，高约 5~10 厘米，裸子器着于屈曲的枝端，呈圆筒形，褐色，外面有线状体合枝，子囊 8 裂，内含 1~8 个芽孢，长椭圆形，每一芽孢系一个细胞而成。

16. 鸠麦治喉癌：一人患喉癌，咽肿声音嘶哑，某大学附属医院建议手术切除。因病在咽喉深部，不易手术。有人介绍说有同样的病人用鸠麦治愈，患者将信将疑，姑且试服鸠麦（每日煎汤服）。服用两个月后，显见效果，服用约 5 个月之后，声音恢复正常，经 6 个月服用后喉癌完全治愈。

【橘泉按】鸠麦即薏苡仁。

17. 脐带疗法：日本妇产科医师石原俊博士发表"脐带对癌组织有破坏力"一文称，多年来着眼于脐带之研究，诊疗中发现宫颈癌患者有服用脐带而获全治的事实。调查某药店抗宫颈癌祖传药，购得一布袋药，以放大镜检视其内容，发现有切碎之脐带与甘草、莲花及其他金石类药物数种配合。乃废除他药，专从脐带着手研究，制成注射液，应用于宫颈癌患者，癌组织逐渐缩小，最后达到了治愈。石原博士认为，脐带中含有一种名为"Pou"的"荷尔蒙"，该荷尔蒙能彻底分解胎儿体内发生之老废物蛋白质，使之变为无毒。宫颈癌患者内服脐带后，阴唇部呈紫蓝色，有时乳房疼痛，出现荨麻疹、浮肿、恶心、呕吐、好嗜酸味等类似妊娠反应的症状，癌组织随之发生显著变化，宫颈癌特有之臭气逐渐减少乃至消失，出血与带下停止。脐带疗法已有多数之治验例发表。

【橘泉按】脐带之作药用，我国本草早经记载，用作解毒药、解胎毒、敷脐疮，可知脐带有解毒治疮之效。

18. 青汁疗法：青汁就是生草药或野菜等新鲜植物捣烂之绞汁。内服治胃癌、食管癌及其他内脏癌有效。可以用作青汁的植物有多种，一般常用的为甘蓝、藤叶（白藤即络石藤与紫藤）、番杏、苦苣苔（岩莴苣、岩烟草）、莼菜、芹菜、萝卜、胡萝卜等，每用二三种或一种，洗净消毒切碎捣绞汁，略加温，早晚各服一杯。初服时稍加些糖或果汁调味。胃癌胃酸缺乏时，略加青梅汁或乌梅汤，习惯后自然易服。青汁含有丰富的叶绿素与维生素。为了维持其效力，须临时绞汁、绞榨过滤后数分钟内服用，放置过久，影响疗效。

19. 枇杷叶的透入疗法：日本大阪大学医学部片山教授研究室及小泽外科教授研究室根据民间用枇杷叶热熨法治癌的经验，创制一种机器名"井上新幸机"，进行临床研究，据称，使用枇杷叶透入疗法后血液可呈碱性，癌组织起平行变化。做了许多显微镜下的摄影标本的报告，多摩川医院时崎医师亦采用此疗法后发表"癌之非手术疗法治验"一文报道了治愈4例宫颈癌。

【橘泉按】所谓"井上新幸机"疗法，实即枇杷叶的透入疗法。最近有人用枇杷叶切碎浸湿蒸热，包纱布袋中平置患部，其上续加温湿布或热电透入，用来治疗胃癌、宫颈癌等，据称效果尚好，恶病质症状亦有改善。此法也可用于早期乳腺癌患者，或用艾绒灸于热湿枇把叶之上，但在具体操作时，尤其是对于内脏晚期癌症患者，应在医师的指导下进行，慎勿滥用。

【橘泉按】中药中草药治疗癌症，从各方面的临床实践反映来看，是有一定疗效的。但是它们的药理作用和疗效机制目前尚未全部明了，需要做进一步研究。

20. 薏苡仁：中医在数千年前已用作强壮性健脾利湿药，治肠痈、肺痈。《金匮要略》云："肠痈之为病，其身甲错，腹皮急，按之濡，如肿状，腹无积聚，身无热，脉数，此为肠内有痈脓，薏苡附子败酱散主之。"

【橘泉按】"其身甲错"很像恶病质，古之肠痈是否包含肠癌在内？《药性本草》说：薏苡仁治肺痿、肺积脓血、咳嗽上气。煎服破肿。"古之肺痈、肺痿也可能包含肺癌。

又中医经验用薏苡仁治疗"多发性疣"有卓效，这是已知的事实。疣的病理组织变化和癌病理组织有一些相似。疣的原因与病毒有关，而某些癌组织里也发现了相关的病毒，例如鼻咽癌与宫颈癌等，这是值得注意研究的线索。东京医科大学石馆守三教授曾以薏苡仁浸膏做癌细胞抑制的药理实验，证明对吉田肉瘤有效。又如伊藤清夫博士应用薏苡仁治疗宫颈癌也有获全治的报告（《日本医事新报》）。最近浮田忠之进和谷村显雄两位医师从薏苡仁中分离出一种对癌细胞有抑制作用的新成分，命名为 Cojxenolide，对豚鼠腹水癌的研究已证明其有抑制癌细胞增殖的作用（《药学研究》32－5，1960－5）。薏苡仁的一般成分：富含蛋白质、脂肪、维生素 B，含有水炭素、磷酸钙、铁等。它的蛋白质中有 17 种氨基酸，营养价值在燕麦之上。我国古来用作强壮药，用于肺病（包括肺炎、肺结核等）、肺痿（包括弥漫性肺间质纤维化症等）、肠痈（包括急慢性阑尾炎、阑尾周围脓肿等），这都说明了中医学的实践经验具有科学价值。

21. 菱角：民间有时用菱肉，也有用带壳的菱角（野菱更好），有用菱草的茎叶。菱壳和菱茎含有鞣质，菱肉是营养食品。本草记载菱角有收敛、制酵、止泻之功，菱肉生津止渴、健脾厚肠胃。江苏南部民间用新鲜菱（果实之柄）摩擦治疣赘，能使柄脱落。这个民间疗法是事实，在江苏省举办的一次医药卫生展览会中，曾有苏南某医院展出的资料。这又是一个饶有兴趣的研究线索，希望医药学家注意做进一步研究。

22. 番杏：名见《质问本草》，是番杏科的多年生常绿草木，日本和朝鲜民间叫做"浜萵苣"。番杏野生于海滨盐碱地砂渍间，也有人工栽培于园圃中的。茎肉质多汁，叶为卵状三角形，嫩茎及叶可供食用。朝鲜民间有"吃了浜萵苣菜，一年四季不生病"的俗谚。我国厦门及上海附近沿海地带均有野生的番杏，亦有栽培作春季蔬菜的，又名"新西兰菠棱菜"（详见《本草推陈》）。

23. 矶松：又名盐云草，或叫匙叶草。生于海滨，为白花丹科（一年矶松科）匙叶草属，多年生草本。全体光滑无毛，叶簇生，其形如匙，厚而滑泽。叶柄及脉略带红色，夏日自叶间抽花梗，上开白色小花，排列成穗状。此种我国江苏北部沿海有分布，盐城专区野生极多，其根民间称"土党参"，肥大而长，形似党参，富含糖类，味甚甜，用作滋养强壮药，嫩叶可作蔬菜（详见《本草推陈》续编，附图）。

24. 藤瘤：有白花藤瘤与紫花藤瘤等。白藤瘤为夹竹桃科络石藤之瘤。紫藤瘤为豆科紫藤之瘤。这些瘤生长在藤的老藤上，夏季梅雨时，为真菌侵袭而病理变化的病瘤状疙瘩物，在日本民间，藤瘤供药用的历史已久，曾经川上及铸方两氏研究，谓：藤瘤在阴湿地方较多，六至八月间在老枝茎上生肉质瘤状突起，逐渐增大，表面黄褐色、粗糙，后来硬化裂开而遂腐坏，病原菌为短杆状，两端圆形，长约0.7～25.5μm，宽0.4～0.6μm，具7～8根鞭毛，能运动，在凉菜培养基上形成黄色光泽的菌丝，胶质液化成漏斗状，初变赤色，后变青色，53℃菌即死亡，与根头瘤肿病菌及瘿瘤菌生理的性质有异。

【橘泉按】络石藤或紫藤老茎上病理产生的藤瘤与癌组织的病理变化颇为相似。这种藤瘤比较少见，也有用藤茎代替的。

25. 楤木根皮：楤木是五加科落叶灌木，我国长江流域江苏、浙江及南至广东、福建均有分布。枝有刺，树皮及根皮为有名之胃病药，能治胃病、胃癌、胃溃疡，并治糖尿病。它的嫩叶芳香味美，可作菜茹，叫做"树头菜"。

26. 刺楸：为五加科落叶乔木，树高数丈，树皮粗糙，枝有刺，叶掌状分裂，如蓖麻叶，叶柄长。我国各地山林间有之。其嫩叶亦可做菜茹，树皮在药材商品中称海桐皮，根皮可治胃炎及胃癌。刺楸的功用与楤木相似，带刺的枝在江苏药材商品中称为鸟不宿，均作药用。

27. 有关治癌中药，尚有下面的种种如：木果（即八月札）、茄子炭、白屈菜、鸭跖草、鹅掌草、白头翁、青黛［治食管癌（噎膈）］、苍耳草［捣汁涂皮肤癌（翻花疮）］、陈仓米、糯稻根［治胃痛（反胃）］、山蒜、薤白、蒲公英、钓樟、玉蜀黍须、水蛭炭、壁虎、大蓟、小蓟、忍冬藤、独用将军（即贯叶忍冬藤）、龙葵、牛黄、莼菜等等。

中国产的生药种类很多，在前人经验和群众实践基础上充分发掘，找出苗头，进一步研究，寻找抗癌新药，这是一条广阔的道路。上面这些资料，绝大部分来自民间，作为一种线索，供医药学家临床试用和科学研究参考。

［《江苏中医》1962年第1期29－33页］

# 关于"厥逆"证治病机的探讨

"厥"是中医学的一个证候名,亦称"厥逆"。厥之为病范围较广,有"四肢厥逆",简称"四逆"。有"下厥上冒",或称"昏厥"。有寒厥、热厥、痰厥、食厥、风厥、气厥、脏厥、煎厥、薄厥、大厥、蛔厥、尸厥等。致厥的病因不一,总的来说,厥逆的症状可以归纳为下列三种类型:

1. 四肢厥冷。
2. 外厥冷而内烦躁。
3. 猝然昏厥,不知人事。

例如:

1. 《内经》云:"厥之为病,是暴冷。""寒厥之为病,必从五指而上于膝。"《伤寒论》厥阴篇云:"凡厥者,手足逆冷是也。"这是古代医学对厥的第一种类型的定义。

2. 《内经》云:"厥之为病足暴冷,胸若将裂,肠若将以刀切之,烦而不能食,脉大小皆涩。"又云:"汗出而烦满不解者,厥也,病名风厥。"《伤寒论》厥阴病篇:"大汗出,热不去,内拘急,四肢疼,又下利厥逆而恶寒者,四逆汤主之。"又"伤寒脉微而厥,至七八日肤冷,其人躁无暂安时者,此为脏厥。""蛔厥者,其人当吐蛔。"这是第二种类型的见证。

3. 《内经》云:"厥或令人腹满,或令人暴不知人,或至半日远至一日乃知人者。""阳气者,大怒则形气绝,而血菀于上,使人薄厥。""寒气客于五脏,厥逆上泄,阴气竭,阳气未入,故卒然痛,死不知人,气复反则生矣。""血之与气并走于上,则为大厥,厥者暴死,气复反则生，不反则死。"这是第三种类型，并说明了厥的病机。

《史记·扁鹊传记》载虢太子之尸厥证，亦属于上列病型的范畴。凡厥逆诸病，一般都是发作一些时候，自己会恢复过来，故《伤寒论》厥阴病篇有"厥五日，热亦五日，设六日当复厥，不厥者自愈"之文。厥虽然一般自会恢复过来，可是若治疗不当，其危险性是很大的，作为医生必须正确地对待这个问题。对于这一类的轻症不能麻痹大意，对第三类严重病人，也用不着惊惶失措。轻症治疗适当，可以很快恢复，对重症病人进行正确治疗，也可以起死回生。扁鹊治好了虢太子，虢君感谢曰："有先生则生，无先生则捐躯沟壑，先生诚起死人而肉白骨"，扁鹊曰："越人非能生死人也，此自当生者，越人能使起耳。"这不是扁鹊谦虚，而是他医疗经验丰富，能正确地认识该病的病机规律，而知其人之不当死。理论上虽然这么说，像这样的危重尸厥，不遇扁鹊，不做正确的医疗处理，终不免于死耳。

厥的发病机理究竟是怎样一回事呢？《内经》云："阳气衰于下则为寒厥，阴气衰于下则为热厥。"《伤寒论》厥阴病篇云："阴阳不相顺接，便为厥。"可见"厥"是疾病时"邪正相争"，机体上反映了阴阳偏盛，营卫气血逆乱的现象。我们知道，人是一个完整统一的机体，在正常无病时，体温的恒定，血液的循环，内而脏腑，外而四肢，始终是保持着平衡状态的，故《内经》云："阴阳均平……命曰平人。"但在病时，由于致病因素的"邪气"（外因）和人体抗病势力的"正气"（内因）相斗争，才发生了机体内部矛盾的病理作用。当人体内在的抗病势力不足时，出现阴阳的偏盛或偏衰以及营卫气血失调的现象。营血为阴，卫气为阳，营血赖卫气以保护、调节，如卫之阳气不足，体温减低，血行循环减弱，首先表现于四肢末端呈现厥冷。故《内经》云："四肢为诸阳之本"，"阳气衰，不能渗营其经络……故手足为之寒也。"

厥逆的症状：主要表现为"四肢厥冷"，甚则"烦躁吐逆，下利清谷，或"外寒里热"（肤冷烦热）或"上热下寒"（足冷神昏）或

# 关于"厥逆"证治病机的探讨

"热与厥相代,热深厥深"。这时与其说是"寒热错杂",毋宁看做机体内部矛盾对立统一斗争反应的现象。如营卫气血之逆乱,阴阳之胜复等,都是内因所引起矛盾的变化。厥逆之所以会自行恢复过来,显然是机体内部矛盾暂时自行解决的现象。"厥逆"之出现烦躁发热等症状,仍然是虚性兴奋的反应,所以古人叫做"阴躁",是真寒假热的现象。

厥逆发病的外在因素有多种,例如:"外感,内伤,因痰,因气,因食,因蛔虫,以及因误治等。而内在因子则主要在于亡(无)阳"。经验证明,有因误汗或误下促使亡阳而致厥逆者。故张仲景《伤寒论》中不止一次地告诫我们:"脉微弱者,此无阳也,不可发汗""少阴病脉微不可发汗,亡阳故也""诸四逆者,不可下""阴已虚尺脉弱者,不可下之""伤寒下之,续得下利清谷,身疼痛者,急当救里,宜四逆汤"等,都是为了这个。欲验病人阳气的盛衰,莫贵于注意四肢之冷暖。《伤寒论》中经常提到"四肢温""指头寒"以及"脚挛急""蜷卧""四肢微厥""手足厥冷"等,这就是要我们警惕亡阳的辨证诊断。

如果病情有亡阳先兆证候的时候,误用了汗、下等治法,就可以促使厥逆的发病。试看《伤寒论》太阳病篇:"伤寒脉浮,自汗出,小便数,心烦,微恶寒,脚挛急,及以桂枝欲攻其表,此误也,得之便厥……"这是因误表而致"厥逆"的一例。我们知道"伤寒脉浮自汗出"本来是桂枝汤的证,可是该病人有小便数、心烦、微恶寒、脚挛急等阳衰征兆,应该用桂枝加附子汤,不料那位医生忽略了亡阳的证候,只简单地用了桂枝汤,非但病不解,相反促使阳亡于外而厥逆。又云:"太阳病三日,已发汗,若吐、若下、若温针,仍不解者,此为坏病,桂枝不中与也,观其脉证,知犯何逆,随证治之。"这里所谓"坏病",是指治疗不得其法的变证,那时必须观察其脉象和证候,按照具体情况做具体的分析,进行救误救逆的治疗。

经方"辨证论治"规律如此森严,所谓"辨证",一点也不能离开证候，"论治"一点也不能离开方药。经方根据证候而施方药，反过来可以根据方药推论病证。

我们再根据厥逆证治诸方，来推求"厥逆"的病因和病理：四逆汤中的生姜、附子、甘草为回阳救逆之剂，"四肢厥逆"当然纯属亡阳虚寒之证。白通汤，白通加猪胆汁汤之治厥逆无脉干呕而烦者，姜、附、葱白仍然是回阳通脉之剂，加童便、猪胆是热药寒用之意，可知其纵有烦热，亦属"阴躁"。吴茱萸汤之治"少阴吐利，手足厥冷，烦躁"等，是以呕吐为主而心下痞塞者，如阴证霍乱等类之属于胃中阳虚，寒饮痞塞而发厥逆者。茯苓四逆汤主治汗下后不解，厥而烦躁，其人必有心下痞与悸、小便不利等，其方以四逆加人参茯苓，可知其兼有饮邪。乌梅丸主治蛔厥，显然是蛔虫窜扰、酸痛、呕吐烦躁而致厥逆者。近年来由于中西医结合，临床证明乌梅丸确实能治疗胆道蛔虫病。实践证明了中医学在两千余年前已经认识了这个病，病名"蛔厥"。当归四逆汤主治手足厥寒而脉细欲绝，即《内经》所谓血凝于足则为厥，是阳虚血弱而四肢厥寒者，故用当归、芍药、桂枝、细辛等温煦血行之剂。本方用治常习性冻疮有效，并有改善体质、预防冻疮之功。（笔者的经验事例见《江苏中医》1961年第9、10期合刊）

"伤寒脉滑而厥者，里有热，白虎汤主之"，这是"热厥"，虽同样有厥冷，但这是真热假寒的现象。"病人手足厥冷，脉乍紧者，邪结在胸中，心下满而烦，饥不能食者，病在胸中，当须吐之，宜瓜蒂散。"这是食厥、痰厥之类，由于胸脘阻塞而致厥逆者。《金匮要略·杂疗》篇："尸厥脉动而无气，气闭不通，故静而死也，治以菖蒲粉吹鼻、桂末著舌下。"此取其刺激开窍的疗法。所谓气闭不通，殆因七情而致厥逆者。（笔者的经验事例见《江苏中医》1961年第9、10期合刊）

巢氏《诸病源候论·尸厥候》云："尸厥者，阴气逆也，此由阳脉卒下坠，阴脉卒上升，阴阳离居，营卫不通，真气厥乱，客邪乘之，其状如死，犹微有息而不恒，脉尚动而形无知也，听其耳内，循循有如啸之声，而股间暖是也，耳内虽无啸声而脉动者，故当以尸厥治之。"《伤寒论》："少阴脉不至，肾气微少，精血奔气促迫，上入胸膈，宗气反聚，血结心下，阳气退下，热归阴股，与阴相动，令身不仁，此为尸厥，当刺期门、巨阙。"扁鹊治虢太子尸厥，命弟子子阳针取三阳五会，又命子豹温熨两胁下，后以温药调之。显属阳卒下、阴上升之类。

总的来看，厥逆病的致病因素虽不一，而症状则以"四肢厥冷"为必有之症，即使在烦躁发热以及昏不知人等情况下，有四肢或两足厥冷者，方名为"厥"。故"厥"的症状虽错综复杂，有轻重缓急种种不同，而它的病机，则由于机体内部阴阳矛盾对抗激化而起的反应现象。中医学认为阴阳是生理变化的动力，也是病机表现的重要指征，《内经》云："阳强不能密，阴气乃绝""阴阳离决，精气乃绝""阴胜则阳病，阳胜则阴病，阳胜则热，阴胜则寒"，凡此种种阴阳胜复表现的病机，都是机体内部矛盾的变化，而在"厥逆"的病机中表现得更加突出。关于中医学中的阴阳、表里、营卫、气血、虚实、寒热、上下等等两点论的理论和方法，随处都有辩证法的实践意义和临床诊断治疗的指导作用。

以上是个人肤浅之见，请读者批评指正。

[《江苏中医》1962年第2期4-5页]

# 异病同治的实例（桃仁承气汤）

1. 施姓少女，年十九岁，患神经精神性狂躁病，不眠不食，歌哭无常，骂詈不避亲疏，被家人关闭一小房间中。一日，邀笔者往诊，患者蓬首垢面，身间有血渍，气势汹汹欲殴人，由其家人抱持，乘机按其脉，弦而劲。其母诉述，月经数月不见来潮，而大便则已多日不下。触诊下腹部有抵触，患者蹙眉拒按显示有压痛感，两眼结膜满布红筋赤脉，因作蓄血发狂论治，以大剂桃仁承气汤加琥珀。药后大便通下，狂势顿减，略能睡眠；五剂后月经来潮，神识清醒。

2. 郑姓妇女，年三十一岁，三个月妊娠流产，流产后瘀露久久不净，妇产科认为胎盘残留之故，建议刮子宫。患者既限于经济，又不愿施行手术，邀笔者往诊。脉数带滑，虽月余来断断续续出血，但贫血症状尚不著，只觉腰酸，小腹不适，时痛，苔白，大便虽倾向干结，但间日自下，即以本方酌减芒硝、大黄药量，加川芎、当归。药后大便微溏即止，小腹痛亦蠲。至第三日排尿时，下一片如蛋膜样物，为胎盘残余也。

3. 中年商人，颜面皮肤赤褐色，矮胖型，喜嗜杯中物，平素血压较高。时值日寇侵占期，居民被骚扰，一日数惊，夜间突然查户口，其人被日宪兵打了一巴掌，跌翻不省人事，急足邀往诊。见患者仰卧床上，不能言语，颜面潮红，但口眼不㖞斜，检查四肢尚无瘫痪现象，唯颈动脉搏动甚，心搏亢进，脉弦滑有力。此人平时大便干结，诊其腹，充实紧张有抵触物，两足冷，考虑到气逆上冲，脑部充血，即与桃仁承气汤，频频灌下，得大解数次，渐渐复苏。

4. 一中学生，因齿龈肿胀疼痛，一侧颊肉肿大，如含核桃，来门诊，诉述牙痛已数日，发热、恶寒、头痛，不食，睡眠不安。诊其脉滑数，检视其舌，牙关拘紧，张口不利，只见半截舌苔黄厚垢腻，口臭，诊其腹，紧张有压痛，大便三日不下，与大剂桃仁承气汤，随即大便畅通，热退肿消，继以本方减芒硝、大黄量，加银花、连翘等，齿缝中排出少量脓液而痊。

5. 王姓妇人，年五十九岁，既有慢性支气管炎、喘咳咯血史，又有高血压及慢性便秘史，时常发病。其时在春季，恶寒、发热、头痛、剧咳，同时并发急性眼结膜炎，两眼红肿，眵泪模糊，两太阳穴处疼痛更甚，烦躁不眠，不食，甚至神识迷茫，不知昼夜。诊其脉细弦动，舌苔黄腻，中干而厚，小便自利，大便艰难，五六日不下，服桃仁承气汤，不动不变，乃加重该方剂量，兼佐龙胆泻肝丸六钱绢包煎服，大便下如羊粪，症状顿减，后随症调治而逐渐平复。

[《江苏中医》1962年第6期35页]

# 古方药品考：麻黄连翘赤小豆汤之连翘

宋版《伤寒论》第二六二条云："伤寒瘀热在里，身必发黄，麻黄连轺赤小豆汤主之。"连轺二两下有注云"连翘根是"。《神农本草经》已有记载，主寒热、鼠瘘、瘰疬、痈肿、恶疮、结热、蛊毒。《药性论》主通利五淋，小便不通，除心家客热。《大明本草》主通小肠，排脓治疮疖，止痛，通月经。《神农本草经》另列翘根条，主下热气，益阴精，《尔雅》云"连异翘"，释曰：连一名"异翘"，后人合称为"连翘"。郭璞云："连翘"亦作"连苕"，又名"连草"。这显然是草本的连翘，其全草及根都可供药用。梁·陶弘景曰："连翘处处有之，今用茎连花实。"《唐本草》云：此物有两种，大翘，小翘，大翘生下湿地，叶狭长如水苏，花黄可爱；小翘生岗原之上，叶、花、实皆似大翘而小细，山南人并用之。《宋图经》云："大翘高三四尺，花黄可爱，秋结实如莲作房，根黄如蒿根，小翘花叶均似大翘而细小，茎短，才高一二尺，实房黄黑，内含黑子如粟粒，亦名旱莲草，南人用花叶，《本经中品》鳢肠，亦名旱莲，人或以此当旱莲，非也。"

由此可见连翘在唐朝医界已作旱莲，此因同物异名而产生的混淆。李时珍于鳢肠条下注云："旱莲有二种，一种苗如旋覆而花白细者是鳢肠，另一种花黄紫而结房如莲房者，乃小连翘也。"可知明代以前已将连翘并入旱莲条矣，幸李时珍联系了实际，指出了这是小连翘，此即陶弘景所称之小翘。近据调查，市上之红旱莲的基本植物系湖南连翘及小连翘两个品种，即大翘和小翘，菊科植物鳢肠别名为墨旱莲，故将连翘称红莲。《植物名实图考》云：湖南连翘极似刘寄奴，开黄花，长须迸露，中有绿心如葫芦形，一枝三花，土人呼为"黄花刘寄奴"，用治损伤败毒。本品现在湖南、湖北等地区作刘寄奴，在云南地区有作王不留行者。盖以其有止血、活血、治损伤败毒之功而当作刘寄奴，此为同名异物之混淆。据历代诸家本草记载，此草本连翘之功用归纳为以下三条：①清客热、利小便，②通经、活血、治伤肿，③解毒、排脓、治痈疮。古方用以治黄疸，与其清热利湿之功效是完全符合的。近年据广西梧州市人民医院用田基黄（金丝桃科小连翘之同类植物）治黄疸的报道称，一般服药2～3天即退黄，5～10天肝功能显著好转或完全变为正常。又广州军区某医院采用田基黄治疗无黄疸型肝炎71例，60例收到显著疗效。据同类药用植物的近似功用来看，这种草本连翘治黄疸是信而有征的。

　　现在所用之连翘，系木本植物木犀科连翘之果实。这种木本连翘究于何时开始，虽不可考，唐以前本草未见记载，但张仲景所用的可以肯定不是这种。唯《图经本草》中苏颂曾经说："今南方医家云，连翘有二种，一种似椿实之未开者，壳小坚而外完全无附萼，剖之则中解，气甚芳馥，一种如菡萏，壳柔，外有附萼，而无解脉，亦无香气，此甚相异。"前者似指木本连翘，后者则指草本连翘的果实。苏颂所指如果是这种的话，可见宋时南方的医家已把这两种连翘（草本连翘与木本连翘）同时应用。后来因草本连翘被称为"旱莲草"，而逐渐丧失其正名，而市上连翘只有木本植物木犀科连翘果实这一种了。当然木本连翘也是后来实践中发展起来的，后世方银翘散等所用的连翘显然是本品，苏颂并称"如椿实者，乃自蜀中来，入用胜似江南者，据本草则亦以蜀中为胜，然未见其茎叶也"。可见木本连翘解毒之功效也很好，但不等于与草本连翘完全相同。

　　我们在继承古人的经验，应用古方麻黄连翘赤小豆汤时，对古方所用的连翘应该用草本连翘才能保证古方的疗效，同时应该考虑恢复草本连翘的原名，以免与旱莲草、刘寄奴、王不留行等生药混淆。以上是个人不成熟的看法，当否请批评指教。

[《江苏中医》1962年第7期22页]

# 几种值得重视的民间药

所谓"民间药",系指国内外民间作单方应用,行之有效,而药材市场尚未普遍供销的草药。实际上这些草药在我国《本草纲目》中大都早有记载。笔者认为加强民间药的调查研究,开发民间药的资源,是当前迫切的任务。下面姑列举数种,供医药界同志参考。

## 一、驱蛔药鹧鸪菜

距今四百多年前出版的《漳浦县志》(1530年)里已经记载鹧鸪菜。《漳浦县志》里说:"鹧鸪菜生海石上,散碎、色微黑,小儿食之,能下腹中虫。"《闽书南产志》及赵学敏《本草纲目拾遗》里均有类似记载。福建民间应用鹧鸪菜治蛔虫,至少有数百年的历史矣。

鹧鸪菜主产于福建漳浦、广东潮汕、浙江温州等海岸岩石间,尤其是汕头东面沿海较多。其学名经鉴定为 Caloglossa leptieurii ( Mont. ) J. Ag. 。在《孢子植物名称》中名"美舌藻"。地方名有"岩头菜"(浙江温州)、"蛔虫菜"(福建南部)、"鲁地菜"、"乌菜"(福建福安)、"池藻"(福建连江)、"竹环菜"(霞浦三沙)、"石疤"(广东台山)等。(附图1)

近据福建省中医研究所寄生虫病防治研究组报道,采用蛔虫菜驱蛔虫有效率达87.97%,排虫时间最快者为服药后6小时,其中以24小时内排虫者为最多,最迟者为120小时。用法及用量为:100%之干草浓煎液,1~5岁者10毫升,6~10岁者20毫升,11~15岁者30毫升,16岁以上者40毫升,以上蛔虫菜均为一日量。据福建民间经验,三四月间采集的鹧鸪菜疗效最好。

浙江温州医学院采用岩头菜治疗蛔虫病患者700余例，驱虫有效率达87.9%。当地民间经验是成人每日量鲜草四两作煎剂或作菜茹，无任何毒性反应。曾有服至4斤者，亦不致中毒。但曾有个别人服后出现肠鸣和轻度腹泻。

## 二、驱蛔药海人草

同类植物海人草 Digenea simplex（Wulf.）C. Ag. 大量分布于我国广东东沙群岛和台湾省兰屿等处。日本九州南部冲绳诸岛亦有分布。近年来日本开始在鹿儿岛县进行人工养殖。日本民间利用海人草由来亦较久。250年前日本出版的《和汉三才图会》就提到过该药，云："味甘微咸，能泻胎毒"，以本品合甘草二味为日本民间历来泻胎毒必用之药。后来日本的汉方医师用来驱蛔虫。常以海人草、苦楝皮、大黄等配成复方，名鹧鸪菜丸，治一切胎毒、虫癖，或寒热如疟者，下蛔虫如神。（附图2）

日本明治维新以后输进大量的西洋医药，但医药学家们对本品的研究仍然孜孜不倦，做了许多工作。生药学方面的研究认为本植物常有 Caramium clavulatum Agardh 及 Jania decussato dichotoma Yendo 和 Jania adhacrens Lamouroux 等藻类附着，其中前两种的驱蛔作用与海人草几乎相等，其后一种则效力更强。据近年研究报告，海人草的有效成分已确定为"海人草酸"（α-Kainic acid 又称 Digenic acid）$C_{10}H_{15}O_4N$。专家们认为海人草的驱虫效果不比山道年差，且无山道年之副反应。是一种安全的驱蛔药，特别适宜小儿服用。日本三共、武田、盐野义等几家大药厂先后制成 Macnin, Digenin, Digeraxin, Neu Marukonin, Anthenin, Sauveran, Ascaris, Kaaisonin 等各种驱虫新药。欧洲市场上有法国默克药厂出品的 Helminal（蛔灭那儿）驱蛔剂，也是以海人草为原料提炼的制剂。过去我国市上盛行一时的伪药"宏兴鹧鸪菜"，据说开始曾采用东沙群岛所产的海人草为原料，后来的伪药中只含一点山道年而不含海人草的提出物。冒滥欺骗，屡出事故，1949年新中国成立后该伪药已被人民政府取缔了。

过去我国和日本许多文献中都将鹧鸪菜与海人草当做是一种。日本学者认为，九州与冲绳县和我国东沙群岛以及台湾所产的海人草就是我国古书里所载的鹧鸪菜。后经我国海洋研究所调查研究证明，产于福建、广东汕头、浙江温州等处之鹧鸪菜经鉴定学名应为 Caloglossa lepricurii（Mone）J. Ag. 而不是东沙群岛产的 Digenea Simplex。鹧鸪菜属于红叶藻科植物。藻体丛生，长 1~4 厘米，扁平而狭细，不规则的叉状分歧，常自分歧点生出假根，借以伏卧岩石上，节间为菱状椭圆形。新鲜时呈紫色，干燥后变为黑色。本种繁生于温暖地区岩石上，我国海岸南自广东、北至浙江均有生长。

海人草为松节藻科植物 Digenea simplex（Wulf.）C. Ag.，藻体丛生，直立，高 5~25 厘米，圆柱状，不规则的叉状分歧，全体密被毛状小枝，但柄部因小枝脱落而裸露，固着器为盘状构造，新鲜时呈暗红色，干燥后变为绿或灰色。海人草的产地为台湾省兰屿和广东省东沙群岛。海人草与鹧鸪菜均为良好的驱蛔药，而且均大量分布于我国。据文献记载，日本药厂制造驱蛔药，每年所需海人草的数量达 70 万斤以上，而日本国内所产者仅占其中的 10%，无怪日人所称"南支"产（实即我东沙群岛）占过去市场的一半以上。据调查报告，我国东沙群岛 1933 年的年产量约为 50 万斤，且东沙群岛所产海人草的质量优于日本任何地方的产品。海藻类驱蛔药用植物不仅有海人草与鹧鸪菜，根据外国文献，尚有树状软骨藻 Chondria larmata（Kuetz.）Okam；这种海藻的驱蛔作用不下于海人草，且新的有效成分已被提纯为 Domoic acid。本品分布于我国台湾兰屿和海南岛的榆林港等处，且生于浅海，采集便利，这又是一种有发展前途的新资源。此外尚有刺松藻 Codium fragile（Sur.）Hariot，铁钉菜 Ishige okamurai Yendo，珊瑚藻属海藻 Corallina Spp. 以及前述附着于海人草中的交叉窝柄藻 Jania decussato-dichotoma（Yendo）Yendo 等，均有驱蛔之效，而广泛分布于我国沿海诸海岸。上述数种藻类，据日本学者研究报告，谓均有驱蛔作用，其中有的藻类之作用且超越海人草之上。

目前，蛔虫是最常见的肠道寄生虫病，大力开展驱蛔工作是防治我国农村地方病的重要任务之一。我国本草所载及民间习用之驱蛔药的种类虽不少，但供应量目前还跟不上广大群众的迫切需要。对于具有丰富资源和有确实药效之鹧鸪菜与海人草以及其他有效之海藻，我们的医药学家有进一步调查研究、充分利用之必要。

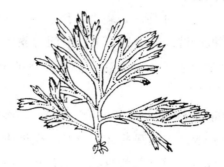 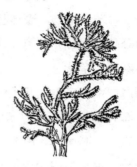

图1　鹧鸪菜　　　　　　　图2　海人草

［《江苏中医》1962年第11期16－17页］

# 白头翁品种的考实

白头翁名见《神农本草经》，列于下品，一名野丈人，又名胡王使者，殆皆形容其白毛茸茸而命名。梁·陶弘景《本经集注》（公元502～549）云："白头翁处处有之，生高山山谷及田野，近根处有白茸。"后蜀（934）韩保升云："白头翁有细毛、不滑泽、花蕊黄，今所在有之……"宋·苏颂《图经本草》（1092）云："白头翁处处有之。正月生苗，作丛生……上有细白毛而不滑泽，近根处有白茸，根紫色深如蔓青。"

唐·苏恭《新修本草》（659）云："其叶似芍药而大，抽一茎，茎头一花，紫色如木槿花，实大者如鸡子，白毛寸余，皆披下如蘘头，正如白头老翁，故名焉。陶言近根处有白茸，似不识也。太常所贮蔓生者乃是女萎，其白头翁根似续断而扁。"于此可见，白头翁之供药用，宋以前已有多种，故历代本草学家各据其所见而有争辩。明·汪机《本草会编》云："寇宗奭以苏恭为是，苏颂以陶弘景为是。大抵此物用根，命名取象，当准苏颂《本草图经》，而苏恭所说，恐别是一物也。"

我们现在均知，毛茛科之 Pulsatilla chinensis（Bunge）Regel 中名定为"白头翁"，因该植物与苏恭之说完全相符。可是陶弘景与苏颂所说近根处有白茸，根紫色如蔓青的白头翁，究竟是何种植物呢？近来发现中药商品白头翁除了毛茛科之 Pulsatilla chinensis（Bunge）Regel 以外，尚有蔷薇科之 Potentilla discolor Bunge 及 Potentilla chinensis Ser，前者名为翻白草，后者名为委陵菜，二者均名见《救荒本草》。据调查结果显示，江苏、上海、浙江、湖南、湖北、安徽、江西、福州、广东、广西、贵州等地区之"白头翁"原植物都是蔷薇科之翻白草或委陵菜。这种白头翁在中医处方里用以治痢疾都有疗效。近来单独应用于临床，证明还能治疗阿米巴痢疾。

翻白草 Potentilla discolor Bunge 和委陵菜 Potentilla chinensis Ser 均为蔷薇科之同属植物，其一般形状大致相似。叶为羽状复叶，表面绿色，背面有白色绵毛。全体有毛，尤其近根处有白茸。根肥大，圆锥形或纺锤形，花黄色。陶弘景一派本草学家所述的形状适与本品相符。

朱橚《救荒本草》云："翻白草一名鸡腿根，苗高七八寸，叶硬而厚，有锯齿，背白如地榆而细长，开黄花，根如指大，长三寸许，皮赤肉白，两头尖峭，生食煮熟皆宜。"本品亦收载于《本草纲目》，列入菜部。李时珍云："鸡腿儿生近泽田地，高不盈尺，春生弱茎，一茎三叶，尖长而厚，有皱纹锯刺，面青背白，四月开小黄花……其根状如小白术头，剥其赤皮其内白色如鸡肉，食之有粉……"又云："甘微苦平无毒，主治吐血、下血、崩中、疟疾、痈疮。"这与《神农本草经》论白头翁主温疟狂扬、疗金疮、止鼻衄、毒痢功用颇相类似。同属植物委陵菜外形与本品相似，故某些地区有以委陵菜作为翻白草入药。据调查报告，目前山东、内蒙古、辽宁、吉林、北京等地均以委陵菜作翻白草使用。但翻白草为不常用中药，故销售较少。

委陵菜亦见于《救荒本草》，《植物名实图考》收载于菜部，谓：《救荒本草》之委陵菜，一名翻白草。生田野，苗初塌地生，后分茎叉，茎节稍密，上有白毛，叶类柏叶而阔大，边如锯齿形，面青背白，又如鸡腿叶而却窄，茎叶梢间开五瓣黄花，其叶微苦味辣，采嫩苗叶热水浸淘净，油盐调食。本植物尚有翻白菜、根头菜、野鸠旁花、黄州白头翁等名。委陵菜与翻白草《救荒本草》虽已分别收载，但只知可以供食用。实际上我国多数地区作白头翁应用外，各地尚有多种名称流传于民间，并且行之有效地治疗痢疾，恰与本草所载白头翁之功用适相符合，这是饶有兴趣的事实。

四川草药医把翻白草叫做"鸡脚爪"，用以治疗痢疾。配土瓜根、功劳叶治疗阿米巴痢疾。配马齿苋、茶叶治疗赤白痢疾。

贵州民间称委陵菜为"天青地白草",作为止血解毒药,用以治疗痢疾、痈疮等疾患。他们的用法是:①天青地白草五钱,煎水服,治痢疾,一日三次。②治久痢不止,天青地白草、白槿花各五钱煎服。③赤痢腹痛,天青地白草研细末,每服五分,开水送下。④治疗疮初起,天青地白草煎水服。⑤治刀伤、止血、生肌,天青地白草研细末外敷,或用鲜根捣烂外敷。⑥贵阳第一卫生学校采用民间草药天青地白草(委陵菜)治疗细菌性赤痢及急性肠炎,他们做了对照观察。一组用本品,另一组用 S.G。用本品治疗组,最快24小时消除急性症状者占90%以上,3~5天后大便恢复正常。用 S.G 组,最快也要48小时急性症状才开始消失。该学校将本品制成成药,名"痢特灵",在当地推广应用。

委陵菜的一般成分含有维生素C、粗蛋白、粗脂肪及鞣质。另含五氧化二磷及钙盐等无机盐。

翻白草根含有水解及缩合两类鞣质,其含有量为0.04%。

再就古代本草所载白头翁之性味与功用来看。《神农本草经》云:"气味苦温无毒,主治温疟、狂扬、寒热、癥瘕、积聚、瘿气,逐血,止腹痛,疗金疮。"陶弘景《名医别录》云:止鼻衄、毒痢。张仲景云白头翁汤主治"热痢下重"。以上疗效和《本草纲目》所载翻白草主治及委陵菜的民间应用,何其不谋而合乎。

寇宗奭《本草衍义》(1116)云:"白头翁生河南洛阳界新安山中。性温,止腹痛,暖腰膝。新安县界兼山野中屡尝见之。正如苏恭所说,至今本处山中人卖白头翁丸,言服之寿考,不失古人命名之意。"唐甄权(581—630)《药性论》云:"白头翁味苦有小毒,止腹痛、赤白痢,治齿痛,主项下瘤瘿,又主百骨节痛。"《大明本草》(970)云:"白头翁主治一切风气,暖腰膝,明目,消赘。"以上主治,除下痢以外,其余性能效用与前述白头翁作用显有不同,其为毛茛科白头翁之作用欤。尤其是寇宗奭听说山中人卖白头翁丸者言服之寿考，与《大明本草》所说之"暖腰膝"及甄权所称为齿痛骨痛等，似宜于老人。据此等功效，更与《神农本草经》药品名例不相符合。盖《神农本草经》以三百六十五种中药分为上、中、下三品。凡轻身益气、不老延年之药为上品；遏病补虚羸者为中品；除寒热邪气、破积聚愈疾者为下品。《神农本草经》将白头翁列入下品，而寇氏据民间卖白头翁丸言服之寿考，以及《大明本草》所称"暖腰膝"等，均非《神农本草经》下品之物。从本草学观点看白头翁，笔者认为蔷薇科之委陵菜及翻白草应当是《神农本草经》及陶弘景所用的"白头翁"，而毛茛科之白头翁当是后来经验所发现。作为药物来说，应以疗效为依归，而植物的命名都是人为给予的。

同名药物的由来，不是因为其形状相似，即是由于其功效相近。特别是同属植物，不但形状相似，它们所含的成分和效用亦大致相同，翻白草和委陵菜即为同属植物的典型一例也。据报告：毛茛科白头翁根部含有白头翁素 Anemonin $C_{10}H_8O_4$。另据调查反映：四川重庆的商品白头翁则是毛茛科植物秋牡丹 Anemone japonica（Thunb.）S. elZ. 之根。秋牡丹又名打破碗花花，与毛茛科白头翁为同属植物，它的根部同样含有"白头翁素"。四川一带曾以本品制成丸药，名痢疾丸，用以治痢疾有著效。可见白头翁及秋牡丹治痢之成分和作用是相近的。而蔷薇科之翻白草和委陵菜所含成分亦大致相近。可是蔷薇科翻白草和委陵菜治痢的作用机制决不可能与毛茛科的白头翁和秋牡丹相同，中药里类此的情况甚多。如何在继承前人经验的基础上，根据本草文献，结合临床实践，鉴定品种，澄清名实，分析其性状，研究其疗效，不断总结经验，更好地发挥它们的作用，发掘出更多更有效的药物，更好地为社会主义建设和人民保健事业服务，有待于我们的努力。

[《江苏中医》1962年第12期28-29页]

# 中药琐谈——紫背浮萍

相传宋时东京开河,掘得石碑、梵书大篆,无能晓者。真人林灵素逐字辨译,乃是水萍治风方诗歌也。

歌云:

天生灵草无根干,不在山间不在岸,始因飞絮逐东风,泛梗青青飘水面,神仙一味去沉疴,采时须在七月半,选甚瘫风与大风,些小微风都不算,豆淋酒化服三丸,铁镤头上也出汗。

其方以紫背浮萍晒干研为细末,炼蜜和丸如弹子大,每服一丸,日三服,以豆淋酒化下。主治左瘫右痪,三十六种风,偏正头风、口眼㖞斜、大风癞风、一切无名风毒、脚气并打扑损伤等。名"去风丹",后人易名"紫萍一粒丹"。

浮萍一名水萍,《神农本草经》列于中品。性味辛寒无毒,主治暴热身痒、下水气、止消渴。它的作用有三:①发汗,②利小便,③凉血解毒。诸家本草记载主治风湿麻痹、脚气水肿、水气浮肿、风热隐疹、丹毒痈疖、吐血衄血、口舌生疮。宋《本草图经》谓时行热病,用浮萍合麻黄等,汗出乃瘥,又治恶疾疬疮遍身,煎浓汤洗,多效。

笔者在临床上常将本品用于风水肿、遍身浮肿、喘咳无汗、小便不利,特别由于皮肤病、疥疮、湿疮、脓疮等湿毒内攻而发之浮肿喘满,其效更著。其他如急性感冒、发热恶寒、表闭无汗、脉浮紧、喘咳、鼻衄等,或风疹瘙痒、恶风发热而兼小便不利者,功效胜于麻黄。因麻黄味辛性温,本品味辛性寒,故血分有热者适宜于本品,但体虚多汗者忌用。

浮萍为浮萍科（一作眼子菜科）一年生之水生小草本，生长于池沼湖泊静水中，夏秋间，我国到处都有。浮萍飘浮水面，叶为扁平倒卵形，三至五片，上面绿色有光泽，下面紫色，叶体下面有须根数条。此物有两种，一种叶面叶背皆绿，名青萍；另一种叶面青、叶背紫者，名紫背浮萍。入药以紫背浮萍为良。

笔者家乡（浙江湖州）民间呼紫背浮萍为"瓜子萍"，夏季池沼沟渠间甚多。菱湖地区农民多放养鱼苗，大量捞集用作鱼儿之饲料，稚鱼食之易肥壮。养金鱼者，有以此萍点缀于金鱼缸中，既供观赏，又作鱼饵也。

诸家本草有释水萍为大萍者。陶弘景谓楚王渡江所得，即斯实也。唐·苏恭谓水萍有三，大者曰萍，中者曰荇（莕），叶皆相似而圆，其小者即水上浮萍也。李时珍辨析较详，谓萍乃四叶菜也。叶浮水面，根连水底，其茎细于莼荇，其叶大如指头，面青背紫，有细纹，四叶合成，中折十字，如田字形，又呼田字草，夏开小白花，故称白萍。本草所用水萍，乃小浮萍，处处池泽止水中甚多。春季始生，或云杨花所化。始生一叶，经宿即生数叶，叶下有微须，即其根也。又水粟一名萍蓬草，三月出水，叶似荇而大，初生如荷叶，六七月开黄花，结果如角黍，荒年人亦食之，昔楚王渡江得萍实，大如斗，盖此类也，若水萍安得有实耶。

【橘泉按】萍为田字草，叶浮水面，根生水中。浮萍则根浮水中，漂泊无定，李氏辨之较详。但水生飘浮小草尚有槐叶萍、满江红，民间一般通称为"浮萍"，亦有误用者。槐叶萍为羊齿类槐萍科之一种，生于水田及池泽间，茎细长，叶为绿色椭圆形，羽状排列于茎的两侧，浮于水面，如槐叶状，下有细长之根垂生水中，俗呼蜈蚣浮萍。满江红亦属羊齿亚类，浮游水面，茎分歧，有鳞片状多数同形的小叶，略如扁柏之叶，呈红绿色，下面有多数悬垂的水生根，群众虽亦呼为"浮萍"，但非《神农本草经》之水萍。此外岭南地区有以天南星科之大藻（水浮萍）作浮萍者。药用植物的品种为我们首先应注意研究的重要问题。中药往往由于同名异物而混淆应用，影响疗效，兹附有关诸图于后，以资认辨。

中药璞谈——紫背浮萍

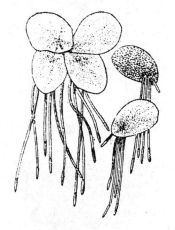
紫背浮萍（水萍）

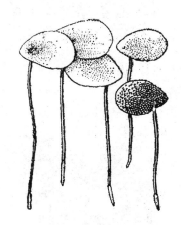
青萍

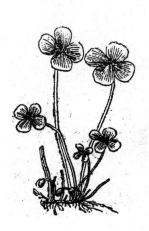
蘋（田字草）

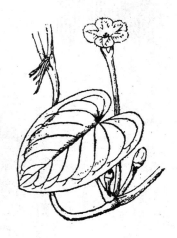
荇（莕菜）

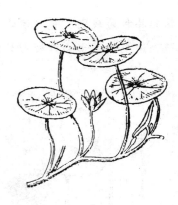
莼

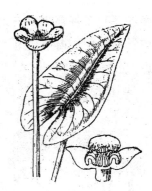
水粟（萍蓬草）

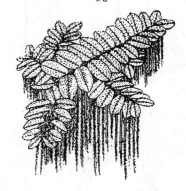
槐叶萍

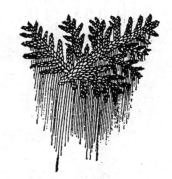
满江红

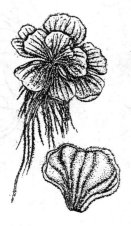
大藻

[《江苏中医》1963年第1期28-29页]

# 农村实用药物介绍（一）

这里介绍一些日常所见、便于就地取材、行之有效的药物，给农村医务人员参考。基层医疗单位应随时注意收集并充分利用这些药物，这样不仅可以减轻农民的医药负担，对保护劳动力、支援农业生产也有一定意义。

## 一、荠菜

荠菜是十字花科一年生小草本，我国各地普遍野生，城市郊区也有人工栽培供菜蔬食用。荠菜在各地有不同的名称，如江苏叫野菜，浙江叫清明菜，山西、河北称沙荠，河北又称娘娘指甲菜，山东叫辣菜，四川叫骨皮、洋筋草等。初生时叶丛生，平铺地上，羽状分裂，茎高尺许，上部之叶箭形，无柄，有缺刻或锯齿，三四月开花，花小白色，果实扁平，倒三角形，嫩茎叶供食用，清香鲜美，带花的全草及种子供药用。

荠菜的成分和效用：

全草含有胆素、乙酰胆碱、肌醇和止血的主要成分荠菜酸等。种子皮中含有黄色结晶性橙苷、贝索林苷、荠草酸钾及甘酪胺、脂肪酸、柠檬酸、维生素 $A_2$、钙、钾、钠等。荠菜为良好的止血药，有紧缩子宫的效能，并为高血压的治疗剂，又为止泻药，可治肠炎、赤白痢，还有利尿及解热作用。

古代文献记载：

（1）《名医别录》：荠菜利肝和中，荠菜子明目治目痛。

（2）甄权：根叶治赤白痢极效。荠菜子治青盲不见物。

（3）《大明本草》：根治目痛，荠菜花治久痢。

（4）吴普：治腹胀、肿痛。

现代经验：

（1）妇人崩漏、月经过多、赤白带下、产后恶露不下、流产后胎盘残留、流红不止，妇人更年期不规则的子宫出血等。曾有一晚期宫颈癌患者，腹痛，出血不止，恶性带下，以大量荠菜（每日2～3两）煎服，获得止血止带，改善了症状，暂时抑制了肿瘤的进展，使患者延长了1年10个月的寿命。

（2）吐血、肠红便血（胃、肠出血）、痔疮出血、肠炎、下痢赤白等，用全草或种子炒研作散剂均可。或配合槐花、地榆各二钱煎服。

（3）目昏眼黑、头部胀痛、高血压等，全草或种子作煎剂。如大便秘结者，配决明子三钱、生大黄一钱更佳。

（4）乳糜尿或血尿、热淋涩痛，配白茅根、小蓟草各四五钱同煎服。

（5）前《苏联药典》有荠菜流浸膏，用以收缩子宫、止血，作麦角的代用品。

荠菜的采集及用法：

中药材有荠菜花，即荠菜全草。本品宜于四五月间果实成熟时采果实（种子）及全草，也可于开花后采集，连花带叶洗净、晒干后干燥保存。品质以茎叶绿色，有清香者为良。煎剂用全草，每日一至二两，或配合于其他方中，每日4～5钱；种子煎服一日4～5钱，作散剂每回1钱，一日2～3回，温水送服。

## 二、枇杷

枇杷是我国各地都有栽培的蔷薇科常绿小乔木，叶大，长椭圆形，厚而革质，边有疏锯齿，表面青绿色，里（背）面有绒毛。冬初开花，花小、五瓣白色，数十朵聚生于顶端，呈圆柱花序。至翌年夏月果实成熟，为圆形黄色浆果，肉味甘美，内含种子2～3粒，果肉供食用，可制蜜饯，果核及叶可作药用。

枇杷的成分及效用：

果肉含有葡萄糖、蔗糖、果糖、苹果酸、柠檬酸等。枇杷核含苦杏仁苷，水解后为氰氢酸。枇杷核蒸馏所得之水溶液与苦杏仁水完全相同，可作杏仁的代用品。枇杷叶含枇杷皂苷及维生素 $B_1$ 等，亦为止咳化痰药，并有清凉性利尿之功。

古代文献记载：

（1）《名医别录》：治卒哕（卒然呃逆）不止。

（2）《大明本草》：治呕哕不止（哕，即呃），妇人产后口干。

（3）孟诜：治肺热咳嗽及口渴。

（4）李时珍：和胃降气、清暑解热。

（5）《太平圣惠方》：治反胃呕哕。

（6）庞安常：治温病发哕。

（7）孙思邈用枇杷木白皮止吐逆食不下。

（8）孟诜《本事方》等：又治肺风、面上疮，酒皶、赤鼻。

现代经验：

（1）伤风感冒（包括急性支气管炎），咳嗽不止，用枇杷叶配少量甘草煎服，效果很好。

（2）暑热、温病、发热口渴，呕吐或呃逆，枇杷叶配茅根、竹茹煎服。

（3）夏季小儿皮肤热疮如痱疹热疖等，用枇杷叶煎汤作浴剂，每日1~2回，有治疗及预防之效。

（4）枇杷叶热熨疗法：用新鲜枇杷叶切碎，湿粗纸包裹，火中煨熟，纳入纱布袋中，乘热熨患部，冷则更换，一日数次，对阴疽、恶核、癥瘕、痞块、恶瘤等有效。据日本医学文献报道，耐心而持续熨疗，曾有宫颈癌治愈之例。

（5）慢性肾炎、膀胱及尿道炎，小便淋涩或不利等，用枇杷叶配车前草、甘草等煎服有效。

【橘泉按】枇杷叶的医疗效用有镇咳、镇呕、止呃逆、利尿、清热等功用。树皮是否与叶有相似的作用，还应进一步研究。

枇杷叶入药，以新鲜之叶而大者效力更好，内服一日 2～3 片煎服。枇杷叶煎膏（加冰糖或蜂蜜收膏），止咳作用较枇杷膏更著。枇杷核果肉煎膏用于肺虚津伤咽干者较佳。

枇杷核止咳作用与苦杏仁完全相同，可充分利用。用量成人每日 3～4 钱作煎剂，因含氰氢酸，有毒，用量不可过多，中药杏仁（即苦杏仁）同样有毒，应注意不可过量应用。

### 三、生姜

生姜为襄荷科多年生宿根草本植物，原产印度，现在我国南北各省都有栽培，其根茎肉质扁平肥厚，如指状分枝，有芳香辛辣味，叶为线状披针形，有鞘抱茎，花穗状橘黄色，块根作食用，嫩姜可制酱菜，老姜作调味料并作药用。

生姜的成分和效用：

含有挥发性精油，精油中有姜油萜、水茴香萜、樟脑烯、姜酚。辛辣成分为姜烯酮，分解后产生姜辣素及姜酮等。姜为芳香性健胃剂，内服能促进食欲，振起消化机能，并能兴奋神经，促进血行而奏发汗散寒之功。

古代文献记载：

（1）《名医别录》：除风邪寒热，伤寒头痛鼻塞，治咳逆，止呕吐。

（2）甄权：去水气，心下急痛、呕逆食不下。

（3）孟诜：散烦闷、开胃气、下一切结实。

（4）张元素：益脾胃、散风寒。

（5）吴瑞《日用本草》：主解菌蕈诸物毒。

（6）李时珍：生用发散，熟用和中，解食野禽中毒，熬贴风湿痛。

（7）《卫生易简方》：闪拗手足，生姜、葱白捣烂和面炒热罨之，跌扑损伤，姜汁和酒调生面贴之，腋下狐臭，姜汁频涂绝根云。

现代经验：

（1）胃内停饮，胃部有振水音，胃寒呕吐冷饮，肠鸣腹痛，生姜配半夏、橘皮煎服有妙效。

（2）风寒感冒、咳嗽胸闷、恶寒、头痛、肢体痛、无汗，生姜配葱白煎汤热服，盖被出汗即松。

（3）慢性支气管炎、支气管扩张、肺气肿等咳嗽喘息，生姜配胡桃仁捣和，砂糖汤送服。

（4）误用药物（如半夏、南星、生芋头、附子等）中毒而口舌麻木，速用生姜汁饮服。或误食毒菌以及禽肉鱼蟹等中毒而发呕吐、腹泻、腹痛者，急以鲜生姜、鲜紫苏打汁或煎汤服，有解毒之功。

（5）呃逆不止，用生姜、橘皮煎汤频频呷服即止。

（6）冻疮初起，生姜切片频频擦患处，擦至皮肤发热，一日数回，或作热罨温敷，冻疮即易消散。

（7）阴疽恶疡（包括骨结核等慢性脓肿），皮色不变未溃者，用大量生姜切碎、捣烂，煮汤作湿布热敷温罨剂，一日数回，坚持久久行之，有促进局部血行而收良好效果。

用法：内服每日3~6钱煎服，或捣碎沸开水泡汤饮服，或捣榨汁温水和饮，发汗宜热服，如作解毒剂，稍稍增量频服。

## 四、大蒜

大蒜一名葫，又名荤菜，是百合科多年生宿根草本。大蒜是一种极其普通的菜蔬，我国各地都有栽培。叶扁平长披针形，地下有鳞茎，圆槌形，内有5~8个鳞茎瓣，外面包以白色或淡紫红色皮膜而成，下面有须根，初夏自中央抽生长而圆柱状的花梗，上端开绿白色花。叶、花梗、鳞茎均供食用，鳞茎通称大蒜头，可供药用，有强烈的杀菌作用。

大蒜的成分和效用：

大蒜含大蒜精油，精油中有一种抗生素，名大蒜辣素，一名大蒜杀菌素。据苏联董金教授的研究证明，大蒜辣素为植物抗菌作用中最强烈的一种抗生素。这种大蒜辣素在新鲜大蒜中很少，故作药用宜老熟干大蒜。大蒜辣素对皮肤有刺激性，但在水中或遇热时很不稳定。大蒜鳞茎制剂有多种，有以大蒜制成普鲁卡因注射液治疗流行性脑膜炎，也有制成静脉注射剂治疗小儿肺炎，更有用于肺结核患者的气管滴入剂，或制成大蒜辣素丸剂治疗细菌性痢疾及急性胃肠炎，亦有用治小儿百日咳等，临床应用都证明有良好的疗效。

古代文献记载：

（1）《名医别录》：大蒜散痈肿、蠚疮，除风邪，杀毒气。

（2）陈藏器：去水恶瘴气，伏邪恶，杀鬼去痛。

（3）《日华本草》：止霍乱、转筋、腹痛，除邪祟，解瘟疫、溪毒沙虱、恶疮蛊毒。

（4）李时珍：主泄泻暴痢、干湿霍乱等。

以上记载说明古人用大蒜治疗胃肠道传染性疾患有着丰富的经验。

现代经验：

（1）大蒜糖浆，治疗小儿百日咳、流行性感冒、支气管炎、咳嗽等有卓效。

（2）重感冒鼻塞，特别对婴儿感冒鼻塞，不能吮奶时，用大蒜1~2瓣捣烂冲入沸水，乘热对口鼻熏之，数次鼻腔即通。或用大蒜汁麻油调拌，涂抹鼻唇间，一日数回亦可。

（3）流行性感冒、麻疹、百日咳等呼吸道传染病，用大蒜做口罩，能起到预防效果。

（4）传染性肠炎泄泻、痢疾等，用老熟大蒜2~3瓣捣如泥，醋汤或乌梅汤送服，一日数次。

（5）蛔虫、蛲虫、十二指肠钩虫等，用生大蒜切碎食前吞服。或大蒜与烧酒制成酊剂，用于钩虫有效。蛲虫病、肛门瘙痒，用生大蒜研成20%乳剂灌肠，并以大蒜凡士林研和（生大蒜含量为20%）制成软膏，涂于肛门周围，每晚临睡时涂一次。

（6）鼻衄不止，用生大蒜捣烂贴足心涌泉穴，包裹之，刺激涌泉穴，可以止血，足底起泡即除去。

（7）夏季预防胃肠道传染病，每食后嚼大蒜一二瓣有效。或大蒜与烧酒同服更佳。

（8）皮肤顽癣、头癣、白秃等，用鲜大蒜切片擦患部，一日数次，又阴部湿疹瘙痒或妇女阴道滴虫病，生大蒜捣烂煮汤作洗涤剂有效。

（9）慢性鼻炎、鼻塞流脓涕及鼻窦炎（脑漏）等，大蒜汤洗涤，并以棉球蘸蒜汁频频塞鼻内。

（10）据《维也纳医学周报》载："大蒜油可作癌症治疗药，常服有预防效果。"其根据是，宫颈癌、鼻咽癌之类的癌症与病毒有一定关联性，而大蒜则有抗病毒效果。

用法：大蒜作药用，紫皮蒜效力最佳。治胃肠病内服，用生大蒜剥去皮膜切成细粒，或捣碎吞服，成人每回2～3瓣，一日2～3回，食前服。治感冒咳嗽，可切碎煎汤趁热服。

大蒜糖浆的制法：生大蒜二两捣烂，加开水一两，白砂糖四两，煮沸过滤，频频饮服。

大蒜口罩的制法：生大蒜捣烂榨汁，浸渍纱布，即用此纱布，缝入普通纱布口罩的中层戴上，进入流行区，有保护呼吸道防止传染之效。纱布宜每日换一片，大蒜气味消失了即无效。

大蒜烧酒的制法：生大蒜撕去皮膜约三两，切碎研烂，高粱烧酒十两，浸一天，纱布过滤即得。每服3～5毫升，日3回，进餐时服，也可将大蒜烧酒用凉开水稀释后服。

同类植物洋葱、大葱、小葱，与大蒜的性能和功效相近，同样含有植物杀菌素，如无大蒜，可用以上三种代替。

洋葱捣成新鲜的糊剂，外用可治创伤、溃疡及妇女阴道滴虫病，作洗涤剂有效。大葱、小葱的鳞茎名葱白，有发散风寒作用，治伤风鼻塞、鼻炎、鼻窦炎等，捣汁滴鼻，或作洗涤剂有良效。

[《江苏中医》1964年第4期25－27页]

# 农村实用药物介绍（二）

## 一、韭菜

韭菜为全国各地栽培的菜蔬，属百合科多年生宿根草本。叶细长而扁，丛生，质柔软，色青翠，气辛烈，割去后即再长，冬季以灰土壅培，则为韭黄，或称韭芽，炒食更肥嫩香美。根为块根，根及种子都作药用。

韭菜的成分和效用：

含有精油、硫化物、配糖体、维生素C等。韭菜为强精壮阳药，有兴奋、健胃、止血之功。

古代文献：

（1）陈藏器：主温中下气，补虚益阳，止泄血脓，腹中冷痛。

（2）《日华本草》：除心腹痼冷痃癖。

（3）宁原《食鉴本草》：温肾，壮阳，止泄精，暖腰膝。

（4）孟诜：治胸膈噎病，捣汁服。治胸痹刺痛如锥，即吐出恶血，甚验。

（5）朱震亨用以治吐血、衄血、尿血，打扑伤及噎膈，捣汁饮，消散胃脘瘀血甚效。

（6）李时珍：煮汁饮，止消渴盗汗，熏产妇血晕（急性脑贫血昏晕失神），洗肠疗痔与脱肛。

现代经验：

（1）慢性胃炎、胃痛、呕吐，以及食管疾病，包括食管痉挛等。韭菜叶或根，开水烫洗切捣榨汁，和少量黄酒，炖热饮服，每回半至一酒杯（约10～20毫升），一日两三回，见效后可逐渐增加剂量。食管癌、胃癌伴有噎食、吞咽困难等症状时，可用韭菜子与山豆根（广东山豆根）等份，共研细末，一日3回，温开水送服。

（2）盗汗、小便频数，多用于老年患者，或妇人体弱、带下、腰以下冷感、遗尿、尿频等。韭菜子3～5钱，配覆盆子、五味子、菟丝子、益智仁各1钱，酒水煎服；或为丸剂、散剂，热黄酒送服，每服2钱，日2～3回。

（3）肺结核患者，小儿腺病质（颈部淋巴结肿大），盗汗或夜尿多者，新鲜韭菜（或韭黄）煮鲜蚬肉（一种小蚌）或蚌肉，作美味羹汤（加调味料如一般做菜法），以其汤佐餐，非常合理有效。鲜蚌类或牡蛎（蚝）肉等，均对盗汗有卓效，且为营养品，唯蚌肉不易消化，宜喝汤少吃蚌肉。

（4）吐血、下血、妇人崩漏不止，新鲜韭菜叶或根捣榨汁一小杯，加温拌入等量童子小便（注意须刚尿出乘温服）饮服，有止血之效。

（5）慢性久下利或便血，新鲜韭菜煮粥食之，有止泄利、止血之效。

（6）男子阳痿、滑精，韭菜子酒炒研细末，仙灵脾叶煎浓汁，泛为丸，每服1～2钱，一日2～3回，食后服。曾有服7～10天见效，服药1个月治愈之例。

（7）新鲜韭菜汁可涂漆疮，叶或根捣烂，温湿包敷局部，可治外伤性软组织水肿。

（8）产后昏晕（大出血昏晕等），急用新鲜韭菜一把切碎，黄酒煮沸，冲入大口瓶中，乘热熏患者口鼻，有迅速回苏之效。

（9）痔疮、脱肛、妇女子宫脱垂，新鲜韭菜切捣煮浓汤熏洗患部，并作温湿布罨敷，持续行之，可促使患部收缩恢复。

## 二、鸡蛋

### （一）鸡蛋壳的性质、成分和效用

蛋壳是石灰质所构成，石灰质也叫钙质，它含有碳酸钙、磷酸钙和一些动物胶质等。这种钙质通过鸡体生理活质而形成蛋壳（鸡有时因体内缺乏钙质生下软壳蛋，这时给鸡喂予虾壳、鱼鳞等含钙的食料，就很快恢复正常），所以蛋壳粉是一种有机钙，医疗作用比一般钙片好得多。把蛋壳磨成细粉，用于小儿软骨病（佝偻病），成人结核病和妇人怀孕时期等需要补充钙质的时候，是一种价廉物美的良药。

小儿软骨病，是体内缺乏钙质所造成，需要补充钙质和多晒太阳。

结核病的钙化和硬结，需要体内的钙质充分发挥其作用，才容易治愈。

妇人怀孕期需要形成一副胎儿的骨骼，这时母体要分离出多量的钙质来供应胎儿。如果孕妇身体虚弱，或者患有肺结核等疾病时，须补充以足量的钙质，才能保证母子健康，防止结核病的复发。

蛋壳粉属于碱性，内服有镇静止胃痛之功，并能中和胃酸，临床上多用来治疗胃酸过多、胃痛、溃疡病等。如把鸡蛋放在酸醋里，浸一时期取出来，蛋壳会变软，这就说明了酸碱中和的道理。

用法：用沸水将蛋壳烫洗清洁，火焙燥，磨研成极细的粉，越细越好，成人每服2～3分，小儿照年龄递减，一日2～3次，餐后用温开水送服。

### （二）蛋黄油的成分与效用

蛋黄油的主要成分是卵磷脂，并含有维生素A及维生素D等，为一种滋养强壮剂，结核病患者可将其用作鱼肝油的代用品，蛋黄油之功效比鱼肝油更强，且无鱼肝油的腥臭气，不易妨碍胃肠，内服后容易吸收。对结核病、肝炎、神经衰弱和部分皮肤病的外用有效。据马文昭教授研究卵磷脂对皮肤病的作用称：卵磷脂能增进上皮细胞的机能和抵抗力，使表皮内白细胞增多，表皮细胞组织增强，并加速其深层细胞的成长。可见蛋黄油是一种优良的滋补药。1949年以前，医师们用蛋黄素来治疗鸦片烟慢性中毒患者，也是取其滋养强壮、增加抵抗力的作用。

古今文献对蛋黄油的记载简介如下：

（1）《千金方》：治鼠疮已溃（肛门结核成管成漏等，古称鼠疮），取鸡蛋黄蒸熟，放锅中熬黄令黑，先拭疮令干，以药纳孔中，三度即愈。

（2）《集验》：治烫火伤疮，熟鸡子一个，取黄炒油，扫疮上，三五日即愈，永除瘢痕。

（3）唐瑶《经验方》：治杖疮已破（古代封建社会有杖刑，杖疮是打伤皮破成疮者），鸡子黄熬油涂之甚效。

（4）《事林广记》：小儿头疮，煮熟鸡子黄，炒令油出涂敷之，又治天疱水疮等，均用鸡子黄熬油。《谈野翁方》：治耳疳出汁（中耳炎之类），鸡子黄炒油涂之甚妙。

（5）宋·苏颂云：鸡子入药最多，而发煎方特奇，刘禹锡《传信方》：以乱发鸡子膏治孩子热疮，用鸡子五枚煮熟去白取黄，乱发如鸡子大一团，于铁铫中炭火上熬之，油出，取置碗中，涂疮上，即以苦参末粉之。顷在武陵生子，蓐内便有热疮（婴儿丹毒皮肤湿疹之类），诸药无效，日益剧，蔓延半身，昼夜啼哭，不乳不睡，因作鸡子发煎用之，果如神效也。

（6）民间治阴囊湿癣（俗称绣球风），用蛋黄油搽擦，有卓效。

（7）日本民间验方：治原因不明之心脏瓣膜病，动悸亢进，脉搏歇止，行动心跳气促，甚至步行困难，服用蛋黄油即见效，脉搏心跳渐缓慢。

病例：一老人脉搏每隔4～5次即歇止一次，行动气促，服蛋黄油两天，脉搏即有改善，每隔20～30次才歇止一次，精神亦渐好转。又有伤寒病人出现心脏衰弱陷于危笃时，赖本品而愈，并称类似病例不少。

蛋黄油的用途：

用于肺结核、淋巴结核、肝炎、神经衰弱、心脏瓣膜病等患者，可作内服剂，装入二号胶囊，成人每回3～4个，一日2回，温水送服。

肛门结核、淋巴结核、骨结核等穿溃不敛或成瘘管，外用塞入孔洞。

汤火烧伤、湿疹、头疮、阴囊湿癣、婴儿湿疮等外涂。

蛋黄油的制法：取新鲜鸡蛋煮熟，去蛋白，取黄揉碎，置锅中（铜锅或铁锅），于炭火上，用铲勺不住地拌炒。蛋黄屑由焦黄而变黑成炭，此时有焦臭气放出，再炒再熬，久之始有油出来，将焦滓移置锅侧，用铲轻轻压榨，油流向锅底，趁热取出，盛于碗中或玻璃瓶中，冷时凝冻而呈褐黄色胶状物。

熬取蛋黄油，开始如技术不熟练，火力不得当，可能要失败。先起试熬一至两个，俟有了经验，每回可多熬若干个。如技术纯熟，每10个蛋黄，可得油30～40毫升，二号胶囊（该胶囊西药房有出售）可装100多个。

## 三、鳅鱼

鳅鱼，一名泥鳅，生长于暖水池沼、水田里，身体圆柱形，长约数寸，形似鳗鲡而短，头尖、尾部侧扁，口边有须数对，体青褐色，无鳞，皮间多滑涎，常潜伏泥泞中。鳅鱼产卵在夏间，此时肉味最美，农民们常捕以煮食，甚肥美。此鱼之滑涎用来涂敷皮肤各种急性炎症，有显著的消炎消肿功效。

用途：如丹毒、瘰疬、面疔、痈疡、乳腺炎、急性中耳炎、乳嘴突起炎、跌打损伤、关节炎肿痛、火伤、各种无名肿毒伴有红肿热痛等，将鳅鱼之滑涎涂敷患部。

民间流传有各种各样行之有效的用泥鳅滑涎治病的疗法，例如：取泥鳅若干条洗去泥污后放置碗中，加入适量砂糖搅拌（例如5条泥鳅中加入一汤匙砂糖），即用此糖浆涂布。亦有用纱布缝成袋，装入泥鳅，将此袋罨置患部。也有将泥鳅切去头尾，剖腹去肠杂及脊骨，用其背部贴患处，干则更换等等。有的书本上盛称它的疗效，强力推荐，笔者初甚怀疑，不敢置信，且考虑到这种办法不清洁，有感染的危险，后亲见一乡友膝关节炎肿疼痛，肿大如斗，涂此后很快治愈，诚不可思议。嗣于无意中见到一篇文献报道说，日本某医科大学实验室从泥鳅滑涎中分离出一种有强力抗菌作用的真菌，培养实验成功，已制出一种新型抗生素，定名"卡勒满新"，其作用比链霉素、金霉素强数倍。从此给这一民间疗法揭开了秘密。由此可知群众实践是科学研究无尽的源泉。

经验实例：

(1) 一女童接种牛痘，感染了链球菌并发丹毒，患部红肿扩大，越过肩头，浸入乳部，高热、神昏，病势十分严重，用此贴布患部一昼夜，换药四五次，很快退热，至第五日完全治愈。

(2) 一六十六岁男子，颜面丹毒高热疼痛，贴此一夜痛即止，红肿消退，两日痊愈。

(3) 一小儿患左侧食指瘭疽，患部肿痛，哭叫不休，采用此法后迅速止痛，四日痊愈。

(4) 一男性少年患急性中耳炎并发乳突炎，医院建议施行手术，患者在手术前用此贴敷耳周围，数日而愈。

(5) 一患面疔之中年男子，唇部肿硬疼痛甚，经各种治疗均无效，用泥鳅滑涎涂敷患部，二十四小时后痛止而出脓，三日后治愈。

(6) 一年轻女子患严重腋臭，于某年夏季突然两腋下红肿疼痛，原因不明。用此药涂敷患部，肿痛消退后，腋臭也大有改善。

此外尚有乳癌、翻花疮、火伤、漆疮、鼠咬伤、神经痛、风湿痛、白癣等治验的记载，笔者所亲见的有膝关节炎肿（外伤感染性）一例，丹毒两例，瘰疬一例，效果确实是显著的，但是在使用该疗法时须注意，夏季采用滑涎涂敷后，局部容易发酵出现恶臭气味。如何改善用法，还须进行研究。

### 四、紫花地丁

紫花地丁又名箭头草，为堇菜科多年生小草本，春季叶自根基部丛生，有叶柄，叶片形多变，有三角形、长椭圆形、线状广披针形，全株密被短白毛，主根粗而深，白色，三四月间抽长花梗，上端开五瓣淡紫色花，蒴果卵状椭圆形钝三角状，尖端截形，内有细小光泽的种子。

性味：苦辛、寒、无毒（《本草纲目》）。

成分：花含有一种蜡质，其中34%为饱和酸，主要成分为虫蜡酸。尚有醇类及少量的碳氢化合物。

性能：为消炎、消肿药，有清热、凉血、解毒之功。

用途：

（1）痈疽、疔疮、瘰疬、颈核、恶疮等，用生根捣烂贴敷患处，并以全草大量（干燥品一至二两，鲜草三至五两）煎服。一方用紫花地丁二两、金银花一两、生甘草三钱、桔梗三钱，煎作一日量，二三次分服，治面部口角极为重症的疔疮，至多三剂，大都痊愈。

另一方，紫花地丁三两、玄参一两、升麻三钱、连翘四钱、银花三钱、当归二钱、黄芪二钱、天花粉四钱、甘草一钱，煎服，治一切痈疡、肿毒，未溃则消，已溃则敛。亦有用鲜紫花地丁带根洗净，加食盐少许捣烂，贴瘰疬、肿毒等，效果极著。

（2）口中热疮及齿槽脓漏，鲜根洗净捣汁过滤含漱，一日数次有效。

（3）不眠症，用根（干根），一日六分至一钱，煎服。

（4）冻伤，全草（干燥品一两）煎汤湿布温罨患部，一日数回。

（5）急性关节炎，患部肿痛，全草大量（干燥品一至二两）浓煎作温湿罨剂，频频更换。

（6）蝮蛇咬伤，用根或全草捣敷患部，并煎汤内服。

备注：另外有一种紫花地丁为豆科植物米口袋，国内中药材依地方习惯供应，该植物也有清热解毒作用，如向中药店购买干燥药材，很难区分这两种植物。上述应用，应以堇菜科紫花地丁为准。

[《江苏中医》1964年第5期23-25页]

# 农村实用药物介绍（三）

## 一、丝瓜

丝瓜属于葫芦科的藤蔓植物，是一种蔬菜，我国各地城乡都有栽培，其别名有天丝瓜（《本事方》）、天罗、布瓜（《古今合璧事类备要》）、蛮瓜（山西）、水瓜（广东、广西）等。丝瓜茎细长有卷须，攀缘于他物上升，叶大，掌状分裂，有长叶柄，互生，开黄色花，果实长，圆柱形，嫩时皮绿色，肉质，供菜蔬食用，老熟后褐色，内有网状而强韧的筋络，中药名丝瓜络，丝瓜藤水亦供药用。

丝瓜的成分和效用：

新鲜丝瓜含有皂苷、硝石及多量黏液、木聚糖、脂肪、蛋白质、维生素B、C等。丝瓜络含有多缩木糖及纤维素等。丝瓜为清血、解毒、利尿药，有祛痰镇咳作用。

古代文献记载：

（1）宋代杨士瀛《仁斋直指方》：治痈疽不敛，用丝瓜捣汁涂。

（2）元代朱震亨治痘疮不快。

（3）明代李时珍治痈疽、痘疹、胎毒，凉血解毒，祛风化痰，通经络，下乳汁，治大小便下血。

（4）明代张时彻《摄生众妙方》用老丝瓜烧存性，内服化痰止嗽，外敷治疮疡。

（5）《本事方》《普济方》《奇效方》等均用丝瓜烧灰内服，止肠风、下血、崩漏等。

（6）清代赵学敏《本草纲目拾遗》引《救生苦海》用天萝水（即

丝瓜水）治双单蛾，饮一杯即愈，又可消痰火，解毒安神，兼清内热，治肺痈更效。又称肖山一老妪家，市肺痈药水，三服立愈，门如市，已数世矣，王圣愈得其，即丝瓜水也。

现代经验：

（1）感冒、急性支气管炎、咳嗽、痰黏不松、咽喉痛、胸胁痛、肋间神经痛，用老丝瓜络煎服。有止咳化痰止痛之功。

（2）肠风便血、痔血、妇人赤白带下、崩漏，老丝瓜烧存性研末或为丸剂内服，有止血之效。

（3）皮肤湿疹、天疱疮、烫火伤、刀创伤，用老丝瓜烧存性研末，撒布或麻油调涂。

（4）肺热咳嗽、肺痈咳脓痰，用丝瓜水饮服，有宣肺化痰、清热解毒之功。

（5）夏令皮肤疮疹，面疮、头疮等呈红肿湿烂，用丝瓜水涂敷，或取鲜丝瓜叶捣烂贴敷，有清凉解毒之效。

（6）肺热、面部粉刺、疮瘰、皮肤汗疹，用丝瓜水涂擦有效。面部烫火伤，涂以丝瓜水，愈后无疤痕。

（7）丝瓜水可作高级化妆水，日本有制成商品出售，搽擦面部，青年男女用作美容剂，它具有清净皮肤、消除斑点等作用，故为其他一般化妆品所不及。

用法及用量：

（1）老丝瓜络成人每日5钱至8钱煎服。

（2）烧存性研作散剂内服，每次5分到1钱，一日3次，或制成丸剂，每服1~2钱，一日3次。

（3）丝瓜水内服，每次一小杯（约20毫升），一日2~3回（或稍多亦可）。

丝瓜水的采集方法：每逢夏秋季，丝瓜藤蔓生长旺盛开花结瓜的时候，将藤蔓延根3~4尺处剪断，即将根部断端弯入瓶中（或坛中）并用纱布罩住瓶口，以免杂物侵入。一夜之后，其根部之汁滴入瓶中，可得大量之丝瓜水。封固埋藏土中，随时应用历久不坏，愈陈愈好。

## 二、酸梅

酸梅，即梅的未熟果实，一名"青梅"，中药材的乌梅、白梅均为青梅的加工制成品。

梅为蔷薇科植物，我国各地均有栽培，为落叶小乔木，树高七八尺，树皮淡灰绿色，叶互生，早春先叶开花，洁白清香，有淡红或绿、白色各样品种，可供观赏。梅实是核果，圆球形，生时色青绿，熟呈黄红色，熟梅供食用，或制蜜饯之用，青梅作药用。

梅实的成分和医疗作用：

梅实含有琥珀酸、柠檬酸、苹果酸、酒石酸、食物固醇、土当归酸及一种蜡醇样物质。酸梅用作清凉解热剂，有收敛、止泻、镇痛、镇咳、止呕等功用。因酸性有杀菌作用，内服后抑制肠道细菌的繁殖，并有驱蛔作用。（本品可制成清凉饮料，亦可作为提制柠檬酸的原料）

古代文献记载：

（1）《神农本草经》云：乌梅下气，除热烦满，安心，止肢体痛，偏枯不仁，死肌，去青黑痣，蚀恶肉。（外贴收胬肉）

（2）《名医别录》：止下痢、口干。

（3）陶弘景：水渍汁饮，治伤寒烦热。

（4）陈藏器：止渴，治瘴疟，吐逆霍乱，除冷热痢。

（5）《日华本草》：和建茶、干姜为丸服，止休息痢大验。

（6）李时珍：敛肺涩肠，止久嗽泻痢，反胃噎膈，蛔厥吐利，消肿涌痰，杀虫，解鱼毒、马汗毒、硫黄毒。

现代经验：

（1）小儿疫痢或原因不明之突然发高热，烦渴恶心，甚至惊厥，如呼气有热浊气味者，属于胃肠型的发热，此时速用乌梅三五个煎浓汤加少许白砂糖服，或用乌梅膏适量，开水化服，有迅速解热之效。在服此药之前或后，加服一次蓖麻油清除肠内容物，其效更著。若重症病人，乌梅须用足够剂量，2~3小时服一次，10岁以内小儿用乌梅膏每回约3分（黄豆大一粒）糖汤化服。

笔者曾试于自己之6岁女儿，突然高热至41.3℃，下痢一二回，手指厥冷，发惊搐，口鼻间喷出很热的热气，立即给服蓖麻油泻下之，每隔两小时用乌梅浓膏溶于白糖汤服之，很快退热，两天痊愈。（当时检查：白细胞略增多，大便无虫卵，但有红细胞、白细胞、脓细胞和不消化物等）此外同样的事例亦不少。其他如用于急性肠炎、下痢等，疗效并不比磺胺剂差，曾用于伤寒及副伤寒患者，亦获得较快退热、缩短病程的疗效。

（2）细菌性肠疾患，如伤寒（配黄连等）、霍乱（配干姜、附子等）、痢疾、急慢性肠炎、下痢和腹泻、消化不良性胃肠病、慢性胃炎、胃酸缺乏症，食物中毒（如鱼虾类中毒等）并发荨麻疹时，配生姜、苏叶等煎服。

（3）蛔虫腹痛或胆道蛔虫所致腹痛、呕吐、厥逆者，配川椒、黄连等。

（4）用梅膏制成丸剂，夏季用以预防胃肠道传染病，食前服1~2丸，一日2次。笔者于1940年迁居于苏州郊区农村，时为日寇侵占期，那年夏秋间霍乱大流行，一农村朋友来云：距他村庄很近的地区已发生霍乱，有4人死亡。那时农村根本谈不上预防注射，我介绍他试用乌梅丸，他分给大家，每人每日吞服4~6丸，分两次服，该村二十余户约一百人口，共服用了十来天，结果该村没有一个人感染霍乱。

（5）急性热病之发热口渴、咳嗽及肺结核潮热咳嗽等，小剂量煎服。

（6）外用为镇痛药，青梅浸烧酒搽擦或纱布湿敷治关节痛、风湿痛及神经肌肉麻痹有效。青梅酒内服治腹痛，夏令可代痧药十滴水。

（7）乌梅肉捣如泥（或用梅膏），外用敷肿毒，或贴肉芽生长过速之胬肉有效。曾有一手指瘭疽患者，患部出脓后，有光亮而色红的肉柱头（胬肉）突出皮外而不能愈合，介绍以乌梅肉贴上包扎之，次日换药，胬肉已收缩，两天后平复，渐渐愈合。

梅膏的制法：取乌梅若干斤，放锅中，加足量之水煮烂，去渣过滤，再煎至稠厚如饴状，待冷而成黑色黏稠之膏，瓷罐收贮，久藏不变。（或用半熟之生梅，洗净去核捣烂榨汁，置广口盆中，晒去水分，或火上蒸发水分至稠厚如饴状，收贮待用）

青梅酒的制法：取未熟青梅若干，先以开水泡浸一宿，后取起，晒去水分，放置瓶、坛中，加入高粱烧酒，以浸没青梅为度，密封静置数月，即可应用。如作内服时，可加入适量凉开水稀释后服用，也可加入少量白砂糖后服用，以不醉为度，或嚼食青梅一个，止腹痛泄泻有卓效。

## 三、西瓜

西瓜属葫芦科蔓生草本，我国各地均有栽培。叶大，羽状深裂，开黄色花，果实大如圆球形或椭圆形，皮光，有深绿色条纹，肉厚，多液汁，红色、黄色或白色，味甜，种子黑色或黄色。果肉或瓜皮供食用，亦作药用。

西瓜的成分和医疗作用：

西瓜皮中含有蜡质，果汁含磷酸、苹果酸、果糖、葡萄糖、蔗糖、氨基酸、枸杞碱、番茄色素、胡萝卜色素、蔗糖酶、维生素C等，西瓜肉或瓜皮为有效的利尿药，人们都能直觉地感到夏季吃了西瓜，小便显著增多。西瓜还有清凉、解暑、解渴、凉血、消炎、利胆、降血压等功效。

古代文献记载：

（1）元代吴瑞《日用本草》：消烦、止渴、解暑。

（2）元代朱震亨：治口疮。

（3）明代宁原《食鉴本草》：利小便、解酒毒。

（4）明代汪颖《食物本草》：疗喉痹。

现代经验：

（1）急性或慢性肾炎、高血压病、脚气病、胆道疾患、糖尿病等，尤其是浮肿腹水、小便不利者用之有妙效。

（2）中暑烦渴或酒醉，以及夏令热病口渴，小便不利，用西瓜皮作煎剂，或配合在复方方剂中应用。

（3）胆囊炎、黄疸、膀胱或尿道炎、小便淋涩、消渴病，用西瓜汁或西瓜皮煎汤服有效。

（4）咽喉疾患、口腔炎、口舌生疮，用西瓜白霜润喉，或撒布于口腔，同时先用西瓜皮煎汤频频饮服。

（5）民间有用西瓜黑霜，或西瓜糖膏治浮肿，往往有显著疗效。

西瓜白霜的制法：取大西瓜一个，于上端切开，倾去肉汁，装入芒硝令满，仍以切开之盖盖上，用竹竿扦定，再用线网络，悬挂通风处，待有白霜析出，以鸡毛轻轻扫下，收贮玻璃瓶中待用，作吹药撒布剂。

西瓜黑霜的制法：取大西瓜一个，切开，倾掉肉汁，装入大蒜头令满，仍盖好，用细铁丝缚紧，外以盐泥（或稻秸泥）封固，放炭火中烧存性，去泥，将西瓜炭研成细末，每服五分至一钱，水送服，一日2～3回。

西瓜糖膏的制法：取西瓜若干个，切碎，连皮带肉置铜锅（铁锅亦可）中，加水适量煮烂，滤去残滓，将汁再煮，蒸发浓缩如饴状，装玻璃瓶贮候用，每服约一汤匙（更多亦可），温开水送服，一日2～3服，食前食后均可服用。

西瓜皮的利用：据文献报道，西瓜利尿的有效成分主要是西瓜皮肉白髓中所含的一种盐，恰是人们吃西瓜剩余下来的厚皮最有效。应于夏季注意收集西瓜皮，以线穿串置通风处或晒干保存，作煎剂，用量每日五钱至一两或更多，作利尿药治肾炎浮肿、肝胆疾病或高血压，慢性疾患须持续长时间服用。

## 四、冬瓜

冬瓜也属葫芦科蔓生草本，一名枕瓜、东瓜，我国各地都有栽培。果实肥大，长圆形如枕头，嫩时绿色有毛，老熟后则表面有白色蜡质状粉，肉味淡，中空，附着多数种子，卵形扁平白色，果肉供食用，皮及种子供药用。

冬瓜的成分和效用：

冬瓜子含有脲酶、腺碱组氨酸、葫芦巴碱等，冬瓜子为消炎解毒散痈药，能治内脏脓肿，如肺痈（肺脓肿等）、肠痈（阑尾炎等），又可为痔疾肿痛的外用洗涤剂，内服有镇咳解痉之功。冬瓜皮有显著的利尿作用，治肾炎浮肿，疗效大致与西瓜皮相近。

古代文献记载：

（1）《名医别录》：主小腹水胀、利小便。

（2）《大明本草》：消热毒痈肿，切片摩痱子甚良。

（3）甄权：止烦躁热渴、利小肠、治五淋、压丹石毒。

（4）李时珍：冬瓜子治肠痈。

现代经验：

（1）慢性肾炎浮肿，小便不利，用大量冬瓜皮煎汤，常服有效。

（2）肝炎、黄疸、脚气等，以冬瓜皮及肉多量煮汤长期服用，获显著疗效。

（3）冬瓜子仁研如泥，制成糖浆，用来治百日咳及支气管炎所致的阵发性咳嗽有效。

## 五、玉米须

玉米为禾本科一年生植物，又名玉蜀黍、玉高粱、苞谷、御麦等，各地农村普遍栽培。直立茎高六七尺，叶长披针形，有平行脉，花单性，雌雄同株，雄花生于顶端，雌花穗状，生于叶腋，有大苞衣被，花柱如长毛状，露出苞外，上端焦黄，下端银白色，果实为颖果，棒状，种子供食用，花柱即玉米须，供药用。根亦入药。

玉米须的成分药理和效用：

玉米须含有麦甾醇、豆甾醇、葡萄糖、皂苷、苦味配糖体、维生素C、K、木胶类似物等。据苏联药理学研究，内服玉米须可观察到胆汁分泌量增加，胆汁的黏稠度和比重降低，胆红素含量减少，以及增加血液中凝血酶原而加速血液的凝固作用。

玉米须是有效的利胆药，并有较强的利尿作用，亦作止血药，对慢性肝炎、胆汁郁滞、胆囊炎、胆结石、黄疸、慢性肾炎浮肿、小便不利、尿路结石、糖尿病、脚气、出血性紫斑、鼻血、尿血等，特别对凝血酶缺乏所致的出血症等有效。

用途：

（1）急性或慢性肝炎、胆囊炎、胆结石、黄疸、胸闷、胁部胀痛等，用玉米须五钱至一两煎服。

（2）肾炎、浮肿、小便不利、糖尿病、小便混浊、脚气浮肿等，玉米须煎服或代茶经常饮食。

（3）尿路结石所致的局部疼痛或血尿等，可用玉米根一至二两，煎汤服之，玉米须亦可用。

（4）鼻衄、齿龈出血、出血性紫斑病等，玉米须一两或配合阿胶、生地黄等作复方煎剂。

[《江苏中医》1964年第6期30－32页]

# 农村实用药物介绍（四）

## 一、芹菜

芹菜为伞形科植物，我国著名蔬菜之一，各地农村广范围栽培。芹菜有两个品种，一种为水芹，另一种为旱芹，旱芹因香气强烈，亦称"药芹"或"香芹"。两种均可作药用，药效以旱芹为佳，水芹力稍弱。芹菜作菜蔬多用其嫩苗，入药以开花期采集阴干更佳，或即用新鲜嫩苗打汁服用效果亦好。

芹菜的成分和效用：

成分：茎含洋芫荽苷、挥发油、甘露醇、环己六醇等。

性能：为健胃利尿药，有降血压作用。

用途：

（1）高血压：用鲜芹菜洗净切碎，捣榨汁，每日3次，每次半玻璃杯，温水和，食后服，有显著的降压作用。高血压头重、头昏、睡眠不安、大便倾向于干结者，效果更好。笔者曾亲见数人采用此法获得根治。或将芹菜晒干，每日二三两，作煎剂，或泡汤代茶喝，亦颇有效。

（2）神经痛、风湿痛：用干燥芹菜适量煎服。

（3）小便淋痛出血：鲜菜捣汁服。

（4）耳鸣：用芹菜汁少许滴入患耳中，每次1~2滴。

（5）虫齿（齲齿）痛：芹菜煎汤，含漱有效。

（6）急性胃肠炎、吐泻：芹菜煎浓汤温服。

本草文献：

性味：茎：甘平无毒（《神农本草经》）；花：苦寒无毒（《唐本草》）。

主治：《神农本草经》：主女子赤沃，止血，养精。孟诜：去伏热，杀石药毒，捣汁服。

【橘泉按】古称石药毒，可能是误服丹石引起的高血压之类疾病

陈藏器：去小儿暴热，大人酒后热，鼻塞身热，去头中风热，利大小肠。《大明本草》：治烦渴崩带，五种黄疸。苏恭：花主治脉溢。

【橘泉按】脉溢当属心血管病。

## 二、紫背浮萍

紫背浮萍为浮萍科水生植物，我国江南各省池塘、湖泊、水田、沟渠等处常可见到这种小萍，叶浮水面，扁平，倒卵形，上面绿色，下面带紫赤色，单生或集生 3～5 片，下面生须根数条，入药用其全草。

紫背浮萍的成分和效用：

成分：含有醋酸钾、氯化钾、碘及溴等物质，新鲜品尚含微量维生素 $B_1$。

性能：为发汗、利尿药，有凉血解热作用。

用途：

（1）风水肿（急性肾炎），全身浮肿，喘咳，气促，小便不利，干浮萍 3~4 钱，水煎去渣温服。

（2）皮肤病、疥癣、风疹、瘙痒、湿气肿满、颜面浮肿、喘满、小便不利、无汗等，干浮萍五钱至一两，水煎去滓，一日两三回温服。

（3）大风顽痹，遍身癞疮，风块，紫癜风，紫云风，或奇痒，或麻木不知痛痒，或左瘫右痪等，浮萍焙燥，研细末，炼蜜为丸，每服二钱，日二三次，黄酒送服。

（4）吐血、衄血、风热、血热、热毒、火丹、游风，或口舌生疮，浮萍配生地、丹皮等煎服。

（5）血分有热，疮疹、面疱、酒皶、鼻疮、癣、湿疹痛痒，煎汤内服，并以生浮萍捣汁外涂。

(6) 丹毒、大头瘟、鲜浮萍捣汁作湿罨剂，并水煎内服。

本草文献：

性味：辛寒无毒（《神农本草经》）。

主治：《神农本草经》：主暴热身痒，下水气，止消渴。《大明本草》：治热毒风热，肿毒风疹。陈藏器：捣汁服，主水肿，利小便。李时珍：风湿麻痹，脚气，打扑伤，癜风，丹毒。

### 三、莲

莲在我国各地都有，为睡莲科多年生水生宿根草本植物，茎名荷梗，叶名荷叶，花名莲花或荷花，花蕊名莲须，花托名莲房，通称莲蓬。果实名"菂"，通称莲子。老熟后的果实名"石莲子"。果壳内的种仁名"莲肉"。种仁内的胚芽名"薏"，通称"莲心"。地下根茎叫做藕，藕和莲肉供食用，藕节等都可供药用。

莲藕等的成分和效用：

成分：藕：含淀粉、天冬素、棉子糖。荷叶、荷梗、莲蓬：含有微量的莲碱。莲肉：含有蛋白质、脂肪、碳水化合物、胡萝卜素、核黄素、抗坏血酸等。莲的全体均含有鞣质，故有收敛止血之功，又含有微量的莲碱，有刺激心脏的作用，故兼有利尿之效。

性能：莲子为营养强壮剂，莲子与莲心，均有清心安神、利小便之功。藕节：消瘀止血。藕汁：清热止呕，解酒毒。荷叶、莲蓬、荷梗：收敛，止泻，止血。莲须：清心固肾止遗精。石莲子：治噤口毒痢，呕逆不食等。

用途：

（1）吐血、便血、衄血、妇人子宫出血及赤白带下，或慢性久痢、赤白痢等：用藕节或莲蓬适量煎服。

（2）脾胃虚弱、泄泻、滑下不禁：用荷叶或荷梗每日约一两煎服。或用鲜荷叶煮粥，频频食之，有妙效。

（3）遗精、滑精、遗尿：用莲蕊须三四钱，加甘草五分煎服。

（4）怀孕妇人水肿，胎动不安：荷梗三五钱，白术二钱煎服。

（5）慢性顽固性肾炎：藕节三四个，艾叶二钱，白茅根四钱，同煎服。

（6）高血压、头重、心烦、小便不利：莲子心一钱，煎汤代茶饮之。

（7）食鱼、蟹类中毒、呕吐及酒醉不解、烦渴：鲜藕捣汁，饮服即解。

（8）热毒痢，呕逆不食，或呃逆：石莲子一两，敲碎带壳煎服。

（9）莲蓬烧存性，研细末，玻璃瓶密储，鼻衄用来塞鼻；齿痛或齿龈出血，用来擦牙；一切外伤出血，撒患处。小儿黄水疮、湿疹等稠水滋蔓，用以撒布或麻油调涂。

（10）妇人突然血崩，措手不及时，速即以莲蓬三四个，煎浓汤顿服之，暂止其血，再延医诊治。

（11）痔疮脱肛：荷叶或莲蓬煎汤熏洗。或配黄柏，同煎更佳。

（12）小肠疝气下垂：荷叶或莲蓬一两，枳壳六钱，黄芪三钱，浓煎服有效。

荷、莲、茎、叶或莲蓬，随时收集，家庭常备，用来作止血止泻等药，简便有效。

本草文献：

性味：莲实：甘平涩；藕：甘平；藕节：涩平；莲薏：苦寒；莲须：甘涩温；莲花：苦甘温；莲房：苦涩温；荷叶：苦平。（《神农本草经》《名医别录》《本草纲目》）

主治：《神农本草经》：莲实，补中养神益气力。《大明本草》：实止痢，治遗精，藕捣汁除烦闷，破产后血闷。陈藏器：藕消食解酒毒。甄权：藕节捣汁，治吐血不止。李时珍：实，主脾泄久痢、赤白带、浊；节，止血痢血崩；薏，清心去热；须，清心固肾止血、止遗精；叶，涩精浊，散瘀血，助脾胃，升发元气；莲房，止血崩下血。

## 四、莼菜

莼菜系睡莲科多年生水草，又名马蹄草、水葵等。主要生产于浙江杭州之西湖，江苏苏南之太湖、苏北之宝应湖等湖水中。根茎横行于泥中，茎细长蔓延，叶如盾状，或椭圆形，上面淡绿色，嫩叶两端上卷，夏日叶腋一梗一花，花萼线形，花瓣三片，蔷薇红色，除叶面外，全草被以透明黏液，此草嫩时柔滑，煮食作汤，鲜美可口。杭州西湖一带，制成罐头瓶装出售，为西湖名菜之一。草老时可作饲料，亦作药用。

莼菜的成分和效用：

成分：莼菜含蛋白质7.3%，脂肪1.9%，碳水化合物14.2%，纤维1.2%，无机物质4.7%。此外，叶的背面分泌一种类似琼脂（洋菜）的黏液，新叶中黏液更多，这种黏液有止呕止泻之效。

性能：黏滑性缓和剂，有健胃及营养作用。下气止呕，厚肠胃，治热疸，压丹毒，解百药毒及一切痈疽疔疮。

用途：

（1）胃溃疡、胃癌：据民间药书记载，一老人患胃病，于12年间前后两次被诊断为胃溃疡并发胃癌。用莼菜加水煎，每回服半杯，一日3回，同时用赤豆糊及黑芝麻加食盐少许，研粉作食品，3日定痛，5日大便顺利，半月后起床，经过一月余而愈。

唐·苏恭说：莼久食大宜人，合鲋鱼（鲫）作羹食，主治胃弱不下食者至效。又最宜于老人养生之资，故晋代张季鹰至秋风一起，思吴中之莼鲈羹，传为韵事。

（2）一切痈疽疔疮，莼菜捣烂敷之，未成即消。

（3）止泄利及呕吐。

本草文献：

性味：甘寒无毒（《名医别录》）。

主治：《名医别录》：治消渴热痹。孟诜：下气止呕，压丹石毒，补大小肠。《大明本草》：治热疸，厚肠胃，解药毒并蛊气。

### 五、马齿苋

马齿苋为马齿苋科植物，一名安乐菜（南京地区药材名）。江苏、浙江通称为酱瓣草，我国各地常见的一年生肉质草本，全株光滑，茎常平卧地面，叶片肥厚，倒卵形，或匙形，边全缘，夏秋季，枝端叶腋间开五瓣小黄花。民间有于夏秋间采集，开水泡熟，晒干，保存作干菜，供食用，亦可作饲料。

马齿苋的成分和效用：

成分：

（1）据中央卫生研究院化验：每100克茎叶中含蛋白质2.5克、脂肪0.5克、碳水化合物3克、硫胺素0.03毫克、胡萝卜素2.23克、核黄素0.11毫克、尼克酸0.7毫克、抗坏血酸23毫克、磷56毫克、铁1.5毫克、钙85毫克、粗纤维0.7克。此外，水分占92%，灰分占1.3%。（《中国经济植物志》）

（2）我国台湾产马齿苋中分析得草酸、硝酸钾、氯化钾、硫酸钾及其他钾盐，鲜草约含钾盐1%，干草约有钾盐10%。因钾盐能产生利尿作用，马齿苋能治脚气水肿，有利小便解毒之效，可能与其含酸性草酸钾有关。

性能：为利尿、解毒药，有抗菌作用，对细菌性痢疾有效。

用途：

（1）脚气、足肿、小便不利：马齿苋干草一两，水煎服，或用鲜草捣汁，每服半杯，加温服之，一日二回。

（2）细菌性痢疾：马齿苋鲜草四两（小儿减半），煎汤，加白糖，一日数回，频频饮服，数日后可改善症状。但对阿米巴痢疾及肠炎无效。

（3）百日咳：用50%马齿苋糖浆，每日三四回，每回30毫升（一小酒杯）温服。

（4）痔瘘、肛门炎肿、急性淋毒性睾丸炎、妇人赤白带下：马齿苋煎汤，内服外洗。

（5）乳腺肿痛、各种疮痈、小儿丹毒、虫蜂毒刺、漆疮、面疱、酒皶：鲜草入盐少许，捣汁，不断涂之。

（6）全身多发性赘疣：鲜草捣敷患部，或干草大量浓煎，频频温罨，疣初变黑后，自然脱痂，不留疤痕。

（7）又可作兽医药用，对牝马或牛的赤白带下、尿道感染等，用大量鲜草，加入少量甘草，煎水灌服。

又配黄柏、苍术，煎服，治牛、马之关节炎。

本草文献：

性味：酸寒无毒（《蜀本草》）。

主治：陈藏器：诸肿瘘疣目，捣揩之，破痃癖，止消渴。苏恭：饮汁治反胃，诸淋，解马汗、射工毒，涂之瘥。孟诜：煮粥止痢，及疳痢，治肠痈。李时珍：散血消肿，利肠滑胎，解毒通淋。

## 六、鸡冠花

鸡冠花为苋科一年生草本，我国各地都有，栽培于庭园作观赏花草，茎直立，有纵条纹，近枝端成扁形，叶互生，长椭圆形，全缘，秋季开花于顶端，花形如雄鸡之冠，有红、黄、白色等品种，种子细小黑色，花及种子均供药用。

鸡冠花的成分和效用：

成分：种子含有脂肪油。

性能：有止血、止利作用，治赤白带下。

用途：

（1）肠风下血、痔疮出血、妇人崩漏或月经过多：用鸡冠花一两（鲜花二两），煎浓汤，或加砂糖，一日二回分服。

（2）妇人赤白带下：用法同上。或用鸡冠花烧存性，研细粉，每服二三分，米饮送下，日二三回。

（3）痔疮肿痛、下血脱肛：鸡冠花和凤眼草（臭椿树之翅果，中药房有）等份，煎汤频频洗之。并用鸡冠花烧存性，研细，麻油调涂患部（先洗后涂更好）。

（4）肾脏病或淋病小便不下：用鸡冠花，或叶茎阴干，一日三五钱，煎服。

（5）夏季水泻、小便不利：用鸡冠花子3～4钱煎汤，一日2～3次分服。

备注：另一种同科植物名为"青葙"，苗叶与鸡冠花相同，唯花穗如扫帚而尖，长四五寸，色与鸡冠花同，有黄、红、白等品种。青葙子能明目，功效与鸡冠花子有异。但中药材的青葙子中往往混有鸡冠花子，应注意。

本草文献：

性味：甘凉无毒（《嘉祐本草》）。

主治：陈藏器：种子，止肠风泻血、赤白痢。《大明本草》：种子，治崩中带下，入药炒用。李时珍：花：主痔漏下血、赤白下痢、崩中。赤白带下，分赤白花用。

[《江苏中医》1964年第8期25-27页]

# 农村实用药物介绍（五）

## 一、草棉

草棉为锦葵科一年生草本，在我国各地农村都有栽培。高三四尺，茎强健，少分枝，嫩枝与叶均有毛，或变光滑，叶互生，掌状分裂，裂分3~7片，花为黄色，中心淡紫色，蒴果圆球形，通称"棉桃"，熟时背上裂开，内有种子，粒大，有棱角，其种子被以长毛，白色，通称棉花，供纺纱织布之用，种子及根皮可供药用。

草棉的成分和效用：

成分：根皮含有酸性树脂，其中包括两种酚类物质：二酚酸和水杨酸。种子含有油脂35%~40%，另有1.5%的棉子酚，系有毒物质。

药理：从草棉茎及根之水浸液中分离出一种结晶性物质，定名为Fkbolin，有收缩子宫作用。

性能：草棉根皮为通经药；种子为产后乳汁分泌促进剂。

用途：

（1）妇人月经困难、经闭：草棉根皮3~5钱（鲜根一两）水煎，一日2~3回分服，可加砂糖少许。

（2）产后乳汁分泌不足：用草棉子酒炒打碎去壳，再炒燥，研细末，红枣肉为丸，每服一钱，日二服。

（3）《集验良方》云：乌须暖肾种子方，阳虚人宜此。用棉花子十数斤，滚水泡过，盛入蒲包，闷一炷香，取出晒裂壳口取仁，并去外皮，用净仁3斤，压去油净，用火酒3斤，泡一夜，取起，蒸3炷香，晒干，补骨脂1斤（盐水泡一夜炒干），川杜仲1斤（去外粗皮，黄酒泡一夜晒干，姜汁炒），枸杞子1斤（黄酒浸蒸，晒干），菟丝子1斤（酒煮吐丝为度），共为细末，蜜为丸，如梧桐子大，每服2~3钱。

（4）妇人月经过多，崩漏，肠红下血，诸出血，用棉子醋炒，炒枯存性，研为细末，每服一钱，莲蓬煎汤送服，日2~3次，食前服。鼻衄、齿衄以及刀伤出血外用止血有效。

（5）诸虚百损，腰脚痹弱，阴寒精冷，无子，阳痿，余沥，夜尿频数，筋骨疼痛，半身不遂等，棉根皮10斤洗净，加红枣5斤，煎成膏，每服一瓢，食后黄酒和水化服，一日二三次，持续服之有卓效。

本草文献：

性味：棉子：味辛、性热、微毒（《本草纲目》）。草棉：甘温（《脉药联珠药性考》）。

主治：李时珍：血崩金疮，烧灰用。棉子治恶疮疥癣。《脉药联珠药性考》：子补虚暖腰治肠风，炒黄黑用。油毒，涂疥癣。

## 二、桑

桑树为桑科落叶乔木，原产我国中部，现在各地均有栽培，浙江、江苏等育蚕地区栽培尤为普遍。桑树有家桑、野桑、鸡桑、华桑等种。栽培之家桑，经修剪后树干不甚高。单叶互生，卵圆形，边有锯齿，花单性，穗状花序，雄花序下垂，果实由许多圆形的浆颗粒组成，先青后红，熟时紫黑色，味甜，小儿喜食之。桑叶用作蚕的饲料，桑皮可造纸，桑椹可酿酒，桑枝、桑叶、桑根白皮、桑椹子等均供药用。

桑的成分和效用：

成分：桑根白皮：含有揽香精、软脂酸、谷甾醇及其葡萄糖苷，此外，尚含有一种树脂类醇及约0.05%的挥发油。桑叶：含有多量胡萝卜素及鞣质、五碳糖、失水戊糖、葡萄糖等。果实（桑椹）：含胡萝卜素、核黄素、抗坏血酸、硫胺素、琥珀酸、蒎酸等。

性能：桑白皮为利尿镇咳剂；桑枝、桑叶有降血压，去风邪，治头痛、肢节疼痛之效；桑椹有滋养补血之功。

用途：

（1）急性肾炎，颜面浮肿，风邪感冒，浮肿喘咳等：桑白皮三至五钱煎服，或配干浮萍三钱、甘草一钱更好。

（2）高血压，动脉硬化，肢体麻木感：嫩桑枝四至六钱煎服。一至两个月持续服用。或配合牛膝、续断、杜仲等尤佳。又干桑叶一份，黑芝麻二份，炼蜜为丸。此方名桑麻丸，每日三四钱，分作二三次，食后服，老人高血压最为相宜。

（3）风湿关节痛、神经痛、肢体浮肿、腰膝无力：桑枝四五钱，配南五加皮三四钱煎服。

（4）高血压、头疼、脑涨、眩晕、眼花：桑叶适量煎服，或代茶日常饮服。嫩桑枝及桑叶经常代茶，为预防高血压及中风之妙药。

（5）桑树上生出之蕈耳（桑耳），每日三至五钱煎服。临床经验证明，动脉硬化症患者常服本品有显著改善之例。

（6）脱发：桑白皮、梧桐根皮、侧柏叶等量煎汤洗发，能防止脱发，且有润泽使发光亮之效。

（7）手足大小关节疼痛或手足麻痹：桑枝、忍冬藤，煎汤频频温洗有效。

（8）桑叶煎汤洗眼，有明目作用，并治眼结膜炎、风火赤眼。

（9）桑椹膏，每服一瓢匙，日二次，温开水冲服，对神经衰弱、失眠、肝肾两虚、贫血、浮肿、肢体麻痹、腰膝痿弱、中风后半身不遂、便秘等症有效。

本草文献：

性味：根皮：甘寒；叶：苦甘寒；枝：苦平；桑椹：甘温；桑耳：甘平。（《神农本草经》《唐本草》）

主治：《名医别录》：根皮去肺中水气、水肿腹满胪胀，利水道。苏恭：桑叶能除脚气水肿，利大小肠。《大明本草》：桑叶通关节，下气，嫩叶煎酒服治一切风痛，蒸熟捣盦风痛出汗，扑损瘀血。苏颂：

桑枝治水气、脚气、风气、四肢拘挛、肺气咳嗽，利小便。用嫩条细切，煎饮，久服终身不患偏风。陈藏器：桑椹利五脏，关节痛，血气，久服安魂镇神，令人聪明，捣汁饮解酒毒，利水气消肿。孟诜：桑耳利五脏，排毒气，压丹石毒发热。

### 三、梧桐

梧桐为梧桐科落叶乔木，我国各地都有栽培，常见于庭园、庄前、屋侧。梧桐树高干直，树皮平滑，绿色，叶为掌状，分裂，夏日开嫩黄小花，秋季结蒴果，果瓣向外展开，宛如一叶片。种子大如豌豆，着生干果瓣的边缘。

梧桐子可食，又可榨油，出油率约30%，可供食用，也可制肥皂。树皮有黏液汁，可作造纸之糊料。梧桐的种子、叶、茎皮、花均供药用。

梧桐的成分和效用：

成分：种子：含有咖啡因、黏液、阿（拉伯）糖等。

性能：梧桐子为滋养强壮剂，有兴奋之效。

用途：

（1）咳嗽：梧桐子炒熟，适量煎服，或研粉，每次一钱，日二三次，温水送服。

（2）风湿性关节炎之疼痛、神经痛，梧桐树叶每日4～6钱煎服。

（3）发癣、圆形秃发：用梧桐花捣汁，涂敷，一日数次。

（4）脂溢性脱发，早白发：梧桐树皮、桑白皮等量，煎浓汁，搽擦患部。又梧桐树皮，研取其汁，涂在拔去白发的根际，能促生黑发。

（5）淋病：尿中有淋丝者，用梧桐树皮三至五钱，煎服，能完全治愈。

（6）痔疮、脱肛、烫火伤：树皮煎汁，涂患处。

（7）幼女头发焦黄：梧桐树皮或叶捣烂煮汁，洗发，令发光泽。曾经试用有效。

（8）口疮（口腔炎等）：梧桐子炒熟，研成细末，外涂患部，一日三四次。

本草文献：

性味：梧桐子：甘平无毒（《本草纲目》）。

主治：李时珍：木白皮烧研和乳汁涂须发，变黄赤，子捣汁涂拔去白发根下必生黑者。又治小儿口疮，和鸡子烧存性研掺。

## 四、芭蕉

芭蕉为芭蕉科多年生宿根大形草本。俗名甘露叶，原产我国南方，现各地都有栽培。茎高丈余，叶巨大，长椭圆形，有柄，叶脉明显，表面鲜绿色，有光泽，地下根茎成块状，花茎自叶心抽出，顶生穗状花序，花红黄色，后结浆果，成熟时黄色，内含黑色种子，华中地区栽培者稀有花果，根及全草之浓汁（汁名蕉油）均可作药用。

成分：根：含有蒳酸。

性能：芭蕉根与全草为利尿剂，有清热解毒之功。

用途：

（1）肾炎浮肿、脚气：鲜芭蕉根一二两，水煎，一日二三次分服。

（2）全身浮肿、阴囊肿：芭蕉叶、山栀子煮汤，作熏洗剂，或作温浴剂有效。

（3）鱼骨卡喉：芭蕉卷（嫩）叶，烧存性研末，每服二三分，水或酒送下。

（4）臁疮：芭蕉霜（烧存性研粉）麻油调涂，另一方法是将芭蕉油略微加温后涂敷患部（用竹管插入茎中，有汁流出瓶盛之），或嫩茎、叶、根捣汁，小儿头上热疖，芭蕉汁涂之即消，又对丹毒、漆疮、毒虫咬伤，涂之亦效。

（5）感冒所致发热头痛：用芭蕉根三五钱，水煎热服。

（6）慢性肾炎：芭蕉根五钱（鲜根一两）煎服，或与接骨木花二三钱同煎。

（7）风湿痛：芭蕉之花，酒浸，每次饮小半杯，食后服。

（8）芭蕉油（汁）饮服能催吐，癫痫屡屡发作，发作时吐涎欲闷死，饮以芭蕉油，吐出痰涎而愈者，有其实例。

本草文献：

性味：味甘、大寒、无毒。（《名医别录》）

主治：《名医别录》：主痈肿结热。《唐本草》：捣敷疮肿去热毒，捣汁服，治产后血胀闷。《大明本草》：天行热狂，烦闷消渴，痈疽，金石发动，烦热口干，并绞汁服之，又治头面游风。

## 五、苎麻

苎麻为荨麻科多年生草本。我国中部与南部各省地区均有分布，多数是农村栽培，也有野生的。茎丛生、直立，有分枝，全体有粗毛，叶互生、卵圆形，边缘有粗锯齿，上面粗糙、色青，背面密生白绵毛，其茎皮纤维可以纺织夏布及制人造丝绵等，根和叶可供药用。

苎麻的成分和效用：

成分：全草含有咖啡鞣酸。

性能：苎麻根为利尿、收敛、安胎药。苎麻叶有清凉、解毒、消炎作用。

用途：

（1）怀孕妇女，因热病而胎动不安，或妊娠腹痛流红，有流产倾向时，急用鲜苎麻根一两煎服或与黄芩配合。如无鲜根可用干根四五钱（中药房有售）亦可。

（2）急性淋病，尿道涩痛或尿血，妇人赤白带下：用苎麻叶或嫩苗一两（干草四钱）水煎分服。

（3）跌打伤痛，尿血或小便不通：鲜苎麻根一两，黄酒煎，一日二次温服。

（4）蛇虫咬伤：用野苎麻嫩苗捣汁半杯，拌入黄酒中乘热饮之。其渣敷伤口，一日两三次。

（5）丹毒、痈、疽、发背肿痛：生苎麻根或嫩苗捣汁湿敷患部，日三易之，肿消即瘥。

本草文献：

性味：野苎麻根，性凉（《名医别录》）。根，甘寒无毒（《本草纲目拾遗》）。

主治：《名医别录》：安胎，贴热丹毒肿有效。《大明本草》：治心膈热、漏胎下血、天行热疾、罯毒箭、蛇虫咬毒。《本草纲目拾遗》：野苎根治诸毒、活血止血、止渴、安胎、涂小儿丹毒、胡蜂毒蛇咬、发背疔疮、跌扑损伤。

## 六、绣球花

绣球花为虎耳草科八仙花属落叶灌木。别名八仙花、粉团花或七变花等，各地都有栽培，供观赏者用。绣球花的茎丛生，高低不等，叶大质厚，平滑，阔卵形，边缘有粗锯齿，花排列成大形圆球状，如绣球，花瓣四片，初时青色，后转白色，渐变为粉红、淡蓝等色，颇美丽，有大小两种，一种树高大，叶小，一种树小而叶大，可作盆栽，入药以树小而叶大者为佳，花及叶均供药用。

绣球花的成分和效用：

成分：绣球花含有一种抗疟生物碱，傅永丰氏等研究分析了数种八仙花属植物中所含的生物碱，并供药理实验，结果证明大叶八仙花有较好的抗疟作用，在 pH＝9 时用氯仿提取部分的生物碱，疗效大约为奎宁的 13 倍，毒性较黄常山所含总生物碱为低。（中国医学科学院 1956 年论文报告摘要）

性能：为抗疟药，有解热利尿作用。

用途：

（1）疟疾：用八仙花叶 3～5 片，煎汤，露一宿，翌日疟疾发作前 2～3 小时服之。疟即止，或用花 3 朵疟前煎服亦可。

（2）姚伯玉方，治肾囊风（阴囊湿疹）：用绣球花 7 朵，煎汤洗之。另一方：绣球花与蛇床子等份，水煎洗患处。

（3）《本草纲目拾遗》传效方：治烂喉，取八仙花之根，用好醋磨汁，以翎毛蘸扫患处，涎出而愈。

【橘泉按】八仙花属中有多个品种，据最近资料报道说，浙江南部分布一种"伞花八仙"，当地民间叫做"土常山"，龙泉县的中医师们用其治疟疾有效。

四川省内有一种"大卫绣球"，西昌会东民间称其为通草，当地中医师用其枝的髓心煮水内服，治麻疹或小便不通。亦有人采其根治疗疟疾。四川省内还有一种"马桑绣球"，西昌会东民间亦称为凉皮树，据雷波县人民医院及雷马屏农场医院的经验，用其茎叶制成丸药，治疟疾效果显著。另据四川省屏山县经验，采其叶槌烂贴敷外伤。总之，八仙花属的各个品种都可用来治疗疟疾，各地群众有着丰富的经验，值得进一步研究。

[《江苏中医》1964年第9期34-36页]

# 农村实用药物介绍（六）

## 一、蚯蚓

蚯蚓为蠕形动物环节类。别名曲蟮，中药材名地龙。蚯蚓体圆长，合多数同形之环节而成，两端稍细，口在体前端，栖息于腐木落叶下阴湿土中，背孔分泌一种黏液，润滑其体，钻穴时吞土入口，摄取土中腐物，余土及粪便仍由肛门排出，有时亦食嫩草根。蚯蚓去泥干燥后，供药用。

蚯蚓的成分和效用：

成分：蚯蚓含有一种退热性物质，定名为蚯蚓退热碱，并已证明此种物质为酪氨酸的衍生物。

药理：蚯蚓干（广地龙）中提出一种含氮的有效成分，对大白鼠及家兔等动物能产生显著的舒展支气管作用。另外，地龙提取物在动物实验中证实有降低血压的作用，并发现其降压的特点为逐步缓慢和持续性的，而不是使血压急剧下降。

性能：蚯蚓为退热药，有利尿镇静、降血压作用。

用途：（1）感冒或其他急性热病，高热不解，或小儿惊搐：用干燥蚯蚓三至五钱，配少量甘草煎服，或研为粉末，吞服一钱，或用活蚯蚓去泥，洗净约一至二两，切碎后加红茶同煎，一日二次分服。

（2）尿酸性关节炎，发热，肿痛，小便不利，或尿酸性肾及膀胱结石：用蚯蚓作煎剂或干燥后研细末作为散剂内服，剂量同上。

（3）头痛、高血压、脑充血、神经肌肉痉挛、小儿惊风等：用蚯蚓煎汤内服，小儿剂量依年龄递减。

（4）流行性腮腺炎：用活蚯蚓与等量白糖拌和，约半至1小时后，蚯蚓死去，滤出如蜂蜜样之浸出液，将其涂敷患部，一日6次，上以湿纱布盖贴，不使局部干燥，总结12例效果显著。

（5）痛风、神经痛、火伤、跌打伤、瘰疬、丹毒、急性中耳炎等：用蚯蚓油（搽布或滴注耳内）有效。（蚯蚓油的制法，取活蚯蚓若干条，浸于麻油中，浸10~20日即成，专供外用）

本草文献：

性味：咸寒无毒（《神农本草经》）。

主治：《名医别录》：蚯蚓化为水，疗伤寒、伏热、狂谬、大腹黄疸。陈藏器：温病大热狂言，天行诸热，小儿热痫，蚯蚓用盐化为水饮之。《日华本草》：蚯蚓治中风痫疾、喉痹、涂丹毒、敷漆疮。

## 二、蟾蜍

蟾蜍为两栖类动物。别名癞虾蟆、癞蛤蟆、癞蛤疤、癞团等。常栖息于石下草间，或在水底泥中，形如蛙而较大，皮肤粗糙，满布大小不等的疣瘰，背面土黄灰色，腹面乳黄白色，白天潜伏，夜间或雨后出来活动，捕食虫类，皮间疣瘰，分泌出一种白色乳汁，其干燥后，名蟾酥，供药用。临床也常用其干燥之皮。

蟾蜍的成分和效用：

成分：陈克恢氏在蟾蜍中提取出下列各种成分：①肾上腺素，②胆甾醇，③软木酸（或称辛二酸），④华蟾蜍特宁（或称蟾毒色胺），⑤华蟾蜍毒，⑥华蟾蜍精，⑦华蟾蜍他灵。

药理：华蟾蜍精及华蟾蜍毒的强心作用均与洋地黄类配糖体相似，由兴奋心肌和兴奋迷走神经两种作用组成，亦能升高血压，且能引起呕吐，但无蓄积作用。

性能：蟾酥为强心药，又为消肿解毒药，痈疽疔毒等用之，干蟾皮治小儿疳病。

用途：

（1）心脏疾患、心律不齐等：用干蟾皮焙燥研粉末，每日半分至一分，分两次，米饮汤送服。

（2）小儿疳病，腹部膨胀，肢体消瘦，用干蟾蜍烧存性，每日一二分，三次分服，此为十岁左右儿童剂量，七岁以下者酌减，十二岁以上者酌加之。

（3）梅毒等性病：大蟾蜍一只，土茯苓五两，用好黄酒五斤，浸于坛内，严密封固，重汤煮一夜，次日饮用，以醉为度，盖被发汗，翌日仍如前法饮用，酒尽为止。

（4）小便不通：干蟾皮烧存性研粉末，温水送服，一日七厘至二分。

（5）气臌，单腹胀：用大蟾蜍一只，剖腹去肠杂，取砂仁塞满蟾腹，黄泥封固，烧存性，去泥，将蟾药研成细末，每服一二分，日两至三服。（有用此法治晚期血吸虫病腹水鼓胀，亦有效）

（6）日本民间常用之强心剂兼强壮剂处方：焦蟾皮粉、焦蝮蛇粉、焦昆布粉，共研极细末，等份混合，每服三分，食后温汤送下，一日二三次。

本草文献：

性味：辛凉、微毒（《名医别录》）。

主治：《名医别录》：主阴蚀疽疠恶疮，猘犬伤疮。陶弘景：烧灰敷疮立验。甄权：杀疳虫，治鼠瘘恶疮。《日华本草》：治疳气、小儿面黄癖气。

### 三、龟

龟，一名水龟，通称乌龟，主产于我国南方各地之湖河池沼间；另有一种秦龟，又称山龟，主产陕西等处的山区，还有一种摄龟，通称呷蛇龟，产浙江绍兴山区。三种龟之功效相近，但摄龟最佳。

龟的成分和效用：

成分：龟甲含有胶质、脂肪及钙盐等，用为滋养强壮药。

性能：补阴，祛瘀，续筋骨，消痈肿、阴疮，风虚脚弱。

用途：

（1）流痰阴疽，脓水稀薄，成漏成管，久久不能收口者：用水龟（秦龟或摄龟亦可）烧存性，研细末，枣肉为丸，每服二钱，日两三次，食后服。如无活龟，用干燥龟板甲烧炭亦可。

（2）脊椎骨结核，膝关节结核，肛门结核，瘘管、流脓，时愈时发者。持续服此丸有效。

（3）淋巴结核，瘰疮穿溃，久久不收口者，亦可用此丸。

（4）股关节结核，臀部肿痛，环跳疽，贴骨疽等，以上诸症，长时间服用龟炭丸有妙效。

（5）肺结核静止期，不发热，X线检查病灶属浸润期，服龟炭丸后有促进病灶钙化之效，服用量同上。

【橘泉按】龟炭丸治疗慢性结核性脓肿，促进肺结核病灶钙化之疗效比较可靠。笔者个人经验里有不少实例。此外，苏州市中医院、南京中医学院附属医院等亦有多数治验例报道。关键问题是这些都是慢性疾病，须耐心而长期服用，以两个月为一疗程，两至三个疗程治愈的比较多。疗效与患者年龄成正比，中年以下者，尤其是青年疗效愈高。五十岁以上者，耐心长服亦有全治之例。

本草文献：

性味：龟甲，甘平有毒（《神农本草经》）；肉，甘酸温无毒（《名医别录》）。

主治：《神农本草经》：治五痔阴蚀，四肢重而软弱，小儿囟不合。《名医别录》：烧灰治小儿头疮，女子阴疮。《四声本草》：壳炙末酒服治风脚弱。孟诜：顽风冷痹、关节气壅、不可动摇。《日华本草》：龟板治血虚麻痹。朱震亨：主阴血不足，续筋骨，治劳倦，四肢痿软。李时珍：治腰脚酸痛，主难产，消痈肿、鼠瘘，烧灰敷臁疮。

### 四、蚱蜢飞蝗

蚱蜢属节肢动物，昆虫直翅类，飞蝗科昆虫。一名蟿螽，又称稻蝗。生于田野草丛间，为稻叶之害虫，体圆长、绿色、头部稍大而灰褐，复眼两个，单眼三个，触须两根，胸部形大，前翅狭长，后翅广阔，半透明，脚绿，腿节及跗节黄褐，善跳跃，体色常随生活环境而有变异，种类不一，均可供药用。

飞蝗，一名蝗虫，性能、功效与蚱蜢相同。飞蝗是成群飞集，为危害农作物最大的害虫。在蝗蝻（幼虫期、不能飞远）期大量捕获，焙燥保存，既可作营养副食品，又可除农田害虫，一举两得。

蚱蜢、飞蝗的成分和效用：

成分：水分20.62%，蛋白质64.25%，脂肪2.33%，灰分3.33%，以及维生素A、B等。

性能：富营养，味鲜美，可作副食品及调味料。作药用，有镇静、解痉、止咳、定惊、强壮及驱虫之效。

用途：

（1）百日咳：蚱蜢5~8只，配甘草5~6分，水煎服，或蚱蜢焙燥研末，每服2分，日3次，糖汤下。

（2）小儿急慢惊风：蚱蜢霜（烧存性研末）每次1~2分，糖汤送服，日二三次。

（3）破伤风所致痉挛：蚱蜢10只，蝉衣1钱，全蝎1钱，水煎服。

（4）小儿疳积：干燥蚱蜢研细粉，每次1~2钱，作副食品食用，一日二三次，持续服用。

（5）肺结核：用蚱蜢或飞蝗、蝗蝻等调制副食品，常食有卓效。

引证：

（1）赵学敏《本草纲目拾遗》云：蚱蜢有尖头、方头两种，治咳嗽、惊风，破伤，疔折损，冻疮，斑疹不出。

（2）《王氏效方》：治鹭鹚瘟（百日咳），小儿若患此，用稻田中蚱蜢10个，煎汤服，3剂愈。

（3）《百草镜》云：鹭鹚郁（百日咳）小儿有之，治以干蚱蜢煎汤服。

（4）《百草镜》：治急慢惊风，用方头黄身蚱蜢7或10只，加钩藤钩、薄荷叶各一撮，煎汤服，药渣再煎服，重者3剂愈。李东来常施此药，据云，山东王虫尤妙，每服只需两个（按：山东王虫，即飞蝗，与蚱蜢性状功效相同）。

（5）《救生苦海》：治破伤风，用霜降后稻田中方头灰色蚱蜢10个，瓦上煅存性，酒下立愈。

（6）王良生《急救方》：治产后风，用干蚱蜢数十个，煅存性，好酒调服。

（7）《养素园集验方》：治冻疮溃烂，用方头黄色蚱蜢，风干煅研，香油和搽，掺上亦可。

【橘泉按】以上急慢惊风、破伤风、产后风、鸬鹚咳等均属痉挛性疾患，蚱蜢有解痉之功，可知本品屡用于百日咳及支气管痉挛性喘咳、剧咳等，颇有缓解痉挛之效。

[《江苏中医》1964年第10期24-25、40页]

# 五加皮与杠柳皮

　　五加皮为常用中药之一。《神农本草经》列为上品。陶弘景称："五加皮，五叶者良。"苏颂云："今江淮湖南州郡皆有之……高三五尺，上有黑刺，叶生五杈……每一叶下生一刺，三四月开白花、结青子，至六月渐黑色。"李时珍亦谓此药"五叶交加者良，故名五加"。据各家所述形状，及《政和本草》及《植物名实图考》所载五加皮的附图，可以确定五加皮是五加科植物五加的根皮。（附图1）但是目前药材商品所供应的五加皮，除了四川、河南个别地区外，全国各地都是萝藦科植物杠柳的根皮（药市称北五加或香五加）混充。过去药市把五加科五加称为"南五加"，这种所谓南五加，现在几乎名存而实亡。

　　杠柳是一种有毒植物，与五加皮性能功效完全不同。这两种药材开始是混淆，甚而至于以假代真，不仅妨碍中医处方用药的正确性，而且杠柳用量过多时有中毒的危险，因此有迅速纠正之必要。

　　杠柳是一种藤本植物，叶对生，披针形，断之有白色乳汁，花后结荚果成对，如羊角（附图2）。与五加科五加形状不同，容易认辨。据近人研究，杠柳含有杠柳素，有强心作用，可作羊角拗（进口药品，旧称毒毛旋花子）的代用品。它的有毒成分就是强心作用的杠柳素。

　　另外，有的学者将五加皮与杠柳皮做过比较实验，证明南五加性质温和，静脉注射于动物体内，血压无任何变动。但是给动物注射北五加皮（杠柳皮）后，血压上升极高，数分钟后动物即毙命。研究结

# 五加皮与杠柳皮

果认为我国有的地区饮用五加皮酒后造成中毒致死的原因，可能是这种五加皮酒所用的原料是杠柳皮之故。

杠柳皮被当做五加皮始于何时虽不可考，宋《图经本草》谓："五加皮……今所用者乃有数种，京师北地者……疗风痛颇效，余无所用……江淮产者，其苗茎有刺，叶五出……俗间但名追风，使用以渍酒疗风痛，乃不知其为真五加皮也……而北间都不知用此种。"看来那时已有南北不同的品种，也可能民间土名叫做"追风使"，泡酒可以治风痛，从而将杠柳皮与五加皮混淆在一起。

据北京中药业老药工反映，用北五加皮浸制的五加皮酒疗效好，群众欢迎，销路很大，因此他们拥护北五加皮，不同意改用南五加皮。由此可见杠柳皮不仅有强心作用，并且有镇痛之功，虽然是有毒植物，但由医师掌握剂量，合理应用，仍然不失为一种有发展前途的药物。

关于杠柳皮的毒性，据实验结果报道：给予猫经口内服，按体重平均每公斤给服 1 克的剂量，即足以致死。因此建议用杠柳皮浸制的酒，每 500 毫升酒中杠柳皮含量不超过 0.5 克，则为安全。

杠柳皮虽有强心及镇痛之效，但无五加皮那样的补益强壮作用。凡中医处方应用五加皮，都是根据本草性味功效而用的。如今药市所供应的五加皮不是真正的五加皮而是杠柳皮，这不但影响疗效，而且是极为不妥当的。

五加皮是五加科植物的根皮，人参也是五加科植物之根，同科近缘植物往往有近似的性能。人参为著名的强壮药，为国内外医药学家所重视。苏联学者近年来研究人参，认识到野生人参很稀少，栽培既费力又费时，于是在同科植物中寻找人参的代用品，结果找到了五加皮，并试用于临床，证明了五加皮有类似人参的作用。

五加皮在我国历代本草和其他医药文献里早已清楚地指出有补益

强壮的功效。《神农本草经》谓："益气，疗躄，小儿三岁不能行。"《名医别录》谓："男子阴痿，小便余沥，腰脊痛，两膝疼痹，风弱，五缓，虚羸，补中益精，坚筋骨，强志意。"甄权《药性本草》谓："治痹湿内不足。"《大明本草》谓："补五劳七伤。"《千金方》治虚劳不足，以五加皮、枸杞根皮制酒任饮之。《全幼心鉴》治小儿行迟，谓服此便能走。《太平惠民和济局方》用治妇人血劳，憔悴困倦，并云常服能肥健人。综合以上诸家经验来看，五加皮之治"腰脚疼痹，风弱，五缓，痿躄，小儿行迟"等，显然是补中益精、坚筋壮骨的结果，它和杠柳皮之治风痛，药性功能是截然不同的。前者是补益强壮药，后者是强心镇痛药，各有它们的医疗用途，当然应该兼收并蓄，待用无遗，但是绝对不容混同甚至代替。

　　五加皮在我国东北、华北、华东、华南、西南等地区分布很广泛，资源极其丰富，这样一种既经济又有用的药材，在我国社会主义建设，保护劳动力，为广大劳动人民防治疾病工作中，需求是殷切的，且本品还有出口任务（四川产的五加皮，从来是专销四川本地及出口的），希望药材公司迅速恢复收购，供应医界充分利用。

　　由于中医药长期以来医药分工的关系，存在着不少的隔阂。我国地方大、历史久、中药材又无比丰富，群众实践的新品种又在不断地被发现，都有赖于各地药农、药工将传统的采制经验传承下来。对一些错误的习惯与做法应该及时纠正，这就需要我们中医中药工作者紧密地团结起来，共同努力，克服彼此之间的隔阂，问题才能逐步地得到解决。如《中华人民共和国药典》1963年版已经明确地规定：五加皮为五加科植物细柱五加的干燥根皮，杠柳皮则依照药市习惯定名为"香加皮"，区别地规定为两种药物，区别地应用。这是完全正确的。

# 五加皮与杠柳皮

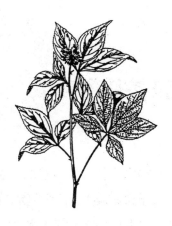
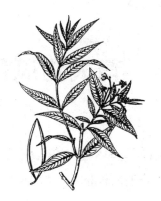

图1　细柱五加　　　　图2　杠柳

[《浙江中医杂志》1965年第8卷第2号18-19页]

# 有关甜瓜蒂的参考资料

甜瓜蒂最早载于《神农本草经》，别名"苦丁香"，性味：苦寒有毒，古方用作催吐剂。《伤寒论》与《金匮要略》有"一物瓜蒂汤"主治"诸黄"；"瓜蒂散"吐胸脘宿食等记载。关于甜瓜蒂的古书记载和近人实践有不少文献。现将古今资料整理摘录如下。

## 一、古书记载

1. 《神农本草经》：主治大水，身面四肢浮肿，下水，杀蛊（腹水等）毒。

2. 《名医别录》：去鼻中息肉，疗黄疸。

3. 《大明本草》：治脑寒，热齆。

4. 《本草纲目》：吐风热痰涎，风眩头痛，癫痫，喉痹。

5. 《汤液本草》：治鼻不闻香臭。

6. 《伤寒类要》：治急黄喘息，用瓜蒂、赤小豆研末，每服方寸匕，或吹鼻取水亦可。

7. 《千金翼方》：治热病发黄，瓜蒂为末，以豆许，吹鼻中，轻则半日，重则一日，流出黄水乃愈。

8. 《瑞竹堂经验方》：治遍身如金，瓜蒂四十九枚，丁香四十九枚，坩锅内烧存性，为末，每用一字（今约1/4克分）吹鼻，取出黄水，亦可揩牙追涎。

9. 孟诜《食疗方》：治黄疸阴黄，取瓜蒂、丁香、赤小豆各七枚，为末，吹少许入鼻，少时黄水流出，隔日一用，瘥乃止。

10. 《瑞竹堂方》：十种蛊气，（腹水之类）苦丁香为末，枣肉和为丸，梧子大，每服十丸，枣汤下。

11.《随息居医方易简集》：治黄疸、鼻息，甜瓜蒂为末，吹鼻内，口含冷水，俟鼻出黄水而愈。

## 二、近人经验

### （一）李氏报告口服甜瓜蒂浸出液治疗传染性肝炎

5%的瓜蒂浸出液，每日两次，饭后口服，年龄10个月至3岁者，每次1毫升；4岁至12岁者，1.5至2毫升；成人每次3至5毫升。

治疗传染性肝炎103例，10天以内治愈者占44.6%，15天内治愈者占92.2%。临床上均未发现副反应。谭氏报告甜瓜蒂浸出液（同上）治疗3例传染性肝炎，黄疸指数均在30单位以上，以15日为一疗程，服药3日后，症状逐渐减轻，第16天检查黄疸指数均恢复至正常。

### （二）鼻腔内吹入或吸入甜瓜蒂末治疗传染性肝炎

肝硬化：甜瓜蒂放烘箱内烘干，研成细末，取0.1克（3厘），分为6包，先以2包分别深深吸入左右鼻孔内，约40分钟后，清洁鼻腔，再吸2份，再隔40分钟，又吸入2份，共3次，吸完0.1克，间歇7日。以同法再吸入0.1克，如此类推，吸完0.4克为一个疗程。一般慢性肝炎，两个疗程即可改善症状；肝硬化则需3~5个疗程后才有效果。吸药以后，鼻腔流出大量黄水，每次可达100毫升。吸药时，患者头部须向前俯，使黄水滴入碗内，切勿吞咽，以免液体呛入气管或流入胃肠引起腹泻。有时也会出现头痛、畏寒、发热等类似感冒的症状，或肝脾部位疼痛加重，但一天左右即可自行消失。对于重症肝硬化体质虚弱者，可配合支持疗法。某部队医院治疗传染性肝炎130例，其中15例住院治疗，痊愈8例，好转7例，其他115例患者在门诊治疗，一般反映亦良好。辽宁省营口传染病院报道用苦素丹［即苦丁香（香瓜蒂）焙黄研细末备用］，每10天用一次药（为一个疗程），每次用苦素丹0.1克，分3次吸入鼻腔内，每回间隔40分钟，吸完3次后，吃生西瓜子5两（去壳吃），用于治疗急性黄疸型肝炎75例，1~2个疗程后，有效率达100%；治疗肝硬化13例，经随访4例基本恢复健康，9例症状好转。（疗程同上）

黑龙江省某卫生所报道：用瓜蒂适量，冰片少许，共研细末，取药末少许，吹入鼻腔内约10余分钟，淌出黄水，令其淌尽。每日用药数次，到症状消失为止。经治10余例急性黄疸型肝炎，均治愈。

### （三）口服苦丁香（甜瓜蒂）丸（片）治疗急慢性肝炎

据介绍取丹参350克，浓煎去渣，浓缩至250毫升，再取苦丁香（甜瓜蒂）净粉50克，公丁香粉350克，和入煎液中，另取淀粉40克，白糖200克，做成400毫升混悬糖浆，最后取煎液与混悬糖浆混合，做成药丸（或压片），每粒重0.5克，内含苦丁香25毫克，干燥保存备用。每日3次，每次1粒。

甜瓜蒂的有效成分：据分析甜瓜蒂中含有弹丝素，即甜瓜蒂毒，为一种结晶性的苦味素。据药理实验报道：实验动物内服甜瓜蒂毒后，有呕吐及下利的症状，但皮下及静脉注射，则无反应。因知甜瓜蒂毒刺激胃感觉神经后，反射地兴奋呕吐中枢而引起上述的症状。然则甜瓜蒂毒刺激鼻黏膜惹起流黄水，何以能治肝炎？这就值得进一步结合临床、药理，中西医密切合作进行研究。笔者又联想起用鲜毛茛捣贴手腕内关穴治疗黄疸，发泡流出黄水而黄疸也很快治愈。这是否与甜瓜蒂毒刺激鼻黏膜流黄水的机制相似？希望有条件的单位协作探索之。

[《陕西新医药》1975年第1期66-67页]

# 栀子的炮制问题

栀子，原名"厄子"（名见《神农本草经》），别名"木丹""越桃"，通称"山栀子"。为茜草科植物"黄栀子"的成熟果实。因其含有色素，我国古时用来作黄色的染料，它的色素"栀子甙"，或称"栀子宁"，与"番红花"（藏红花）色素完全相同。

黄栀子的浸出液或其提取物"栀子宁"，在动物实验中证明均能促进胆汁分泌，有明显的利胆作用。并能抑制结扎输胆管的家兔血中胆红素的出现。这些药理实验都说明了古代经验用山栀子来治疗黄疸是非常合理的。有人用山栀子的浸出液做过试管实验，对致病细菌，例如皮肤真菌和各种癣菌均有抑制作用。山栀子不独治黄疸，本草记载，主治"五内邪气""胃中热""心中烦闷""热厥心痛""吐血""衄血、下血、血淋""心胸大小肠大热、通小便、利五淋、解郁热、泻三焦、治面赤、酒疱、皶鼻、赤癞、紫癜（可能包括湿疹、皮炎和皮下出血等）、烫火伤"等。综观山栀子的功效，具有利胆、清热、解毒、消炎、凉血、止血、利尿、镇静等多方面的作用。

如《伤寒论》有"发汗吐下后，虚烦不得眠，反复颠倒，心中懊恼，身热不止，烦热胸中窒，心中结痛者，栀子豉汤主之"。这是张仲景反复实践出来的栀子豉汤的"适应证"。中国医学的特点，就是整体性的"随证施治"或称"辨证施治"。但是栀子豉汤的"证"，究竟是现代医学的什么病呢？可能其中包括了胃炎、食管炎、胆囊炎、胰腺炎等胸腹部脏器组织急性充血性炎症发热的症候群，这就有待于中西医结合，通过临床实践，不断总结，逐步加以证明。

笔者曾用栀子豉汤治疗夏季消化异常而引起的急性胃炎。这种病人的症状多有发热，由于胸中窒闷而在床上翻来覆去，辗转不安，此时不一定发汗吐下，脉多浮数或滑数，而舌上有苔者。根据这样的证候，投与栀子豉汤，往往呕吐痰涎而愈。也有不吐而愈者。栀子这味药还适用于急性食管炎。笔者经验是，不论是因饮热汤烫伤而起或因大口吞咽烧酒而造成的，投与栀子甘草汤一至二剂而愈。另外，甘连栀子汤用于胃酸过多症，胃、十二指肠溃疡，胃痛如烧如灼而有潜出血倾向时，此方具有解酸、镇痛、止血之效。

黄连解毒汤适用于发热的黄疸（阳黄），包括胆囊炎、泥砂样胆结石、胆石梗阻等。以上都说明山栀子具有利胆、清热、消炎等良好的功能。不过上述诸症所用的山栀子，必须用生栀子，若用炒焦的山栀子则疗效不可靠。

笔者曾治一名中年男子，大口大口地咯血，采用中西医治疗，注射各种止血针剂，中药如"参三七""十灰散""犀角地黄汤"等，诸药无效。患者除咯血外，身体与精神等各方面均好，红光满面。自诉：咯血年年发作，无肺结核病、亦无肝脏疾病，自觉喉间发痒有血腥感，随即咯血。诊之六脉洪大，大便干结，因与栀子金花汤，大便畅行，咯血即止。

遗憾的是元代某些医家想当然地说："治血病，炒黑用。"我们来回顾一下金元以前山栀子的炮制方法，《伤寒论》《千金方》均言：去皮，擘，杵细用。《证类本草》引《雷公炮炙论》以及《和剂局方》等，凡使先去皮须，甘草水浸一宿，捣如赤金末用。到了金元以后，医家喜欢炒焦用，依据"血色赤，属火，血见黑则止，黑属水，水能制火故也"。

把黄栀子炮制成"黑山栀"，沿用至今。据了解，目前各地药材部门供应的山栀子，绝大部分都是"黑栀子"，笔者曾与药工同志谈及这个问题。他们说：现在药材公司用机器加工，大锅炒，成批炮制后，分配到各个配方部，市上只有"炒山栀"和"焦山栀"，生山栀早已不用了。

# 栀子的炮制问题

黄栀子研细末，还可供外用，加入 1/3 白芥子研和，群众叫做"吊惊药"。对小儿发热惊搐，用生鸡子清调敷手腕部，退热定惊搐，往往一敷见效。另外，黄栀子用酒或醋调敷肌肉及腱等软组织的扭挫伤，叫做"吊伤药"，这也是一个行之有效的经验方，值得进一步研究和提高。我们有时也用炒焦山栀子研细末，吹鼻治鼻衄，或作散剂用于胃肠道出血，作直接止血用，但对于炎症性出血，尤其是黄疸以及发热性疾患等必须用黄栀子。

生栀子味苦，对于胃肠虚弱的人可能会引起呕吐等副反应。姜汁炒的山栀子是比较合理的。可是在当前成批炮制的情况下，姜汁拌炒山栀子的方法也不适用了。放置一两天后，姜气已挥发无余了。笔者的经验是加一两生姜做引子，同样可以制止呕吐的副反应。有人说：炒栀子可以减轻苦味，只要用量加重些仍不失栀子的性能。笔者则认为这样做的话似乎浪费了药材。因此，把栀子炮制这个问题提出来，请医药界同志共同研究之。

[《陕西新医药》1974 年第 3 期 50，54 页]

# 大青叶与板蓝根

大青叶与板蓝根是一物二用的中药，其苗名大青叶，根名板蓝根。临床上用这两者防治普通感冒、流行性感冒、咽喉及扁桃体炎、急慢性肝炎、流行性乙型脑炎、脑膜炎等疾病，都认为有较好的疗效。

此药在我国各地使用品种不一。在华东、东北地区用的是十字花科的"菘蓝"；华北、华东有些地区用的是蓼科的"蓼蓝"；华南、西北以及江西、湖北等地用的是爵床科的"马蓝"，以及豆科的"木蓝"等；华中有些地区则以马鞭草科"路边青"作为大青叶来使用。

大青叶的原名叫做"蓝"，"蓝"是制造靛青的原料。可以染青，故名"大青"。"蓝实"名见《神农本草经》，列为上品。《名医别录》云："蓝"，生于平泽，其茎叶可染青。"唐·苏颂说："蓝有三种，堪染青。"李时珍说："蓝凡五种，'蓼蓝'叶似蓼，五六月开花，细小成穗，浅红色，子亦如蓼；'菘蓝'叶似白菘；'马蓝'叶似苦荬，俗名'板蓝'；'吴蓝'长茎如蒿而花白，吴人种之；'木蓝'如决明，叶似槐叶。诸蓝不同，而作淀（靛青）则一也。""蓝淀"即蓝叶泡水，以石灰搅和，沉淀所得的青色染料，又名"靛青"。上面的浮沫叫靛花，搅取阴干，即"青黛"。据本草记载，当时靛青从波斯传来，作为青布的染料，并用以治病。西药也有不少是染料色素的制剂。染料色素作药用，中外相同。

宋·苏颂说："蓝，处处有之，菘蓝可作为淀，马蓝四时俱有，叶类苦荬菜，土人连根采服，治败血。"这里所称的"败血"，虽不能肯定是现在的脓毒败血症，但亦可能是一种感染性疾患。又说："江宁一种吴蓝，叶青花白，亦解热毒。"《神农本草经》称："蓝实解诸毒，蓝叶汁杀百药毒，治烦闷。"据此可知，蓝叶与蓝实均有清热解毒之作用。

大青叶与板蓝根虽是不同种属的植物。但它们却有一个共同点，都可制造青黛和作青色染料。据分析："菘蓝"全草含有靛蓝素，为天然靛蓝中的一种主要色素。此外还含有靛红素、蓼蓝、马蓝、木蓝等，都含有同样的色素。据药检工作者测定，青黛中靛蓝的含量一般在5%以上，最高可达8%以上。又据报道：青黛在体外实验，对炭疽杆菌、志贺氏痢疾杆菌、霍乱弧菌、金黄色葡萄球菌等均有抑制作用。

当然大青叶和板蓝根的医疗作用不能仅仅根据靛蓝素这一点就能说明所有的问题。我们尚须注重临床实践，观察所用大青叶和板蓝根的品种，以不同的品种做比较研究，以推广其高效者，提高其质量，或发现其他类同品，扩大药物资源。

[《陕西新医药》1974年第4期33页]

# 甲亢二例治验

1. 杨某，女，27岁，技术员。

初诊：1975年11月23日。主诉：1974年秋季，初产后，因婴儿患重病非常着急，以致心悸不眠，常有饥饿感，一天吃1斤米饭，但身体反而消瘦。十月份曾在北京某医院检查，诊断为甲状腺功能亢进。最近又来南京检查，同样诊断为甲亢。诊其脉弦大而数，舌苔薄白尖红，自觉心脏似将跳出胸腔，惊恐，心情焦急，少寐梦多，汗易出，小溲频数，并觉下腹部麻痹感。

中医学认为，惊恐伤肾，心肾不交，肝经郁火，亢逆上越，由于汗多尿频，少腹拘急，脉洪而大，梦扰，此在《金匮要略》属桂枝加龙骨牡蛎汤证，《内经》云："肝苦急，急食甘以缓之。"因与桂枝加龙骨牡蛎汤合甘麦大枣汤加减：

炙桂枝三钱，大白芍三钱，炙甘草三钱，化龙骨三钱，生牡蛎五钱，淮小麦一两，大枣六枚，海藻四钱，海带四钱。

同年12月11日二诊：服药7剂，病情好转，心跳显著减少，汗出亦减，饥饿感已不明显，颇感疲劳，心慌胆怯，寐中仍有梦扰，脉象滑数结促，歇止不整，心率100～110次/分。此属心阴耗损，与原方合生脉散加减：

潞党参五钱，生黄芪三钱，五味子一钱半，麦冬三钱，化龙骨三钱，生牡蛎四钱，炙桂枝二钱，大白芍二钱，炙甘草二钱，云茯苓三钱，石决明四钱。

1976年2月14日三诊：自觉症状均轻减，脉象缓弱，心率80次/分，唯睡眠欠佳，仍感疲倦。最近去北京医院做了检查，基础代谢已基本正常。拟方如下，嘱间日服 1 剂，服 30 剂后可以停药。

潞党参三钱，大白芍二钱，云茯苓三钱，五味子一钱，海藻四钱，海带四钱，黄药子四钱，炙桂枝一钱半，生牡蛎五钱，麦冬三钱，枣仁三钱，炙远志一钱，炙甘草二钱。

2. 李某，女，30 岁，中学教师。

初诊：1977 年 4 月 17 日。自诉，本年 2 月中旬，突然发高热两天，此后在 37.5℃～38℃ 之间，持续一月余。在某医院检查，抗"O"及血沉均正常。近来自觉胸闷，心前区偶有疼痛，心情烦躁，易出汗，月经正常，大便时而腹泻，时而干结，左眼发胀。医院诊断：①贫血；②风湿性心脏病；③甲亢待排除。

脉象弦滑而数，舌苔薄白边红，无热，口渴喜凉饮，精神兴奋易出汗，睡眠不宁，眩晕心悸，极度疲劳，行动时"身为振振摇"，面色㿠白。证属心脾营阴不足，浮阳郁火上越，拟甘麦养心，龙牡镇逆，苓桂术甘汤合柴胡加龙骨牡蛎汤出入：

化龙骨三钱，生牡蛎五钱，炙甘草二钱，麦冬三钱，大白芍二钱，炙桂枝一钱半，红枣六枚，春柴胡一钱半，泽泻一钱半，云茯苓三钱，淡黄芩一钱半。

5 月 2 日二诊：据称已被某医院确诊为甲状腺功能亢进，因此心情更为忧虑，焦急异常，通宵不寐，汗出，双目胀感且微突，心跳 120 次/分。乃与大剂潜阳镇逆及甘以缓急之品，处方如下：

石决明、珍珠母、生牡蛎各一两，漂海藻四钱，炙甘草三钱，红枣十枚，淮小麦一两，炙桂枝一钱半，大白芍三钱，朱砂拌茯神四钱，生栀子二钱，小川连五分。

5 月 10 日三诊：上方服 7 剂，心悸已减，74～80 次/分，但疲劳倦怠甚。药既见效，仍守原法。前方去生栀子、小川连，加紫丹参四钱、黄药子四钱。

5 月 20 日四诊：颇感乏力，汗多，心跳见慢，58～59 次/分，眼胀已退。前方去珍珠母、石决明，加潞党参、生黄芪各四钱，嘱服

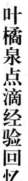

7剂。

再诊时心跳已恢复至75次/分，汗出未敛，改用桂枝加龙骨牡蛎汤合生脉散出入：

炙桂枝二钱，大白芍二钱，炙甘草二钱，化龙骨三钱，生牡蛎五钱，云茯苓三钱，生姜二片，红枣八枚，东北红参一钱，麦门冬三钱，五味子一钱半，海藻四钱，海带四钱。嘱再服7剂，可间日服药。

7月17日又来诊，据称前因心跳已逐渐恢复到正常80次/分，停药在家休息，近因返校，工作紧张劳累，以致又感烦热，心悸不安，少眠多汗，左眼又胀，左侧甲状腺微呈肿胀，乃为处方如下：

黄药子四钱，漂海藻四钱，漂海带四钱，川贝母二钱，云茯苓三钱，生牡蛎四钱，夏枯草五钱，石决明四钱，双钩藤三钱，炒山栀二钱，淡黄芩一钱半。此方服3剂，自觉症状已改善，目前仍在治疗休息中。

［《浙江中医学院学报》1977年第3期21–22页］

# 乌头与附子小议

乌头与附子有毒，但是用之得当是很有效的。其有毒成分是乌头碱，而有效成分也是乌头碱。据日本北里研究所附属东洋医学综合研究所矢数道明博士于1959年研究发现乌头与附子含有六种乌头碱，其中一至四种是有毒成分，第五与第六种是有效成分。前四种在高温下可以被破坏，后两种则不易被破坏。后来大阪大学药学部高桥真太郎教授又通过大量实践，创制了"无毒附子"，经厚生省（卫生部）批准，作为正规药物推广使用。其主要作用为强心、镇痛、温肾、散寒等。

日本学者研究乌头与附子曾有过血的教训。例如《头注国译本草纲目》一书的作者白井光太郎博士就是在实验研究中因附子中毒而离开人世的。矢数博士开始研究乌头、附子时，从我国四川购去各种规格的加工炮制品（有炮附子、盐附子、胆汁水泡附子等），这些炮制方法虽然不同，但是都能除去附子的有毒成分。这说明了我国劳动人民与疾病做斗争中勤劳智慧的创造。近年日本加工无毒附子的方法很简单，用高压锅加温120°，经过两小时，就可解除乌头与附子的毒性。通过中日科学技术交流，相信不久以后，繁琐加工的老方法将得以简化，大量的人力物力可以解放出来，而乌头与附子的应用也必将得到更好地发展。

[《江苏中医药》1980年第3期41页]

# 伪药厘正点滴谈

中药品种种类繁多，而且中国医药学历史悠久，经验积累极其丰富，所以中药同名异物、同物异名、名实混淆、阴错阳差的情况自古有之，现在更甚。中药来源于民间，新的品种不断在发现，老的品种往往被混淆，甚至失传。例如：五加皮原是五加科，与人参是同科植物，它的补益强壮的功用与人参相近，能治腰酸背痛，古时用来泡酒饮用。后来有人发现了一种新品种，即夹竹桃科的"杠柳"，泡酒饮用止痛作用较强，能治风痛，但是有毒性，需要掌握好剂量，人们把这种"杠柳"叫做"北五加"，把原来的"五加皮"就称为"南五加"，后来慢慢地南五加失传了。这样一来，中医处方开五加时，哪里知道真五加早已没有了，病人服了药怎么能收到补益强壮的效果。中药诸如南沙参、北沙参、南鹤虱、南五味、北五味等都有类似情况。历史在发展，药物也不断在发现。药物命名是人为的，新名、旧名、地方名、土名、别名等越来越多。因此，异物同名，新旧混淆，以伪乱真，良劣不分。如有了北五加，丢了南五加；有了新连翘，忘了老连翘，如此等等也是中医学的损失。

最近，黑龙江省发现了刺五加，人们叫它"五加参"，由于疗效好，群众欢迎，很快风行全国，并且畅销美国、加拿大、日本等国。实际上，这就是五加科的南五加。《本草纲目》早有记载："宁要一把五加，不要金玉满车。"按照植物分类学来说，五加科的五加就区分为"细柱五加""短柄五加""刺五加""红毛五加"等等。但是，中药材供应中只有北五加杠柳，而南五加却没有了。实际上，真五加—短柄五加、细柱五加、红毛五加等，都是野生的，到处都有分布，可是现在，中医要用它却没有了，这是非常可惜的。又如败酱科的败酱草，是一味疗效很好的良药，而我国南方绝大部分地区都以十字花科的菥蓂充当败酱，这是完全错误的，因为它毫无败酱的功效。实际上，"黄花败酱""白花败酱""糙叶败酱""异叶败酱"等等，都是败酱科的真败酱，到处有野生，可惜无人采收。据最近报道，糙叶败酱即北方用的"墓头回"具有抗癌作用。南方用的墓头回是菊科植物苦荬菜，具有消炎作用，用治妇人带下也有效果。

中药这个宝库丰富多彩，虽然阴错阳差，有时也可以通融，甚至有的新品种疗效比原来的更好。例如：《伤寒论》麻黄连翘赤小豆汤中的连翘，根据本草学的考证，它是金丝桃科连翘。李时珍在《本草纲目》连翘项下说："旱莲即小翘，今用如楮实者，乃蜀中来"，此即现在用的木犀科的连翘。大家都知道，银翘散是温热学家所创制的良方，木犀科的连翘，其清热解毒抑菌消炎作用比原来的连翘好。但是金丝桃科的连翘就是中草药的田基黄。据报道，田基黄对早期肝硬化有效。麻黄连翘赤小豆汤原来就是治疗黄疸的，黄疸是肝胆方面的病证，这样看起来张仲景的处方用药是很有道理的。现在的连翘虽然好，但古时的连翘（属金丝桃科的）则另有它的功效，惜乎失传，损失很大。

《金匮要略·呕吐哕下利》篇的紫参汤中的紫参这味药，不知怎么变成了"重楼"或者"蚤休"，而真正的蚤休，即七叶一枝花，这味大有前途的清热解毒药却失传了，沦落在民间，只有草药医生在使用，我们中医师想用也没有了，这也是中医学的一种损失。诸如此类的情况真是一言难尽。有人说得好，中药不过关，中医受冤枉，病人吃苦头，国家受损失。上世纪50年代我在江苏省中医研究所工作时，组织所里的同志做过一些调查研究，编写了一本《江苏中药名实考》，后来又写了《本草推陈》（上下集）和《现代实用中药》等书，目的就是为此。

中医和中药如唇齿之相依，唇亡则齿寒，二者是不可分割的。中医中药只能分工，不能分家。目前中药工作跟不上形势发展，还存在着许多问题，如采收、供应、加工炮制，特别是供应紧张问题。实际上这些都是人为的紧张。中药潜力很大，增产节约，开源节流，大有可为，这是一件大事。中药问题不解决，要搞好中医工作是有困难的。我认为中药存在的问题，要研究解决，不能专门责备中药部门，我们中医师也是义不容辞、责无旁贷的。开发和利用资源，发展经济，为世界人类多做贡献，我呼吁同道们，大家来努力。

  关于中医工作今后努力的方向，谈谈我个人的体会。我认为，中西医结合创造我国的新医学、新药学，是我国医学开展的必由之路，这是研究的方向。年轻人学中医，应该重视实践。课堂教学虽重要，但随师临证尤为重要，实事求是，密切结合实际。大家知道，中医学是我们祖先和疾病做斗争的经验积累，是在群众实践中发展起来的。有句名言叫做"群众实践是科学研究无穷无尽的源泉"，可知中医的实质是科学的。要研究中医的理论，只能从实践中去做。无论读医书，或者阅读医学杂志，要注意实践的东西，把临床实践有效的东西拿来，通过自己的再实践，看看能不能做到重复。这就是说成功的东西才是正确的。自己投稿写文章，也要写通俗易懂的临床实践经验，希望别人去再实践，如能够重复，这才是经验的总结。过去在旧社会，中医工作最大的困难就是没有中医医院，中医看病，无法总结。现在有条件了，我认为中医院应有意识地选择病种，开设专科病房，治疗以中医中药为主，西医协助诊断，多做一些系统观察，总结出一些中医有效的东西来。中医是辨证施治的，虽然不可能要求一病一方，但一证一方是可以的。方剂应当相对地固定下来，虽然允许加味，或二方合剂，例如柴胡桂枝汤等，但不要太过于灵活，否则就不易总结推广了。恳切希望中医同道们，大家来重视临床实践，研究和总结临床经验，同时把辨证施治和辨病施治结合起来，进行"方与证"的研究。例如：承气汤类治疗急腹症；大柴胡汤类治疗胆囊炎、胆结石、胰腺炎等；又如活血化瘀的桃仁承气汤治疗下焦蓄血发狂、少女精神分裂症伴有经闭等。希望有条件的医疗单位继续认真实践，进一步提高。这些工作绝不是少数人所能做好的。

我国有条件了，各地都有中医院，如能根据条件选择病种，收住病房治疗，那么在确定疗效，然后进行机制研究等方面，更容易合理组织力量。中西医结合工作是艰巨而复杂的任务，应分先后缓急，有步骤、有计划地进行。我从中医角度来说，所谓治疗以中医为主，就是希望把中医实际的精华（包括针灸和其他中医疗法）总结、提高、推行，交给下一代。理论研究也很重要，首先应把实践有效的、成熟的东西，以现代科学方法来进行中西医结合的研究。

我们中医当前的主要任务就是要继承、发扬古人留给我们的宝贵经验和理论，就是要通过实践再实验，总结出大量的更好更确实的中医精华，为今后中医现代化和中西医结合研究工作提供坚实的基础，为世界医学科学的发展做出贡献。

[台湾《自然疗法》（叶橘泉教授纪念专号）1989年第12卷第4期8-9页]

# 骨痨的治疗

骨痨即骨结核，俗称"穿骨流注"，比较迁延难治。兹介绍一些中医方药如下，供同道参考。

## 一、复方随证施治

1. 归芪建中汤：当归、黄芪、芍药、炙甘草、生姜、大枣，饴糖一汤匙，冲化于药汤中。

适应证：骨结核初期或中期，身体虚弱，营养不良，面色㿠白，腹部冷痛，喜温喜按，或有低热，盗汗，脉细弱无力，舌白苔薄。

2. 千金内托散：黄芪、党参、当归、桂枝、川芎、防风、桔梗、白芷、炙甘草、皂角刺。

适应证：骨结核中期，局部隐隐作痛，皮肤苍白，化脓病灶向周围发展，但迟迟不穿溃，全身虚弱疲倦，脉沉迟细弱，舌白苔薄。

3. 痿躄汤：炙龟甲、熟地、当归、川芎、芍药、薏苡仁、怀牛膝、鹿角霜，水煎，冲热黄酒少许。

适应证：腰椎骨结核，下肢运动神经受到损害，两脚麻痹，痿弱无力，不能行走或截瘫。

4. 阳和汤：熟地、白芥子（炒）、鹿角片、麻黄、肉桂、炮姜、炙甘草。

适应证：骨结核中期或后期，寒性脓肿未溃或已溃，全身虚弱，贫血，患部冷感，脓液稀薄，瘘孔久不收口，脉沉细微弱，尺部更甚。

以上四方均可采用成人剂量，幼儿递减，疗程10～15天，见效后改间日服以巩固疗效。长时期服药，剂量不宜过大。

5. 香砂养胃丸（中成药）：党参、茯苓、苍术、白术、陈皮、香附、砂仁、甘草、白蔻仁、木香、厚朴共为末，水泛为丸。

适应证：脾胃虚弱，食欲不振，消化不佳，因而营养不良。结核病主要在于增进营养，健脾开胃，这是非常重要的措施。必要时，可随时兼用本方。

## 二、简效单方

1. 龟炭散（丸、片）：龟壳和龟甲装入密闭器中烧存性，研细末作散剂、丸剂或片剂均可，食后米饮汤送服。

适应证：骨结核的早、中、晚期，脓肿不拘已溃未溃均适用。肺结核及其他部位之结核均可用。持续服用有滋养肝肾、强壮筋骨、促使病灶钙化之功。本品符合"便、廉、验"的原则，而且用途广泛，药物平和，无副反应。实践证明本方的治疗效果可靠，因特介绍，并举典型病例如下。

（1）某友人之子，男，15岁。胸椎骨结核，脊椎弯曲，两侧有数处破溃流脓，低热，盗汗，骨瘦如柴，呼吸迫促，咳嗽，多方医治无效，试用此药。一个月渐见效，半年后痊愈。虽成了驼背，但身体基本恢复了健康。

（2）患者某，女，8岁。胸骨、锁骨以及肩胛骨骨结核，流脓涓涓不绝，3年余不能收口，经检查为骨质坏死，碎骨脱落，建议手术取骨。患者父母不同意手术，服本品配蝮蛇、蟹炭合剂，并中药红升丹纸捻、扩大创口。碎骨自动排出，5个月后完全治愈。

其他病例尚多，限于篇幅，不备举。

2. 蛇炭散（丸、片）：制法、用量同上。

3. 蟹炭散（丸、片）：同上。

4. 鹿角霜（丸、片）：即提炼鹿角胶后变酥的残角。或用鹿角片

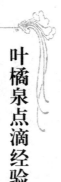

烧存性，研细末亦可。

　　以上三种，可单用，亦可合两种或三种并用，但合用时应分别减轻剂量，即合剂之总量，每次3克，一日二三次。

[《江苏中医药》1980年02期]